巴德－基亚里综合征诊疗新进展

主　审　　郑树森　　许培钦　　祖茂衡

主　编　　孙玉岭

副 主 编　　韩国宏　　徐　浩　　高剑波

主编助理　　梁若鹏

人民卫生出版社

·北　京·

编委会名单

主编简介

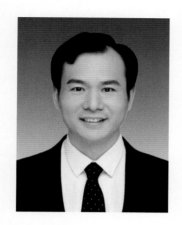

孙玉岭

医学博士、主任医师、教授、博士研究生导师，郑州大学第一附属医院肝胆胰外五科主任、肝胆胰外科副主任，郑州大学肝胆胰疾病研究所所长，郑州市肝胆胰疾病基础及临床研究重点实验室主任。

学术兼职：中国医师协会器官移植医师分会第一届委员会委员、国家自然科学基金评审专家、国际肝胆胰协会中国分会肝血管瘤专业委员会委员、世界内镜医师协会胆石病内镜微创联盟副理事长等。

"十二五"普通高等教育本科国家级规划教材《外科学》（第3版）编委、全国高等教育医学数字化教材（国家医学电子书包）《外科学》编委、《国际肝胆胰疾病杂志》编委。*Science Advances*、*Nucleic Acids Research*、*Journal of Experimental and Clinical Cancer Research*、*Food Science and Human Wellness* 等SCI杂志的审稿人。

科研教学：主持国家科技重大专项项目子课题1项，国家自然科学基金项目3项。主编专著2部，参编著作、译著4部。以第一或通信作者发表SCI论文40余篇。荣获河南省科学技术进步奖三等奖1项、河南省科学技术普及成果奖一等奖1项、2014年度"河南公众调查百姓心中的好医生"荣誉称号。

临床工作：主要从事肝胆胰疾病的基础和临床工作，在肝胆胰肿瘤、巴德-基亚里综合征、门静脉高压症及肝脏移植等方面有丰富的诊治经验。理论创新：首次提出了基于多技术团队建设的肝胆胰肿瘤长程化管理理念；建立了门静脉高压症CEAP诊断系统；提出巴德-基亚里综合征侵入性治疗适应证标准；开创了巴德-基亚里综合征分期治疗；提出了巴德-基亚里综合征病理生理学分型。

序

　　巴德－基亚里综合征（Budd-Chiari syndrome，BCS），又称为布－加综合征，是下腔静脉和/或肝静脉流出道受阻引起的下腔静脉和/或门静脉高压，目前病因未明、机制不清、临床表现复杂、治疗方法多样。半个世纪以来，国内学者做了大量的研究和探索，完善了相关的理论体系，逐步提高了对BCS的认识，BCS的诊断和治疗水平已处于世界领先地位。但是，关于BCS的诊断和治疗仍存在争议，其分类标准不一、临床诊治意见不一，甚至存在冲突。为此，郑州大学第一附属医院肝胆外科作为较早研究BCS的单位，主持编撰了这部专著，以系统阐明BCS的相关专业知识，为我国的BCS研究与规范治疗提供参考。

　　主编孙玉岭教授长期从事BCS基础与临床研究，主持了多项BCS相关国家自然科学基金项目及省部级课题，对BCS有独到及系统的见解，取得了可喜成绩。本书汇集了国内流行病学、生理学、病理学、病理生理学、影像学、影像介入学、血管外科学及肝胆外科学等相关专业一线学者和专家，并融入国内外相关研究精华，进一步加以创新与发展，是BCS研究领域进展的集大成者。本书的创作完成是国内外BCS相关专业经验的集成与发展，体现了传统性与先进性的统一。

　　全书层次分明、结构严谨、图文并茂、文笔流畅、内容翔实，包括BCS的流行病学特征、相关基础研究、实验室研究、临床诊断与治疗、患者的随访与管理等。因此，我深感本书不仅是一部值得BCS研究者研读的工具书，而且是一部向相关专业展示我国BCS研究事业成果的参考书，具备很强的可读性及实用性。借此机会，我衷心祝愿具备中国特色的BCS研究事业继往开来，再创辉煌，保持世界领先水平。为此，欣然提笔，将此书推荐给广大的医学生、科研工作者及临床医师，以期为他们提供较好的学术参考。

中国工程院院士

中国医师协会器官移植医师分会会长

2023年4月17日

前　言

　　巴德-基亚里综合征（BCS），又称为布-加综合征，是下腔静脉和/或肝静脉流出道受阻引起的下腔静脉和/或门静脉高压，目前病因未明、机制不清、临床表现复杂、治疗方法多样。近几十年来，经过各国学者的不懈研究，BCS在基础研究和临床诊治方面均取得了显著进步，但是目前国内外尚无一本全面系统阐述BCS的专著。鉴于此，我们邀请了国内相关专业的肝胆外科、血管外科、介入科、消化内科、病理科、影像科的专家来编写这一专著，以全面系统地阐述BCS的病因及发病机制、流行病学、分子机制、临床表现、鉴别诊断、诊疗及预后等。

　　BCS是一种病因及临床表现复杂的疾病，多学科协作有利于诊断和治疗BCS。随着对BCS更深入的认识，其诊断与治疗有了更多的循证医学依据，最终目标是为特定BCS患者制定个性化疾病诊治方案，从而提高该病的整体诊治水平，这也是精准医学的发展方向。

　　BCS的诊治经历了外科治疗期、介入治疗期和个性化治疗期3个时期。BCS传统治疗方法主要为外科手术治疗，随着介入治疗技术的发展，介入治疗已经成为目前隔膜型患者首选的治疗方法。BCS传统治疗方法的第一个时期和第二个时期均以早诊断早治疗为原则，不同的是第3个时期治疗原则改变，以早诊断早评估，综合管控个性化治疗为原则。3个时期体现了从常规手术到微创，从微创到无创，从单纯的外科治疗到以综合管控个性化治疗的转变，从而使该病完成从一个外科疾病到内科慢性病管理的转变，这种转变体现了临床医师对本病的认识在逐渐深入和完善。

　　随着新技术的发展，不同的组学研究为BCS的研究提供了新的思路。蛋白质组学等医学前沿技术的进步给BCS人群的研究提供了新的切入点。基因组测序技术的快速进步及生物信息的发展为寻找BCS的病因、疾病状态提供精确信息。

　　本书编写人员既有本专业资深教授，又有临床工作的一线中青年专业研究者；编写过程中，编者不仅广泛参考国内外文献及研究成就，而且充分结合自身临床及基础研究成果；不仅要参考欧美地区研究进展，又要结合我国及地方的临床特色，努力编写出具有我国特色的高水平专业参考工具书。本书力求条理通顺、内容实用；既突出每一章节的中心问题，又系统兼顾；既回顾历史，又提供治疗现状和展望存在的争议。

　　寄望本书能够成为肝胆外科、血管外科、介入科、消化内科、病理科、影像科等临床医疗及护理一线人员、基础科研人员及相关专业研究生、进修生、规培生的专业参考书籍。但由于疾病的研究是系统且庞大的工程，成书时间有限，编者的认识不同，书中可能有不足和不妥之处，恳请广大读者批评指正，以便再版时进一步改进和完善。

2023年4月17日

目　录

第三篇　特殊内容篇 315

第一篇

基础理论篇

巴德-基亚里综合征的流行病学特征及病因学研究

疾病流行特征是疾病病因假设形成的重要基础和重要来源，主要是通过描述人群中疾病的发病分布得以表现。巴德-基亚里综合征（Budd-Chiari syndrome，BCS），又称为布-加综合征，是下腔静脉和/或肝静脉流出道受阻引起的下腔静脉和/或门静脉高压，可发生于从肝静脉至下腔静脉入右心房口处的任何部位及任何性质的阻塞，其病因、发病机制、诊疗及临床转归等研究一直是国内外基础和临床研究的难点和热点。然而，鉴于BCS的流行病学资料相对缺乏，目前来说其发病因素和发病机制还尚不清楚。

从全球范围来看，BCS还是具有一定地域性的罕见病，大宗病例报道多见于中国、印度、南非、尼泊尔等国家，欧美地区报道相对较少。亚洲与欧美地区BCS显著不同：欧美地区BCS患者大多是肝静脉阻塞，以血栓阻塞为主，多为年轻女性；亚洲患者通常在下腔静脉入心房处狭窄或阻塞，以膜性梗阻为主，中年人居多。近几十年来我国BCS大宗病例主要发病地区分布较为规律且发病缓慢增加。目前报道的高发地区多见于黄河中下游和淮河流域，如山东省、河南省、安徽省北部、河北省及江苏省徐州市附近，其余省份仅有少量散发病例。此外，BCS是一个涉及多因素的复杂过程，在中国和欧美地区，其发病机制大不相同，且流行病学特征也存在较大差异。

■ 流行病学特征

（一）发病率、患病率和死亡率

基于20 191例中国BCS患者流行病学信息的统计分析，我国BCS的总发病率和患病率约分别为每年8.8/10万人和76.9/10万人。急性BCS患者死亡率较高，亚急性和慢性患者可存活数十年。绝大多数患者病情呈进行性加重，少有自行缓解的报道。韩国Park等对行介入治疗的67例BCS患者随访超过15年的结果显示，5、10、15年的患者生存率分别为86.2%、73.8%、61.5%；另有研究对行介入治疗的177例BCS患者随访11年，结果显示，1、5、10年的生存率分别为95%、77%、58%；在Seijo等的研究中，69例BCS患者仅采用单纯内科保守治疗，其中20例死亡患者中位生存期仅为11个月；高修银等报道的449例BCS住院患者例中，死亡32例，其中并发肝性脑病7例、合并肝癌7例、保守治疗6例、出血2例、其他10例。

（二）人群分布特征

BCS可发生于任何年龄及性别，以中年人为主，其性别没有明显特异性。徐州医学院（现徐州医科大学）一项近20年来1 148例BCS住院患者的调查中显示，年龄范围为5～79岁，中位年龄为41岁，男637例，女511例，男女比例为1∶1.25；李胜利等报道的一组1994—2007年495例BCS住院患者中，男269例（54.3%）、女226例（45.7%），男女性别比为1.2∶1，年龄最小为5岁，最大为77岁，平均年龄为（41.76±12.87）岁，其中男、女平均年龄分别为（43.13±12.99）岁和（40.10±12.56）岁；张文广等一组1 259例BCS患者的研究报道显示，各年龄段均有发病BCS，患者的平均年龄为（41.14±11.88）岁，男、女平均年龄分别为（41.79±11.80）岁和（40.21±11.95）岁，男女构成比分别为58.9%和41.1%，以青壮年为主。

此外，BCS患病者以农民为多，且多来自经济贫困的农村地区。文化受教育程度普遍较低。张文广等报道中农民占据绝大部分（82.3%），工人、学生、教师、商人、干部分别占5.9%、3.0%、1.7%、1.4%、4.0%，且多成长于农村；李胜利等报道的1 058例BCS患者中，农民852人，占80.5%，工人、学生、教师、其他分别占7.3%、3.8%、1.8%及6.6%。由此可见，重体力劳动和经济贫困与BCS的发病密切相关。

（三）区域分布特征

我国报道的BCS患者分布状况主要以安徽省、河南省、山东省、陕西省、江苏省、河北省等省多见，黄淮流域是该病的高发区域，在别的省市也有少量散发病例。从全球范围来看，印度、中国更为多见，欧美国家报道较少，似乎BCS在生活条件较差的地方更呈流行性。徐州医学院（现徐州医科大学）报道的1 148例BCS患者共来自19个省市，多发于黄淮流域，其中以江苏省、安徽省、山东省及河南省居多。河南省的BCS患者几乎都来自小麦产区的农村，例如商丘市、驻马店市、周口市、开封市等，这些地区山区较少，平原较多，为粮食生产主要分布区域，且多为产小麦的农村地区。而安徽省特别是皖北的高发地区，暂未发现类似统计学报道。

肖培瑞等报道了342例山东省菏泽地区BCS患者，其中89.18%（305例）患者分布在高碘地区，对在当地农村饮水的患者尿碘进行测定，发现BCS患者的尿碘含量明显高于正常对照组。山东省菏泽地区是BCS的高发区，其地处黄河下游，特点为黄河冲积扇平原，土层深厚、地势平坦，浅层地表水是大多数农村居民的日常饮用水，该研究认为BCS的发生可能与饮用水中碘含量较高有关，另有多篇报道也支持这一观点，但高碘在BCS发病过程中的作用机制还有待进一步的研究。

病因学研究现状

BCS的病因十分复杂，目前仍不明确。欧美地区BCS多起因于凝血机制异常，而我国缺乏较全面的流行病和病因学研究资料，BCS可能与性别、年龄、地理环境、生活状况、卫生条件、劳动强度、基因突变等都有关系。目前来讲，BCS已报道的病因繁多，可随种族、性别、年龄、病理类型和地域不同而异，大致分为遗传性病因和获得性病因。其中：①遗传性病因包括凝血酶原（又称为凝血因子Ⅱ，blood coagulation factor Ⅱ，FⅡ）基因突变（FⅡ *G21010A* 基因突变）、因子V莱登（factor V leiden，FVL）突变、蛋白S缺乏、蛋白C缺乏等。②获得性病因包括骨髓增生性疾病（myeloproliferative diseases，MPD）、口服避孕药、分娩、抗磷脂抗体综合征、阵发性睡眠性血红蛋白尿等。

（一）遗传性病因研究

1. ***FVL*突变** 它是众多遗传性病因中最常见、最重要的因素。FVL是一种促凝蛋白，其主要作用是协同活化的因子X催化还原凝血酶原，使其转化为凝血酶，从而发挥凝血作用。在国外，*FVL*突变是很重要且常见的遗传性病因，特点是因子V基因1 691位点的GA突变，产生一种精氨酸506→谷氨酰胺置换的异常因子V。完整的因子V同样也充当蛋白C抗凝系统的辅助因子，*FVL*突变以后蛋白C灭活因子V活性的速度大大降低，从而增加了血凝倾向。当携带这种突变的个体伴有遗传性危险因素，或者伴有其他获得性危险因素如口服避孕药等的时候就很容易形成血栓。最近国外有报道BCS患者中同时检测出*JAK2V617F*和*FVL*突变的案例。但是*FVL*突变发生率在不同人种中有着明显差异，在欧洲人群中具有高发性。

2. ***FⅡ G20210A*突变** FⅡ是一种维生素K依赖性蛋白质，FⅡ活性和浓度的改变在血栓形成中起着重要的作用。*FⅡ G20210A*突变是另外一个引起BCS的遗传性因素，常被认为是协同危险因素。凝血酶可以使纤维蛋白酶原转化为纤维蛋白，活化血小板使其聚集，活化因子V、Ⅷ、Ⅻ及激活蛋白C系统，这一系列的正反馈环促进了血液凝固。在欧洲，*FⅡ G20210A*突变率较*FVL*低，其突变位于3′端非编码区的20 210位，碱基A被G替代，从而使该基因具有较高的翻译效率及转录的mRNA具有更高的稳定性，最终使得血液中FⅡ的水平升高，增加了血凝倾向。

3. **蛋白C缺乏** 蛋白C缺乏也是BCS一个常见的遗传病因，它是一种维生素K依赖性蛋白，以酶原形式存在于血浆中，与深静脉血栓形成密切相关。BCS患者蛋白C缺乏也有报道，蛋白C是平衡活化的因子V、Ⅷ最重要的抗凝系统，它的活性需要通过凝血酶转变而成的凝血酶－血栓调节蛋白复合物激活，然后活化的蛋白C通过灭活活化的因子V、Ⅷ从而发挥抗凝作用，这个过程中，蛋白S通过加强活化的蛋白C与磷脂表面的连接而起到协同因子的作用。

（二）获得性病因

MPD、口服避孕药、分娩、抗磷脂抗体综合征、阵发性睡眠性血红蛋白尿都是促进血液凝固的因素，与欧美地区BCS的发生有密切关系。MPD是一组造血干细胞肿瘤增生性疾病的总称，在国外，MPD是BCS最常见也是最主要的获得性病因。MPD也是BCS血栓形成最常见的原因，欧美地区BCS患者中约50%合并MPD。MPD主要包括原发性血小板增多症、真性红细胞增多症、慢性髓细胞性白血病、特发性骨髓纤维化4种疾病。2005年以来，国外发现很多MPD患者存在同一基因即*JAK2V617F*突变。而MPD领域中的研究已经确认，骨髓细胞中酪氨酸激酶突变*JAK2*附着在髓系细胞生成因子受体上，并通过*JAK2*基因磷酸化，由受体［促红细胞生成素（erythropoietin，EPO）、血细胞生成素（thrombopoietin，TPO）、粒细胞-巨噬细胞集落刺激因子（granulocyte-macrophage colony stimulating factor，GM-CSF）］释放信号激活前体髓系细胞分化或增殖为成熟细胞。后来在原发性BCS中*JAK2V617F*检测率达到37%~45%，大约80%的伴有MPD的BCS患者出现*JAK2V617F*基因突变。

随着分子生物学的发展，另外发现的*MPLW515L/K*及*JAK2 exon12*（*K539L*、*N542-E543del*、*H538QK539L*及*F537-K539delinsL*）点突变成为MPD发病机制的研究热点。*MPLW515L/K*点突变使得突变的细胞出现非细胞因子依赖性增殖，激活JAK-STAT/ERK/Akt信号转导通路，最终引起血栓形成。*JAK2 exon12*突变主要影响EPO依赖减少及红系增生，在外周血中的血小板及粒细胞则增生不明显，其中*K539L*突变引起亮氨酸替代赖氨酸，*N542-E543del*突变导致542位天冬酰胺和543位谷氨酸缺失，*H538QK539L*突变使得第538位的谷氨酰被组氨酸替代且第539位的亮氨酸被赖氨酸替代，*F537-K539delinsL*突变造成第537位的苯丙氨酸至539位的赖氨酸被单个亮氨酸替代，其引起疾病的发病机制同*JAK2V617F*类似。因此，以上与MPD发病相关的基因同样也被认为可能是BCS的危险因素。相比之下，*JAK2V617F*基因突变在中国BCS患者中是罕见的，骨髓增生性肿瘤在中国BCS患者中并非一个常见的病因。

▣ 病因学说研究

（一）先天性血管发育异常学说

1970年日本学者Hirooka等率先提出了此观点。认为在胚胎发育早期，肝静脉与下腔静脉的异常融合，可能导致下腔静脉膜性梗阻（membranous obstruction of the inferior vena cava，MOIVC），且肝静脉和下腔静脉早期发育异常，可能会导致不同类型BCS的发生。但这一研究也存在一定的局限性，它不能解释成年患者和中国患者的一些发病特点，且与国内一些关于BCS的研究结果不相符合。对BCS的发病年龄进行统计分析发现，BCS可发生于不同年龄组，主要集中于年轻人，儿童极罕见，新生儿中几乎没有发现。这些条件显然不能够支撑BCS是先天性疾病的说法。研究发现一些BCS患者隔膜位置低于肝静脉开口，隔膜组织和正常血管相比较，细胞因子等成分没有明显相似。Dang等提出隔膜和下腔静脉组织之间基因表达有显著差异，但如果是先天性发育畸形，隔膜组织应该是肝实质，故此学说被大多数学者怀疑。

（二）血栓机化学说

日本学者Okuda在研究中阐述了血栓形成理论，目的在于解释BCS患者隔膜形成原因。认为隔膜形成由血栓组织形成引起，认为MOIVC是血栓机化的结果。血栓的产生在各年龄段形态各异。对于短小的血栓而言，机化后可回缩，且沿腔伸展，边缘呈环状，最后形成膜较长的血栓。对于较长的血栓，机化后形成节段性纤维组织。在欧美地区，血栓组织形成是肝静脉损伤最常见的原因，一系列的血液高凝状态将引起血栓组织的形成。很多潜在的研究都在验证这一观点，且得到了很多学者的支持。Han等多名学者对13例BCS患者下腔静脉梗阻部位进行组织学检测，发现1例混合血栓患者，11例患者存在纤维结缔组织隔膜阻塞及血栓形成，因此他们认为下腔静脉阻塞型BCS是由血栓引起的。Zhang等的研究结果显示，BCS患者隔膜组织和下肢深静脉血栓具有相似的细胞成分和细胞因子表达，这表明隔膜组织和血栓可能是不同病理阶段的相同组织，且门静脉及下腔静脉中陈旧血栓演变为隔膜的过程也在此研究中体现，所以他们认为隔膜是由血栓组织机化演变而来。这一研究解决了以往学者对于MOIVC的形成机制是先有血栓继发隔膜形成还是先有隔膜继发血栓的这一疑问。中国、印度等国家也有大宗报道表示，导致肝后大静脉回流障碍最主要的原因是隔膜形成，其病理学基础主要是纤维结缔组织、血栓形成及其继发改变。

许多学者报道了在诸如MPD、口服避孕药、狼疮抗凝剂、系统性红斑狼疮、贝赫切特综合征、干燥综合征以及内脏血栓性静脉炎等患者体内，存在下腔静脉、肝静脉血栓和/或继发性隔膜形成。然而，中国BCS患者几乎不存在血液高凝状态，凝血机制异常也不是MOIVC形成的主要原因。樊代明发表的文献中也提到，大约80%的欧美地区BCS患者有至少一个血栓形成的危险因素，而中国患者几乎没有，此为不同地区BCS患者患病特点的一大差异。越来越多的文献显示MOIVC患者并不存在血栓高凝状态。综上所述，BCS患者的隔膜组织应该是由血栓组织机化所引起的，然而血栓最初形成的原因可能不是血液的高凝状态，而是内膜的损伤和其他病理变化为血栓形成创造了条件，最终导致隔膜组织形成。

（三）机械性损伤学说

机械性损伤造成各种血管壁损伤，在BCS形成的过程中尤为重要。由于膈肌的持续运动及血流量的影响，加上肝静脉和下腔静脉汇入处角度几乎为直角，血管壁结构最为薄弱，淤血造成静脉管腔增大，薄弱的内膜裂伤，从而使血小板黏附并有纤维蛋白沉着，血液回流易形成湍流而形成血栓，机化后导致MOIVC的发生。出肝血流经过肝脏裸区呈水平轴运动，造成肝静脉入口反复损伤，内膜的损伤、修复及其他继发性变化。Zhou等提出膈膜运动和血液流动在MOIVC的形成过程中也起到了关键作用，且膈膜运动更加关键。一些学者对肝静脉阻塞型BCS患者的病变组织进行了病理检查，发现肝静脉内膜出现不规则的平滑肌细胞。这是由于胸腔和腹腔之间的压差及膈肌运动，从而导致肝静脉和下腔静脉内膜的损伤。不同孔径大小的肝静脉、膈膜的运动、肝脏的牵引力、胸腔和腹腔的压力差、深快呼吸、体力劳动等因素造成了血流量的不同，从而导致了内膜的连续损伤，这也能解释一种现象——中国的BCS的发病主要集中于从事体力工作的人。

（四）血管感染炎症学说

肝静脉和肝下腔静脉周围组织的炎症或感染常引起壁周粘连、管壁增厚缩窄。有学者对损伤膜进行组织学检查发现下腔静脉和肝静脉中可以看到不同程度的炎症细胞的浸润，推进了膈膜闭锁，最终导致MOIVC的发生。普遍的观点认为血管壁的炎症反应在BCS的发病过程中起重要作用，这个炎症主要由血管内膜的损伤后继发性变化由各种原因引起的，这提示了BCS的发病可能与炎症有关，但具体由何种原因造成的炎症，尚无解释。

（五）生活环境因素学说

中国的BCS发病主要集中在河南省、山东省、江苏省，安徽省等黄河中下游及淮河流域，这种地理分布的差异提示环境因素对BCS的发病产生了影响。国内流行病学调查发现饮用水碘和氟含量对BCS患者发病有一定作用，患者的分布与水碘有较高的相关性。随着饮水中的碘含量增加，BCS的发病率有所上升，血碘浓度增高可以刺激成纤维细胞和血管内皮细胞的增殖，从而促进BCS患者膈膜形成，但确切机制仍有待研究。文献中也有记载维生素E、维生素B_1、硒摄入过少，锰、维生素A摄入过多及吸烟均可能是BCS发病的危险因素。此外，中国BCS发病率升高可能与中草药有关，这可能与中草药中某些毒性物质损伤血管有关；且中国BCS患者大多是重体力劳动者，原因可能与上述机械性损伤有关，也可能与生活环境较差存在联系。

（孙玉岭　王维杰）

参考文献

[1] JANSSEN H L, GARCIA-PAGAN J C, ELIAS E, et al. Budd-Chiari syndrome: a review by an expert panel[J]. J Hepatol, 2003, 38: 364-371.

[2] KI M, CHOI H Y, KIM K-A, et al. Incidence, prevalence and complications of Budd-Chiari syndrome in the republic of Korea: a nationwide, population-based study[J]. Liver Int, 2016, 36 (7): 1067-1073.

[3] LI Y Y, DE STEFANO V, LI H Y, et al. Epidemiology of Budd-Chiari syndrome: a systematic review and meta-analysis[J]. Clin Res Hepatol Gastroenterol, 2019, 43 (4): 468-474.

[4] QI X S, GUO X Z, FAN D M. Difference in Budd-Chiari syndrome between the West and China[J]. Hepatology, 2015, 62 (2): 656.

[5] QI X S, REN W R, DE STEFANO V, et al. Associations of coagulation factor V leiden and prothrombin G20210A mutations with Budd-Chiari syndrome and portal vein thrombosis: a systematic review and meta-analysis[J]. Clin Gastroenterol Hepatol, 2014, 12 (11): 1801-1812.

[6] QI X, HAN G, GUO X, et al. Review article: the aetiology of primary Budd-Chiari syndrome-differences between the West and China[J]. Aliment Pharmacol Ther, 2016, 44 (11/12): 1152-1167.

[7] QI X, YANG Z, BAI M, et al. Meta-analysis: the significance of screening for JAK2V617F mutation in Budd-Chiari syndrome and portal venous system thrombosis[J]. Aliment Pharmacol Ther, 2011, 33 (10): 1087-1103.

[8] VALLA D C. Primary Budd-Chiari syndrome[J]. J Hepatol, 2009, 50: 195-203.

[9] WANG H, SUN G X, ZHANG P J, et al. JAK2V617F mutation and 46/1 haplotype in Chinese Budd-Chiari syndrome patients[J]. J Gastroenterol Hepatol, 2014, 29 (1): 208-214.

[10] QI X S, WU F F, REN W R, et al. Thrombotic risk factors in Chinese Budd-Chiari syndrome patients: an observational study with a systematic review of the literature[J]. Thromb Haemost, 2013, 109: 878-884.

巴德-基亚里综合征的基础研究

巴德-基亚里综合征（BCS）是各种原因引起的肝静脉流出道梗阻，主要表现为门静脉高压和/或下腔静脉高压两大综合征，早期出现肝淤血，继而出现肝纤维化、肝硬化，甚至肝癌，是有别于病毒性、脂肪性和酒精性肝病的一种独特的肝损伤，可造成严重的劳动力损害。过去的几十年中，随着影像学和介入技术的进步，人们在BCS的诊疗上取得了巨大进展，然而对其病因、发病机制、个体化治疗及预后评估等方面仍存认知不足，尤其缺乏BCS病因和发病机制等方面的基础研究。本章就目前国内外报道的BCS相关基础研究部分进行相应的归纳和总结。

■ 隔膜的病理特征

欧美国家BCS病例报道较少，BCS多见于中国、印度、尼泊尔等发展中国家。国内报道BCS绝大多数为下腔静脉和肝静脉隔膜型，尽管有学者曾行流行病学调查，但至今隔膜形成过程仍缺乏共识。

（一）隔膜的解剖及争议

由于解剖学对下腔静脉由肝静脉开口至右心房这段仍缺乏详细描述，同时针对下腔静脉肝段的解剖研究不多，目前发生在这个部位的疾病仅有MOIVC；同时在常规的尸体解剖术式中，因为需要在膈肌水平切断食管、胸主动脉、下腔静脉等以分离胸腹腔脏器，故对此段下腔静脉破坏较大，很多标本不见此段下腔静脉，故成为解剖学研究的盲点。而下腔静脉存在的瓣膜只有下腔静脉瓣。

MOIVC典型病变为下腔静脉有隔膜存在，绝大多数病例有1个隔膜，有报道可以有2个隔膜。隔膜位置恒定，位于下腔静脉近右心房下方1~3cm处，相当于第9~10胸椎平面，但位于下腔静脉瓣位置的病例少见。近来印度学者详细描述此段的解剖特点，证明此段下腔静脉与肝静脉连接处接近直角，易出现涡流及呼吸、咳嗽时膈肌运动等可能造成下腔静脉局部损伤，并与MOIVC发生有关。王俏等分析了100例非BCS死亡成人解剖资料，进行下腔静脉膈肌以上至右心房的大体观察，常规显微镜病理检查70例下腔静脉隔膜阻塞型患者的隔膜活检材料及20例BCS患者根治术后切除的完整隔膜，发现1例（1%）在平膈肌水平距下腔静脉入右心房28mm处，肝静脉开口上方的左外侧壁，存在一瓣膜；47%成人下腔静脉近右心房口处存在下腔静脉瓣。镜检显示，上述全部隔膜符合血管瓣膜样结构，其中30%（21/70）的样本附有机化血栓，8.57%（6/70）的样本内有少量炎症细胞浸润，病理检查发现全部完整隔膜与血管壁相延续。他们首次报道在下腔静脉平膈肌水平有一瓣膜，该瓣膜的位置与MOIVC位置高度重叠，由于MOIVC和正常瓣膜的发生率都非常低，因此，不能排除与下腔静脉隔膜阻塞型BCS发生的相关性。

（二）隔膜形成学说及争议

关于隔膜形成，目前有三大学说，一是先天性隔膜形成学说，二是血栓形成学说，三是最近提出的细菌感染学说。其中先天性隔膜形成学说和血栓形成学说是病因争论的焦点。有学者认为隔膜为先天性，隔膜形成后继发血栓形成；也有学者认为先血栓形成，然后机化纤维化，再形成隔膜组织。

1970年，日本学者Hirooka等分析了各地报道的63例MOIVC，首次系统地阐述了MOIVC的"先天性发育异常"理论。他们认为，在胚胎早期，肝静脉与下腔静脉的异常融合导致MOIVC形成。南非学者Simson等分析了101例MOIVC，其中9例做了下腔静脉活检，认为胚胎时期下腔静脉肝段未能融入肝心血管腔道是造成MOIVC的主要原因。下腔静脉阻塞常见的两种类型（膜型和节段型）与两种胚胎发育异常有关，一是在形成腔静脉窦口时，二是在形成下腔静脉肝后段时。病理研究证实，膜性和节段性闭塞是由纤维肌性和纤维弹性组织构成。但患者在成年发病的特点不支持"先天性发育异常"理论。张小明等在109例BCS根治病例中，隔膜型病例达89例，只有2例为20岁以下患者，这与各种先天性疾病从小发病的规律不符，还有2例原为下腔静脉血栓导致的BCS，第一次手术清除下腔静脉血栓后完全治愈，但分别在术后1年、7年复发，再次行根治术时发现下腔静脉新生隔膜，这一事实说明下腔静脉隔膜完全可以再生；李晓强等报道11例BCS复发后再手术病例也有1例下腔静脉隔膜切除后再生。此外，认为隔膜为先天性的学者认为隔膜是胚胎发育异常所致，均位于肝静脉开口上方，而张小明等的研究病例中8例隔膜在肝静脉开口下方，这也与先天性论点认为隔膜位置固定不符。

1982年，日本学者Okuda等提出了"血栓理论"，认为MOIVC是血栓机化的结果。血栓可产生在各年龄段，形态、长度多种多样。若血栓较短，血栓机化后可回缩，能够沿着静脉腔伸展，边缘呈环状，最后形成膜；若血栓较长，机化后可以形成节段性纤维组织。Kage等报道了17例BCS患者，其中15例行下腔静脉和肝静脉组织学检查，发现9例隔膜是由各类血栓组成，其中有新鲜血栓、机化后血栓、纤维化组织及再通和钙化组织。静脉壁的基本结构完整，但静脉内膜增厚形成纤维层状结构，浅层主要是松散结缔组织，而深层主要由弹性纤维构成，由此他们也认为隔膜是血栓机化后形成的。张小明等研究了109例BCS根治病例，其中存在隔膜或血栓者高达95.4%，也就是说绝大多数BCS是隔膜或血栓形成所致，而且术中也发现了血栓向隔膜演变的过程。普通病理学检查提示隔膜主要为纤维组织，光镜下隔膜与机化血栓所含成分基本一致，无法与陈旧的机化血栓辨别。李艳奎等对血栓和隔膜组织进一步行免疫组化分析，发现转化生长因子-β受体（transforming growth factor β receptor，TGF-βR）、血小板衍生生长因子受体（growth factor recep-tor，PDGFR）、ET-1、FⅧ-rAg、铁蛋白5种细胞因子阳性表达率基本符合血栓机化过程的变化，因而他们推测BCS隔膜型病例并非先天性疾病，从隔膜与机化血栓的成分基本一致和血栓机化过程来看，隔膜和机化血栓可能为同一组织的不同阶段。然而，越来越多的文献显示，MOIVC患者并不存在血栓高凝状态。在肝段的下腔静脉由于靠近心房，血流速度极快，形成原始的巨大血栓的依据严重不足，而且巨大血栓形成是顺血流方向呈血栓的头、体和尾三部分，其中体、尾因为与血管壁粘连不紧密，极易脱落，形成栓子，引起肺栓塞，甚至导致患者死亡，因此单纯靠此处可以形成血栓并机化形成薄膜的依据不足。

另外，感染是否与本病有关也值得探讨。首先该病多见于贫穷地区农民，而城市居民极少发病，印度学者甚至在病变部位发现虫卵，这也支持这一怀疑，但仍需进一步的研究证实。

■ 血管内皮损伤的作用

原发性BCS的病因及发生机制至今未阐明。目前普遍认为BCS是一种血管障碍性疾病，其发生发展与血管内皮损伤及功能障碍有关。BCS是肝静脉流出道受阻性疾病，血管病变累及肝静脉或肝静脉开口近端的下腔静脉。国外研究认为内皮功能障碍是原发性BCS的激发因素之一。国内研究证实原发性BCS患者存在血管内皮损伤。原发性BCS患者肝右静脉与下腔静脉的夹角增大，血流对下腔静脉管壁的冲击力增大，较易形成涡流，加之下腔静脉隔膜好发部位存在着低速、低剪切力与高静压力区，这些血流动力学改变均可造成血管壁内皮细胞损伤。上述研究表明血管内皮损伤在原发性BCS的发病机制中起重要作用。

血管功能障碍的本质是血管内皮损伤与修复之间动态平衡被破坏。血管内皮祖细胞（progenitor cell，EPC）是血管内皮细胞的前体细胞，能够迁移并定向分化为成熟的血管内皮细胞，参与损伤后血管修复。血管内皮损伤后的修复过程除了邻近成熟内皮细胞的迁移和增生，还通过EPC定向分化为成熟内皮细胞参与修复损伤的内皮。循环EPC被认为是目前评价血管内皮修复能力的有效生物学标志物，其数量、功能状态与血管性疾病内皮损伤后的修复能力密切相关，已成为一种新的心血管疾病预测因子。孙景敏和Huang等对原发性BCS患者、肝硬化及健康对照者的研究表明，原发性BCS患者外周血EPC数量不仅明显减少，而且其增殖、黏附和迁移功能均显著下降，与BCS的临床分型无明确相关性。同样，Guan等对28例原发性BCS患者和73例健康对照者的研究也证实了相同的结果。BCS患者EPC数量减少和功能下降，表明其归巢至血管损伤部位的能力受损，影响其分化为成熟内皮细胞的能力，血管内皮修复能力进一步降低，从而难以完全修复损伤的肝静脉或下腔静脉内皮细胞。同时，持续损伤与修复过程中发生的炎症反应、氧化应激反应及血管内皮生长因子（vascular endothelial growth factor，VEGF）、转化生长因子-β1（transforming growth factor β1，TGF-β1）等细胞因子持续释放，则可导致损伤处细胞过度增生、纤维化，引起肝静脉或下腔静脉逐渐狭窄甚至闭塞。综上研究表明，内源性血管内皮修复能力下降，可能参与了原发性BCS血管阻塞性病变的发生发展，EPC可能是BCS血管病变的重要因素之一。

BCS患者内源性血管内皮修复能力下降，其原因可能与多种因素有关：①某些BCS的危险因素通过调节氧化应激水平，影响EPC从骨髓动员到外周血；②动员到外周血的EPC可能由于归巢到血管损伤部位参与血管修复，使循环EPC的水平下降；③BCS发生发展过程产生的氧化应激反应、炎症细胞因子，如肿瘤坏死因子-α等，加速了EPC的衰老，促进其凋亡。总之，原发性BCS血管病变的发生是个复杂的过程。多种因素的共同作用导致循环EPC水平降低，血管修复能力下降，进而引起肝静脉和/或下腔静脉阻塞。

三 相关基因研究

BCS的遗传因素包括FVL、FⅡG20210A突变等，获得性因素包括MPD等因素。MPD是一组造血干细胞肿瘤增生性疾病的总称，主要包括原发性血小板增多症、真性红细胞增多症、慢性髓细胞性白血病、特发性骨髓纤维化4种疾病。MPD是BCS血栓形成最常见的原因，BCS患者中约50%合并MPD。随着分子生物学的发展，JAK2V617、MPLW515L/K及JAK2 exon 12点突变成为MPD发病机制的研究热点，后来在原发性BCS中JAK2V617F检测率达到37%~45%，大约80%的伴有MPD的BCS患者出现JAK2V617F突变，MPD病因学研究观侧重于基因突变学方面。正因为BCS的发生与MPD关系密切，因此，研究JAK2V617F、JAK2 exon12、FVL、FⅡG20210A、MPLW515L/K 5个体系点突变与BCS的相关性十分有意义。

（一）FVL、FⅡG20210A、MPLW515L/K点突变

因子Ⅴ是一种促凝蛋白，其主要作用是协同活化的因子Ⅹ催化还原凝血酶原（FⅡ），使其转化为凝血酶，从而达到凝血作用。在国外，FVL突变是很重要常见的遗传性病因，其突变特征是一个鸟嘌呤腺嘌呤碱基突变（GA突变）发生在因子Ⅴ基因第1 691位点上，导致蛋白第506位的精氨酸被谷氨酸替代，完整的因子Ⅴ同样也充当蛋白C抗凝系统的辅助因子，突变以后FVL会导致蛋白C灭活因子Ⅴ活性的速度大大降低，从而增加了血凝倾向。当携带这种突变的个体伴有遗传性危险因素，或者伴有其他获得性危险因素如口服避孕药等的时候就很

容易形成血栓。但是 *FVL* 突变发生率在不同人种中有着明显差异，在欧洲人群中具有高发性。

F Ⅱ 是一种维生素 K 依赖性蛋白质，F Ⅱ 活性和浓度的改变在血栓形成中起着重要的作用。*F Ⅱ G20210A* 突变常被认为是协同危险因素，是另外一个引起 BCS 的遗传性因素。在欧洲 *F Ⅱ* 突变率较 *FVL* 低，其突变位于 3' 端非编码区的 20 210 位，碱基 A 被 G 替代，该突变使得血液 F Ⅱ 水平升高，增加了血凝倾向。*MPLW515L/K* 突变最初也被应用于 MPD 患者检测中。

MPL 基因位于 1 号染色体短臂 3 区 4 带，主要作用是调节巨核细胞与髓系细胞增生与分化，*MPLW515L/K* 点突变使细胞呈现非细胞因子依赖性增殖，进而非细胞因子依赖性地 JAK-STAT/ERK/Akt 信号转导通路被激活，最终引起血栓形成。后来有研究发现同时具有 *MPL* 与 *JAK2V617F* 点突变的情况发生在部分血液病患者身上。

上述 *FVL*、*F Ⅱ G20210A*、*MPLW515L/K* 点突变在国外报道较多，但是在国内的一些研究中，*FVL*、*F Ⅱ G20210A*、*MPLW515L/K* 点突变检测均为阴性，考虑这些基因随着人种、地域性变化有着很大差异，因此这些基因突变可能与国内 BCS 关系并不大。

（二）*JAK2V617F*、*JAK2 exon12* 点突变

人 JAKs 家族共有 4 个成员，即 TYK2、JAK1、JAK2、JAK3，是一类非受体酪氨酸激酶。*JAK2* 基因位于 9 号染色体的短臂 2 区 4 带，由大约 1 100 个氨基酸残基构成，长度在 120~140kb，有 7 个同源结构域，从 C 端至 N 端依次为 *JH1~JH7*，具备高度的保守性。*JH1* 区为激酶区域，具备激酶活性。*JH2* 虽然保留有酪氨酸激酶的结构特点，但是缺乏激活所需要的催化活性，因此是一个假激酶区域，不具备激酶活性。它主要起到监管 JAKs 家族蛋白活性的作用，与 *JH1* 结构域相互作用，通过调控 *JH1* 区活性，从而起到抑制激酶活性的作用。假激酶结构域 *JH2* 抑制区域的 *JAK2V617F* 基因点突变，导致苯丙氨酸残基取代 JAK2 蛋白第 617 位缬氨酸残基，JAK2 蛋白空间构象发生改变，失去应有的抑制作用，而活性增强的 JAK2 酪氨酸激酶和信号转导与转录激活因子共同组成信号通路调节细胞因子 1 受体（EPO、TPO 及 GM-CSF）持续不断地产生激活信号引起血液障碍，最终导致血液失调综合征。2005 年以来，国外发现很多 MPD 患者存在同一基因突变即 *JAK2V617F* 突变，BCS 患者中约 50% 合并 MPD，而 MPD 领域中的研究已经确认，骨髓细胞中酪氨酸激酶突变 *JAK2* 附着在髓系细胞生成因子受体上，并通过 *JAK2* 基因磷酸化，由受体（EPO、TPO、GM-CSF）释放信号，激活前体髓系细胞分化或增殖为成熟细胞。这种突变在原发性 BCS 中检测率达到 37%~45%，大约 80% 的伴有 MPD 的 BCS 患者出现 *JAK2V617F* 突变。2007 年学者报道的 1 例西班牙 36 岁女性 BCS 患者具有 *JAK2V617F* 突变，日本 1 名年轻女性 BCS 患者也存在 *JAK2V617F* 突变。随后又有研究在 *JAK2* 的 12 外显子发现 4 个点突变，即 *K539L*、*N542-E543del*、*H538QK539L* 及 *F537-K539delinsL*，其中 *K539L* 突变引起亮氨酸替代赖氨酸，*N542-E543del* 突变导致 542 位天冬酰胺和 543 位谷氨酸缺失，*H538QK539L* 突变使得第 538 位的谷氨酰被组氨酸替代且第 539 位的亮氨酸被赖氨酸替代，*F537-K539delinsL* 突变造成第 537

位的苯丙氨酸至539位的赖氨酸被单个亮氨酸替代。*JAK2 exon12*突变主要影响EPO依赖减少及红系增生，在外周血中的血小板及粒细胞则增生不明显，其引起疾病的发病机制同*JAK2V617F*类似。中国台湾的一项研究显示，真性红细胞增多症外周血*JAK2V617F*突变阴性患者中，外周血*JAK2 exon12*点突变率明显高于欧美，这提示*JAK2 exon12*点突变率可能因地域及人种差异而不同。

在我国，*JAK2V617F*、*JAK2 exon12*（*K539L*、*N542-E543del*、*H538QK539L*及*F537-K539delinsL*）点突变多是与MPD相关性研究较多，而在中国BCS患者中MPD并非一个常见的病因，因此，这些基因的点突变与BCS的关系仍然十分模糊，国内大多数的研究结果并不支持其为中国BCS发生的重要因素。

四 实验动物模型

多年来，人们为揭示BCS的病因和发病机制构建了多种实验模型，其中猴模型报道最早，但由于动物来源受到限制，未得到广泛推广。目前使用最多的动物模型是大鼠模型和犬模型，近年来也有成功制备小鼠模型的报道，所使用的技术多是对肝静脉和/或下腔静脉进行开腹结扎或影像引导下的介入栓塞。此外，最近还有学者提出了BCS的计算机流体动力学模型和电气模型。尽管没有哪一种模型可以完全复现人类BCS所有特点，但这些模型仍可对BCS某一病理生理机制的探索研究提供有效的实验体系。

（一）猴模型

1977年，美国Maguire教授等利用介入方法，自恒河猴股静脉穿刺置入导丝，引导导管至其肝静脉内，并注射医用黏合剂异丁基氰基丙烯酸酯，使其与血液接触后黏附并阻塞近心端肝静脉，成功制备了猴BCS模型。Maguire等利用该模型观察了不同肝静脉阻塞后的血管造影结果，发现当单个肝叶静脉阻塞时，流入门静脉的血流量减少，但其动脉血流可能增加；而当一侧肝叶萎缩时，进入未阻塞肝叶门静脉的血流增多，造成其代偿性肥大。

BCS猴模型的成功构建证实了血管造影对BCS诊断有重要价值，并对临床上BCS诊断和鉴别诊断的进步起到了积极的推动作用。猴模型属于大动物模型，其解剖结构更接近于人类，理论上最适用于探索BCS的治疗方法；但受限于其获取途径、成本及伦理等因素，未发现有其他人重复该模型。

（二）犬模型

王春喜等在X射线机监视下，利用介入技术将光纤导丝分别放入犬肝左静脉和肝右静脉，并用激光光凝主干肝静脉，实验组犬于5个月后出现严重肝硬化、肝功能异常、腹水、门静脉高压和侧支循环形成等表现，构建出了肝静脉阻塞型BCS模型。其利用激光破坏肝静脉内膜，通过血栓形成、机化等使肝静脉闭塞或严重狭窄，高度模拟了人类肝静脉阻塞型BCS的病理生理过程，且具备操作简单、创伤小等优点。但其对设备要求极高，且实验组犬仅有20%出现腹水、严重肝硬化，40%出现食管-胃底静脉曲张等BCS典型表现，造模成功率低。

陈世远等经犬股静脉穿刺，在血管造影引导下，将带孔的橡胶隔膜支架置入下腔静脉内，实验组于术后1个月便出现肝脾大、腹壁静脉曲张、食管-胃底静脉曲张等BCS典型表现，从而成功制备了BCS模型。该模型对犬的应激损伤小且更符合亚洲BCS的病理生理特点；但所用隔膜支架需根据每只犬的下腔静脉解剖特点特制而成，对实验设备及操作者技术的要求也更加严格。

张庆桥等在数字减影血管造影引导下，从犬颈外静脉入路，将球囊导管置入靶肝静脉后充气，阻塞血流后注射氰基丙烯酸正丁酯和碘化油，实验组犬在术后4~6周出现严重肝功能损伤，于术后8周恢复正常；在术后4~8周大多数出现了典型的腹水症状；门静脉压力于术后4~6周升至最高，并于6~8周开始下降，制成了犬BCS模型。该模型可靠、重现性好，并且其制作方式为肝静脉内弥漫性阻塞，更适用于BCS血管生成方面的研究；该模型阻断了肝左、肝中静脉主干，但未观察可能形成代偿功能的剩余肝静脉阻塞情况，同时也缺乏血流动力学方面的研究。

（三）大鼠模型

荷兰Murad教授等开腹结扎雄性成年SD大鼠下腔静脉，实验组大鼠于术后2天便出现肝淤血和肝大，术后6周门静脉分支数目显著减少，并出现了肝纤维化等BCS症状，制成了大鼠BCS模型。之后，李健等分别在雌性和雄性成年SD大鼠中用相似的方法制备了大鼠BCS模型，并用于后续的基础和临床研究（图2-1、图2-2）。朱楠等的研究结果显示，BCS模型组（部分结扎大鼠肝后段下腔静脉）TGF-β1、血小板衍生生长因子-A（plateletderived growth factor-A，PDGF-A）、血小板衍生生长因子-B（plateletderived growth factor-B，PDGF-B）阳性表达主要分布在血管内皮细胞和窦周细胞、汇管区及纤维组织，与既往研究结果一致，提示BCS肝损伤时，这几个因子主要来源于间质细胞。术后TGF-β1、PDGF-A、PDGF-B始终高于正常水平，其均呈现先升后降的趋势，这不同于其他原因肝损伤中随纤维化进展而持续升高的报道，表明BCS中的这几个因子与肝纤维化程度不是简单正相关。BCS模型组造模3周后逐渐建立的侧支循环在一定程度上缓解淤血缺氧，下调TGF-β1、PDGF-A、PDGF-B的表达，这解释了TGF和PDGF先升后降的趋势，可能是BCS肝损伤和肝纤维化进展缓慢的原因之一。另一个可能原因是，BCS淤血性肝损伤中炎症反应较轻，其细胞因子应答及反馈通路不同于其他类型肝损伤，但这尚需进一步研究。可见BCS肝损伤与淤血缺氧程度密切关联，而不仅是病程持续时间，这与大量临床研究结果相符，即慢性BCS患者虽然病程较长，但其肝损伤、肝纤维化程度却不严重。

BCS初期无其他直接损伤肝脏的因素存在，仅有肝静脉回流障碍导致肝脏的相对淤血缺氧、过多活性氧产生，进而诱导氧化应激。丙二醛（malondialdehyde，MDA）、超氧化物歧化酶（superoxide dismutase，SOD）及内皮素（endothelin，ET）均与氧化应激密切相关。MDA是反映氧化应激损伤最具代表性的指标，可通过活化库普弗细胞，使其分泌多种细胞因子，激活肝星状细胞，介导其分化、增殖和胶原合成。SOD的作用在于清除氧自由基，是机体抗氧化系统的代表物。朱楠等另一项研究表明，BCS大鼠模型肝脏及血清中MDA、SOD及ET等缺氧相关指标表达水平早期就有不同程度改变，随病程进展呈加重趋势；后期随侧支循环形成稍有缓解，但仍明显高于正常水平。这提示淤血缺氧贯穿了BCS病损的整个进程，并可能是其主要因素及始动因素（图2-1）。

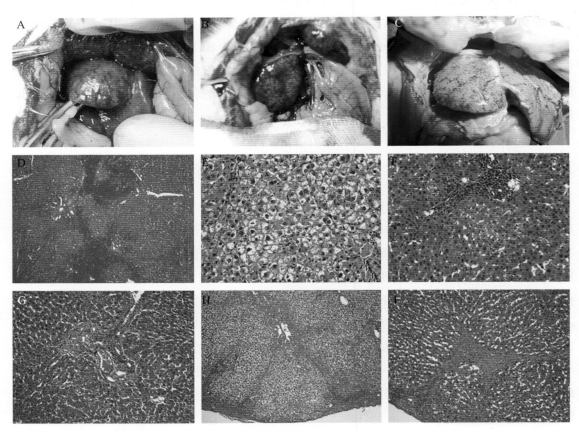

图2-1　BCS大鼠肝脏形态学改变
　　A. 大鼠术后6周稳定成模，肝脏呈典型的淤血性改变，表面呈黑紫色；B. 术后8周肝脏呈现弥漫性颗粒性肝纤维化，肝表面可见直径为2~8mm的硬化结节；C. 术后8周肝脏典型的肝硬化；D~I为BCS模型大鼠肝脏病理学改变；D. 术后第4周肝血窦间典型淤血改变；E. 术后第6周肝细胞气球样变性；F. 术后第6周肝内炎症细胞渗透；G. 术后第6周肝内门静脉扩张；H、I. 术后第8周肝内纤维间隔形成。

　　　　　　　　　　　　　　　　　　　　　　　　　　巴德-基亚里综合征诊疗新进展

应用下腔静脉缩窄法建立大鼠BCS模型，实验动物成本低、易获取，实验方法简单易行，造模周期短，并能模拟急性、亚急性BCS患者的临床表现及病理生理过程，总体能满足BCS基础实验研究需要，推荐应用于急性、亚急性BCS发病机制方面的研究；但大鼠体形较小，需要操作者具备娴熟的手术技巧，文献报道的实验组存活率在81.5%~92%（图2-2）。

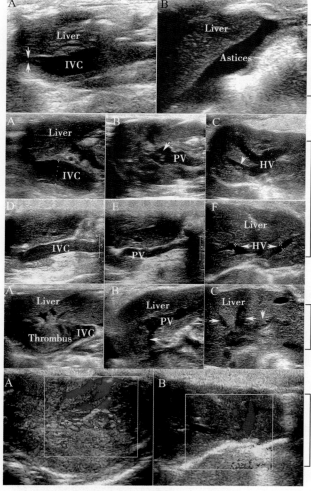

大鼠术后1周肝脏超声影像学改变。
A.肝后下腔静脉扩张，肝静脉入下腔处（白色箭头）呈显著狭窄；
B.术后1周大鼠腹水形成。

大鼠术后4周肝脏超声影像学改变。
A、B & C BCS模型4周扩张的下腔静脉、门静脉及肝静脉内可见少量血栓形成；
D、E & F 假性手术组下腔静脉、门静脉及肝静脉的表现。

大鼠术后8周肝脏超声影像学改变。
A.BCS模型8周扩张的肝后下腔静脉典型的血栓（白色箭头）形成；
B.扩张的门静脉典型的血栓（白色箭头）形成；
C.肝静脉内广泛的血栓（白色箭头）形成，肝静脉内径显示不清。

大鼠术后12周肝脏超声影像学改变。
A.BCS模型12周肝内典型的侧支循环（白色方框内血流图）形成；
B.假性手术组肝内正常的血流图（白色方框内血流图）。

图2-2　小动物超声动态监测BCS大鼠模型的成模过程
　　　　李健等通过缩窄肝后下腔静脉成功构建了大鼠BCS模型，率先揭示了BCS的动态演进过程，提示静脉血栓形成可能是BCS形成的重要机制。

（四）小鼠模型

高兵等新近选用成年雄性KM小鼠，部分结扎其肝上段的下腔静脉，实验组小鼠术后2周出现了食欲差、活动少、腹水等表现；血清ALT、AST等均较对照组升高，提示实验组小鼠出现了淤血性肝功能损伤；在病理上，实验组小鼠肝小叶中央静脉及肝窦扩张、肝索排列紊乱，成功构建了小鼠急性BCS模型。

小鼠成本更低，更易获取，且造模速度快，2周即出现显著腹水；但由于小鼠体形过小，操作难度极大，实验组当天死亡率高达30%，模型相对不稳定，与其他模型相比不具备显著优势。

（五）计算机流体动力学模型

得益于现代医疗与工程思维的交叉、融合与渗透，近几年计算机流体动力学（fluid dynamics，CFD）模型在脑动脉瘤、动脉粥样硬化及其他血管疾病中已经广泛应用。在此基础上，程德强等通过设计BCS的CFD模型，发现随着隔膜形成的进展，下腔静脉的血流速度及血管壁的剪切力均有改变，提示在BCS的发生发展中，血流动力学因素可能发挥着极大作用。CFD模型能较好地模拟BCS血流动力学的变化，但不能体现其病理进展过程，不宜单独应用于BCS的研究，建议与其他模型结合应用。

（六）电气模型

法国Cazals教授等较早地研究了BCS血流动力学变化与患者预后的关系，然而，很少定量研究BCS肝脏循环的变化。在此背景下，新西兰Ho教授等建立了BCS肝脏循环的电气模型，该模型通过将门静脉和肝动脉分离成一组二级线路来表示其左、右分支，通过代表左、中、右三支肝静脉的线路汇合到表示下腔静脉的线路中，并引入电路开关代表相应血管的阻塞情况，最后通过π形滤波器来记录相应分支的血流。在肝右静脉阻塞型BCS电气模型中，观察到随着肝右静脉阻塞，肝右动脉流量增加，验证了肝动脉缓冲效应。与此同时，虽然右侧门静脉血流量减少，左侧门静脉血流量增加，但门静脉总流量仍会减少，作者猜测可能由于较小的血管床中存在较大的阻力。

电气模型可以模拟正常人和急性BCS患者肝脏循环的血流情况，充分考虑了肝动脉缓冲效应，而且可以捕捉到BCS模型肝脏循环的细微变化；然而，电气模型无法模拟亚洲国家更易出现的下腔静脉阻塞型BCS患者肝脏循环的变化，也忽略了慢性BCS患者侧支循环的代偿作用，而且与临床上超声检查结果并不十分吻合，现阶段并不十分适用于BCS的临床研究。

（七）现有模型的优势和劣势

临床上大多数的BCS起病隐匿，进展缓慢，极少数呈现急性发病进程。当前成功构建的BCS模型都是急性、亚急性模型，它们虽部分模拟了急性、亚急性BCS的病理生理改变，但无法解释临床上更多见的慢性BCS的发病机制，特别是其数年乃至数十年的病史呈现肝淤血-肝纤维化-肝硬化-肝癌的动态演变特征。此外，长期的肝后型门静脉高压会促使胸、腹腔呈现广泛的侧支循环网络，这对构建更符合慢性BCS病理生理过程的实验模型提出了新的挑战（表2-1）。

表2-1 常见的 BCS 模型

模型类型	操作方式	形成显著腹水的时间	形成侧支循环的时间	优势	劣势
猴模型	介入栓塞2条或更多肝叶静脉	无	无	猴的生理结构更接近于人类	获取途径受限；成本高；伦理难通过
犬模型	开腹结扎肝静脉	5~8天	无	动物易获得；腹水出现早，适用于腹水方面的研究	缩管尺度不易把握，需要娴熟的手术技巧
	X射线机监视下，激光光凝主干肝静脉	5个月	5个月	充分模拟了肝静脉阻塞型BCS的病理生理改变；创伤小	实验设备要求高；造模成功率低
	置入带孔隔膜支架到下腔静脉	1个月	1个月	更符合国内BCS的解剖特点；创伤小	隔膜支架需特制；对设备及技术要求严格
	数字减影血管造影引导下，介入栓塞肝左、中静脉	4~6周	6~8周	创伤小；肝静脉广泛阻塞，可用于血管生成的研究	缺乏对血流动力学和肝静脉代偿的研究
大鼠模型	开腹结扎下腔静脉	4~6周	3~12周	大鼠实验成本低，更易被获取；症状典型	动物死亡率高；需要娴熟的手术技巧
小鼠模型	结扎肝上段下腔静脉	<2周	无	小鼠易取得；造模时间短	操作难度过大，造模成功率低
计算机流体动力学模型	利用软件构建血管模型，记录血流参数	无	无	操作可靠，可重复性强；充分体现了血流动力学的变化	单纯模拟血流动力学，缺乏病理生理证据
电气模型	利用电脑构建BCS模型，记录血流参数	无	无	定量研究肝脏循环变化；充分考虑了肝动脉缓冲效应	无法模拟下腔静脉；忽略了侧支循环的代偿作用

目前人们使用最广泛的莫过于开腹结扎大鼠下腔静脉所制备的急性BCS模型，其优势在于实验动物廉价易得，操作简便且对器材要求低，建模周期短；但大鼠模型属于小动物模型，其生命周期短，生命力相对弱，手术耐受性较差，术后评估易出现偏差。此外，大鼠肝脏再生能力强且没有胆囊，生理及解剖结构的差异使其无法较好地模拟人类BCS从肝纤维化到肝硬化的病理生理进程，可能会降低模型的实用价值。

五 巴德-基亚里综合征肠道微生态的改变

（一）"肠肝循环"和"肝脏-微生态"轴的解剖及生理功能的重要性

肝脏是机体重要的代谢器官，在物质代谢过程中起了枢纽作用。当肝脏发生病理改变时，必然会导致与之相关的代谢网络发生相应的变化。肠道微生态与机体存在共生关系，是人体最为重要的微生态系统，相当于另一个重要代谢"器官"。机体源自肠道的营养物质、毒素等均通过门静脉首先进入肝脏，在肝内清除有害物质后再被运送到全身；肝脏又通过分泌胆汁酸等方式传递各种物质到肠道，调节激素水平和免疫应答，维持肠道稳态。肠道菌群通过这种"肠肝循环"和"肝脏-微生态"轴的解剖及生理功能关系，影响着宿主的代谢表型，与宿主的营养、代谢和免疫等诸多重要生理功能紧密相关。因此，良好的肝功能是肠道菌群平衡状态的保证，而肠道菌群平衡又是维持肝脏正常生理功能的基础。

（二）特殊的肝损伤模式——"肝淤血-肝纤维化-肝硬化-肝癌"

肠道微生物中关键功能菌及功能基因可成为疾病的新型生物标志物，并可通过调节肠道菌群结构促进机体代谢、营养、免疫赋活、维持内环境稳定及屏障作用，是目前国内外学者研究的焦点。BCS发病原因复杂，具有典型的地域、环境、饮食及血液高凝等特征，在肝静脉或下腔静脉形成血栓或隔膜的发生发展过程中，继发肝后型门静脉高压和/或下腔静脉高压，早期出现肝淤血，继而出现肝纤维化、肝硬化，甚至肝癌，有别于病毒性、脂肪性和酒精性导致的肝病，可造成严重的劳动力损害。临床上BCS可出现肝大、疼痛、腹水、肝功能障碍等表现，并引发机体诸多生理功能改变，包括肠道微生态的改变。然而，迄今为止，在BCS涉及肠道菌群、肠道屏障功能及炎性因子的作用机制等方面的研究少之又少。

（三）患者肠道微生态结构特征

孙玉岭等筛选并纳入年龄、性别和体重指数相匹配的37例健康对照者（HC组）、20例乙型病毒性肝炎肝硬化门静脉高压症患者（LC组）和31例BCS患者（BCS组），应用Miseq 16S RNA测序技术，在国际上率先分析了BCS患者肠道微生态特点，并鉴定了BCS特异的关键菌群。DNA测序数据显示，1 290 334个合格序列（coverage：97.01%）聚类成283个合格运算分类单元（operational taxonomic unit，OTU）。肠道微生态多样性指数（Alfa多样性）显示，与HC组相比较，BCS组患者Chao 1和ICE指数增高，表明BCS患者肠道细菌稀有物种丰富；与LC组相比较，BCS组患者Shannon、OBS、Chao 1和ICE指数均增高，表明BCS患者肠道细菌多样性和物种丰度均增加（图2-3）。

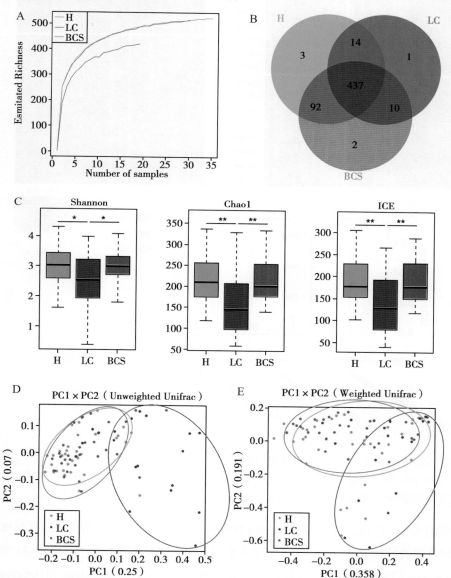

图2-3　BCS患者、乙型病毒性肝炎肝硬化患者、健康对照者肠道微生态多样性和菌群分布比较

A、B. DNA测序数据显示，1 290 334个合格序列（coverage：97.01%）聚类成283个合格OTU；
C~E. BCS患者Chao 1和ICE指数增高，表明BCS患者肠道细菌稀有物种丰富；BCS患者Shannon、OBS、Chao 1和ICE指数均增高，表明BCS患者肠道细菌多样性和物种丰度均增加。

孙玉岭等进一步分析了3组之间OTU的差异，结果发现在3组中，109个OTU有显著性差异分布。BCS组和HC组热图显示，17个OTU在BCS组富集，而19个在HC组富集（图2-4A）；与LC组相比较，52个在BCS组富集，而10个在LC组富集（图2-4B）。BCS特异性的菌群鉴定见图2-4C。

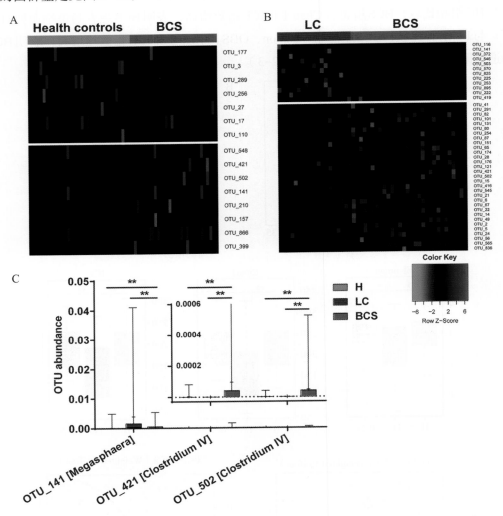

图2-4　显示BCS患者特异性的差异微生物的鉴定
A. 热图显示BCS患者和健康对照在肠道微生态OTU丰度和分布上的差异；B、C. 热图显示BCS患者和乙型病毒性肝炎肝硬化门静脉高压症患者在肠道微生态OTU丰度和分布上的差异。

在细菌门水平，Firmicutes、Bacteroidetes和Proteobacteria是3组的优势菌群，高达90%。BCS患者和肝硬化患者的肠道菌群的门水平和属水平的组成和分布见图2-5。与HC组、LC组相比较，BCS组Tenericutes门明显减少。在纲水平，与HC组相比较，BCS组Mollicutes和Betaproteobacteria减少，而Bacilli增加。与LC组相比较，BCS组Mollicutes减少。在科水平，与HC组相比较，BCS组Lachnospiraceae等5个菌科减少，而Streptococcaceae等6个菌科增加。与LC组相比较，BCS组Anaeroplasmataceae等3个菌科减少，而Bacteroidaceae等5个菌科增多（图2-6）。

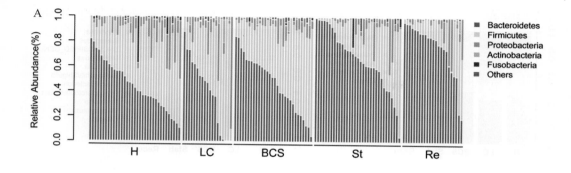

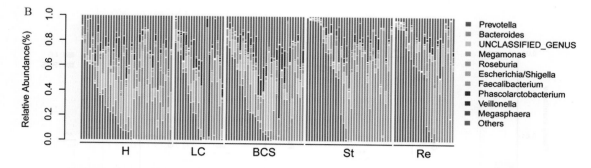

图2-5　BCS患者和肝硬化及复发患者肠道菌群在门和属水平的组成
　　　　A. 在细菌门水平，Firmicutes、Bacteroidetes和Proteobacteria是3组的优势菌群，高达90%；
　　　　B. BCS患者和肝硬化患者的肠道菌群的门水平和属水平的组成和分布。

　　为了鉴定BCS特异性的肠道菌群分布，孙玉岭等使用LEfSe方法（图2-7A）和LDA Score（图2-7B）分别分析了BCS和HC组、BCS和LC组最大差异的细菌生态结构。为了鉴定BCS相关的肠道微生物标志物，进一步分析了肠道菌群在属水平上的丰度对BCS的诊断效能，研究结果指出Megamonas属可以用来区别BCS和LC患者，其ROC曲线AUC值高达0.819 3（图2-7C）；并基于16S rRNA分析预测肠道微生物基因的功能差异和分布（图2-7D~E）。

　　综上所述，孙玉岭等在国际上率先阐述了BCS患者肠道微生态结构：BCS患者肠道细菌稀有物种明显丰富，Tenericutes门明显减少，Megamonas菌属可用来区别BCS患者。该研究为阐述BCS和肠道微生态的关系奠定了原创性基础。理论上，肠道微生物中关键功能菌可能成为肝病和肝病进展的新型生物标志物。在BCS发生发展过程中，肠道微生态呈现特定的菌群组成改变，影响肠道屏障功能和免疫状态，进而促进BCS进展，由此可见，靶向肠道微生态治疗可作为BCS一种潜在有效的新治疗手段。因此，需要更多相关的基础研究进一步验证和揭示BCS发生发展中肠道微生态变化规律及其对肠道屏障功能和免疫状态的影响，同时，研发靶向特征菌群来早期诊断BCS发生和复发，为疾病进展提供新的诊治策略。

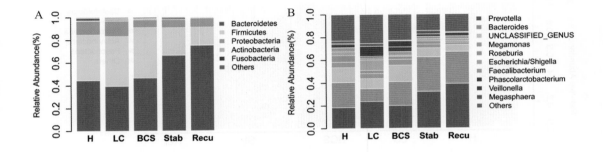

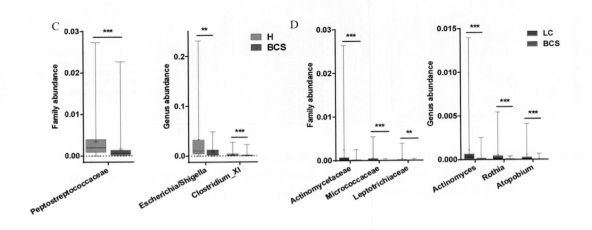

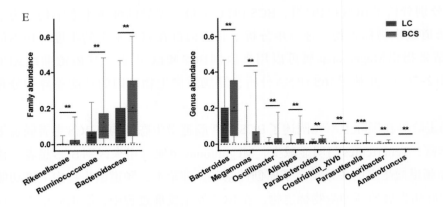

图2-6　BCS患者和肝硬化患者差异的细菌群体和生态结构

　　A、B. 与HC和LC相比较，BCS组Tenericutes门明显减少。在纲水平，与HC相比较，BCS组Mollicutes和Betaproteobacteria减少，而Bacilli增加；C~E. 与LC相比较，BCS组Mollicutes减少。在科水平，与HC相比较，BCS组Lachnospiraceae等5个菌科减少，而Streptococcaceae等6个增加。与LC相比较，BCS组Anaeroplasmataceae等3个减少，而Bacteroidaceae等5个增多。

　　　　　　　　　　　　　　　　　　　　　　　　　　　　　　　　　　巴德-基亚里综合征诊疗新进展

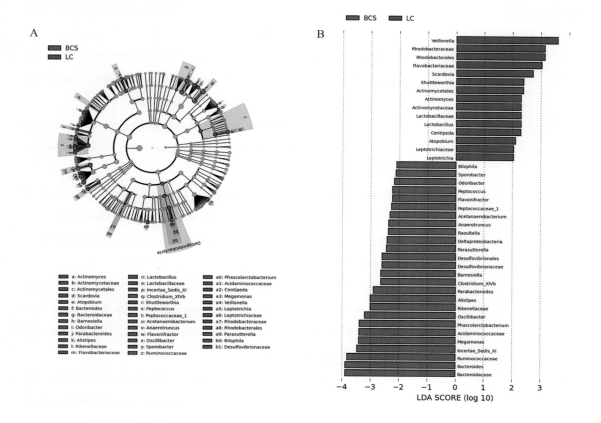

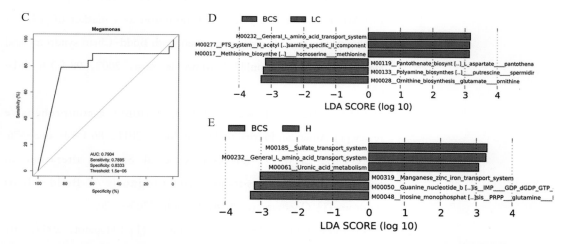

图2-7 LEfSe分析和LDA Score鉴定BCS和肝硬化患者最大差异的细菌生态结构、差异菌群的区别能力及差异菌群的功能基因的分布

A. LEfSe方法细菌生态结构分析；B. LDA Score方法细菌生态结构分析；C. Megamonas属可以用来区别BCS和LC患者，其ROC曲线AUC高达0.819 3；D~E. 基于16S rRNA分析预测肠道微生物基因的功能差异和分布。

（孙玉岭　花瑞芳　王维杰）

参考文献

［1］ 王立博，孙玉岭.布-加综合征模型的构建及进展[J].临床肝胆病杂志，2020，36（4）：908-911.

［2］ CHENG D，XU H，LU Z J，et al. Clinical features and etiology of Budd-Chiari syndrome in Chinese patients：a single-center study[J]. J Gastroenterol Hepatol，2013，28（6）：1061-1067.

［3］ FU Y，SUN Y L，MA X X，et al. Necessity and indications of invasive treatment for Budd-Chiari syndrome[J]. Hepatobiliary Pancreat Dis Int，2011，10（3）：254-260.

［4］ HERNÁNDEZ-GEA V，DE GOTTARDI A，LEEBEEK F W G，et al. Current knowledge in pathophysiology and management of Budd-Chiari syndrome and non-cirrhotic non-tumoral splanchnic vein thrombosis[J]. J Hepatol，2019，71（1）：175-199.

［5］ HUANGA R，ZHANGA Q Q，HUANG Q X，et al. Number and function of circulating endothelial progenitor cells in patients with primary Budd-Chiari syndrome[J]. Clin Res Hepatol Gastroenterol，2017，41（2）：139-146.

［6］ MURAD S D，PLESSIER A，HERNANDEZ-GUERRA M，et al. Etiology，management，and outcome of the Budd-Chiari syndrome[J]. Ann Intern Med，2009，151（3）：167-175.

［7］ PLUME G，VAYA A. JK2V617F mutation as a marker of a latent myeloprolifer-ative disorder in a patient with Budd-Chiari syndrome and factor V Leiden mutation[J]. Thromb Haemost，2007，98（3）：681-682.

［8］ SCOTT L M. The JAK2 exon 12 mutations：a comprehensive review[J]. American Journal of Hematology，2011，86（8）：668-676.

［9］ SUN Y L，LI W Q，DING P X，et al. Specific alterations in gut microbiota are associated with prognosis of Budd-Chiari syndrome[J]. Oncotarget，2018，9（3）：3303-3320.

［10］ VALLA D C. Primary Budd-Chiari syndrome[J]. J Hepatol，2009，50：195-203.

巴德-基亚里综合征的应用解剖学

巴德-基亚里综合征（BCS）是各种原因所致肝静脉和其开口以上下腔静脉阻塞性病变引起的常伴有下腔静脉高压为特点的一种肝后门静脉高压症。1845年和1899年，英国内科医师Budd和奥地利病理医师Hans Chiari分别叙述了不同部位肝静脉阻塞引起的门静脉高压症，并将肝静脉阻塞引起的门静脉高压症称为BCS。

BCS的分型如下。①肝静脉阻塞型：主要是肝静脉堵塞以后引起肝静脉血液回流受阻而出现的门静脉高压症，表现为肠道淤血、肝脾大等。②下腔静脉阻塞分型：主要引起双下肢静脉回流障碍，出现双下肢水肿、静脉功能不全、静脉曲张、皮肤色素沉着等。③混合型：既有肝静脉阻塞，又有下腔静脉阻塞，这两类症状都可能出现。现将BCS涉及的血管解剖学基础叙述如下。

▉ 下腔静脉

（一）下腔静脉的解剖

下腔静脉在第4或第5腰椎体前面由左、右髂总静脉汇合而成。汇合处的角度在40°～120°，平均为76°。下腔静脉沿腹主动脉右侧上行，经过肝的腔静脉窝，向上穿过膈肌腔静脉孔进入胸腔，最后穿经纤维性心包注入右心房下后部。在下腔静脉开口于右心房的左前方，有肌性、膜性或半肌半膜性的瓣膜，即下腔静脉瓣。下腔静脉全程可分为5段：起始处至右肾静脉上缘为第一段，平均长度为13.20cm；右肾静脉上缘至肝下缘为第二段，平均长度为2.60cm；肝下缘至肝右静脉上缘为第三段，平均长度为7.30cm；肝右静脉上缘至膈为第四段，长约0.50cm；膈至右心房为第五段，又称为膈上段，其平均长度为1.8cm。下腔静脉全长平均为（25.70±2.50）cm，长者可达52.4cm，短者仅为20.40cm。下腔静脉口径：起始处平均为（2.60±0.30）cm，最高一侧肾静脉上缘处为（3.10±0.40）cm，穿膈肌处为（3.40±0.40）cm。

毗邻关系：下腔静脉的前方，自下而上为右髂总动脉、肠系膜根及其内含的血管、右精索内动脉、十二指肠下部、胰头和十二指肠上部，胆总管和肝门静脉在此处位于下腔静脉和十二指肠上部之间，再向上隔网膜孔与小网膜游离缘及其内含结构相邻接。下腔静脉最上端的前方，被肝跨过。此外，下腔静脉在十二指肠下部以下和上部以上即网膜孔处的部分，均被腹膜壁层遮盖；其后方，邻接腰椎体及前纵韧带、右膈下动脉、右肾上腺动脉、右肾动脉及第3、4腰动脉等；并且下腔静脉的背侧尚与右腹腔神经节、右交感神经干、膈右脚及右腰大肌等结构相邻。下腔静脉的右侧，与肝右叶、右肾、右输尿管及十二指肠降部邻接。其左侧，上部与肝尾状叶和膈右脚相接，下部与腹主动脉伴行。

（二）腹部静脉的解剖

腹部静脉包括直接注下腔静脉的属支和肝门静脉系两种。

直接注入下腔静脉的属支有脏支和壁支：脏支收集腹腔成对脏器和肝的静脉血，包括肝静脉、右肾上腺静脉、肾静脉和右侧睾丸静脉（或卵巢静脉）等（图3-1）。

肝静脉是脏支中最大的一个，自肝实质内导出静脉血，从后缘出肝后，立即注入下腔静脉。肝静脉有2~3条主干，另外，从肝尾状叶或附近肝组织尚有一些小静脉支，出肝后入下腔静脉。肝静脉斜行入下腔静脉，在其入口的下缘有一个小的半月形皱襞，没有静脉瓣。

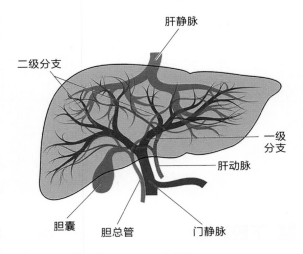

图3-1　肝静脉、门静脉解剖示意图

（1）肝右静脉：位于肝右叶间裂内，收集右后叶和右前叶上部的静脉血。自肝后缘穿出后立即注入下腔静脉。中国人解剖数值资料显示，肝右静脉内径为（0.84±0.14）cm。

（2）肝中静脉：位于肝正中裂内，由左、右两根合成。收纳左内叶和右前叶的静脉血，常与肝左静脉汇合共同注入下腔静脉。数值资料显示，肝中静脉：①口径和长度，内径为（0.71±0.14）cm；②合成类型，左下肢和右下肢合成者占（83.6±5.0）%，单干型组成者占（16.4±5.0）%；③合成部位，在肝门静脉分叉处下方合成者占（71.7±6.6）%，平肝门静脉分叉处者占（17.4±5.6）%，在肝门静脉分叉处上方者占（10.9±4.6）%；④与下腔静脉的夹角为（73.75°±19.72°）；⑤属支，肝中静脉右上支出现率为（90.9±3.9）%，副肝中静脉（直接注入下腔静脉的右上支）出现率为（1.82±1.89）%。

（3）肝左静脉：位于段间裂内，由上、下两根合成。收受相当于左叶外上段和外下段的静脉血。肝左静脉常与肝中静脉相汇构成一总干注入下腔静脉。约有半数该总干很短，或二者分别单独注入下腔静脉。肝左静脉中国人解剖数值显示：①口径和长度，内径为（0.58±0.07）cm，也有文献报道为（0.75±0.17）cm。肝左静脉注入处外径为（1.07±0.29）cm，分叉处外径为（1.04±0.25）cm。肝左静脉主干长（2.28±0.88）cm，肝左静脉上根长（2.10±0.77）cm，肝左静脉下根长（2.78±1.34）cm。②与下腔静脉的夹角为（76.88°±11.93°）。③合成形式，肝左静脉上支和下支合成者占（81.8±5.2）%；肝左静脉下支延续而成者占（12.7±4.5）%；肝左静脉上支延续而成者占（1.8±1.8）%；肝左静脉上支、下支和左段静脉合成者占（1.8±1.8）%；肝左静脉上支、下支和左内叶静脉合成者占（1.8±1.8）%。另据文献报道，肝左静脉由上、下两根合成者占96.9%，三根汇合而成者占3.1%。④主要属支，左后上缘静脉出现率为（70.9±6.1）%，注入肝左静脉者出现率为（71.8±7.2）%，注入下腔静脉者为（15.4±5.8）%，注入静脉导管终末部者为（7.7±4.3）%，注入肝左、肝中静脉共干处者为（5.1±3.5）%。也有文献报道，肝静脉数目可多达12~15支，自肝穿出后单独注入下腔静脉。

■ 肝门静脉系

（一）肝门静脉系的解剖

肝门静脉系包括全部运送血液至肝的静脉。这些静脉接受腹盆部消化道（直肠下部和肛管除外）、食管胸段末端、胰、脾、胆囊及肝圆韧带等处的血液。肝门静脉系是由不成对的静脉组成。肝门静脉的属支自上述各器官内的毛细血管丛起始，最后汇成一总干称为肝门静脉。肝门静脉入肝后和动脉相似反复分支，最后终于窦状毛细血管（或称为窦状隙），自此经各级肝静脉，将血液运送至下腔静脉。因此，肝门静脉的血液在注入右心房以前，通过两组毛细血管，即消化道、脾、胰及胆囊等器官内的毛细血管和肝的窦状隙。

新生儿门静脉及其部分属支如脾静脉、肠系膜上静脉及胃左静脉等中有少数瓣膜，这些瓣膜血管在成熟期以前即消失，因此，成年人肝门静脉及其较大的属支中，通常是没有瓣膜的。一组国人资料显示，在肝门静脉及其主要属支中均可出现瓣膜。婴儿出现率较高，为（50.9±6.62）%，童尸次之，为（31.7±5.86）%，而成人出现率最低，为（13.3±8.77）%。经统计学处理，婴儿与童尸，童尸与成人间均无显著差别，但成人肝门静脉及其主要属支中的瓣膜出现率显然低于婴儿。在肝门静脉及其主要属支中，静脉瓣出现率最高的是脾静脉，最低的是胃左静脉。

肝门静脉为一粗短的静脉干，成人的平均长度为［5.10±（2.60~7.10）］cm或［6.75±（4.5~9.2）］cm。肝门静脉近侧端的口径平均为［1.70±（0.7~2.7）］cm或［1.25±（0.7~1.9）］cm。儿童肝门静脉长度平均为5.0cm，口径平均为［0.55±（0.4~0.9）］cm。

肝门静脉在第2腰椎体右侧、胰颈背侧处，由肠系膜上静脉和脾静脉汇合而成，二者汇合处所形成的夹角称为肝门静脉角。肝门静脉与脾静脉之间的角度，称为门脾角。据测量，在肝门静脉角中角度大于直角者，成人占67.5%，儿童占85.0%；门脾角变动在81°~130°的占（89.70±2.61）%，而且门脾角不随年龄不同而有变化。肝门静脉亦可由肠系膜上、下静脉和脾静脉三者结合而成。自此向右上方，经十二指肠上部、胃十二指肠动脉和胆总管后方，下腔静脉前方，继而在网膜孔腹侧经行于小网膜两层腹膜间。

在小网膜中，肝门静脉位于肝固有动脉和胆总管后方，在少数情况中，肝动脉或其分支可经肝门静脉后方。在肝动脉周围，有肝神经丛缠绕，并有淋巴管和淋巴结伴行。肝门静脉在分为左、右支以前，口径稍膨大称为肝门静脉窦。肝门静脉与胆总管的位置关系：胆总管位于肝门静脉右侧者占（55.0±4.98）%；胆总管位于肝门静脉右前方者占（16.0±3.67）%；胆总管初位于肝门静脉右前方，继位于肝门静脉右侧者占（29.0±4.54）%。

肝门静脉与下腔静脉的位置关系：肝门静脉与下腔静脉交叉者占（90.0±3.0）%，其中交叉处在肝门静脉上1/3段者占43.0%，在中1/3段占33.0%，在下1/3段占14.0%。肝门静脉与下腔静脉相交的角为40°~60°；肝门静脉与下腔静脉大致平行者占（10.0±3.0）%，其中肝门静脉位于下腔静脉的正前方者占7.0%，位于下腔静脉的左前方和右前方各占1.0%，位于下腔静脉左侧者占1.0%。肝门静脉的分支：肝门静脉〔（65.84±4.33）%〕在肝门内分为左、右两支；在肝门以外分支的占（34.16±4.33）%。

1. 门静脉右支　较左支短而粗，长（19.69±6.14）mm，进入肝右叶以前接受胆囊静脉，进入肝右叶分出以下各支。

（1）尾状叶支：1~2支，从右支的脏面或上面发出，至尾状右段。若尾状叶左段静脉粗大时，此支即较小，只供给尾状突附近。此支尚可从前支或后支的根部发出。

（2）前支：为一短干，起始后向前下，随即分为数支，分布于肝右叶前段。

（3）后支：自肝门静脉右支发出后，向右横行，为右支主干的延续，随即分为后上段静脉和后下段静脉，至右叶后段的上、下部。

2. 门静脉左支　自肝门静脉分出后，向左横行于肝横沟内，此段称为横部；至左矢状沟转向前行于脐静脉窝（或肝圆韧带裂）内，末端膨大成为囊部。位于左矢状沟的部分，称为矢状部或脐部；横部与矢状部转弯处，称为角部，肝门静脉左支细而长，长为（23.16±7.47）mm，分出小支至尾状叶和方叶，然后进入肝左叶。

（1）尾状叶支：一般自肝门静脉分叉处或左支的横部发出，常为1~3支，分布于尾状叶左段。当右支的尾状叶支细小仅供应尾状突时，此支即分布于尾状叶全部。

（2）外侧支：常可见外上段静脉和外下段静脉。外上段静脉：为一粗大分支，从肝门静脉左支的角部凸侧发出，分布至左叶外侧段后上部。外下段静脉亦比较粗大，起始于囊部左侧，下行分布于左叶外侧段前下部。

（3）内侧支：自肝门静脉左支的脐部或囊部起始。包括内上段静脉和内下段静脉两组分支：内上段静脉：一般为2~4支，从脐部分出，主要分布至肝左叶内侧段上部；内下段静脉一般可见1~4支，自囊部右侧壁发出，向下行，分布至左叶内侧段下部。

（4）中间支：起自脐部的外侧缘，向左行，位于外上段静脉和外下段静脉之间，分布于附近肝组织。

（二）肝门静脉的属支

肝门静脉包括脾静脉、肠系膜上静脉、胃左静脉、胃右静脉、胆囊静脉、附脐静脉及胰十二指肠上后静脉等（图3-2，图3-3）。

1. 脾静脉　在脾门处由2~6支静脉汇合而成。脾静脉形成后，初居脾肾韧带内，与脾动脉和胰尾伴行，继而行向右下，位于同名动脉稍下方。脾静脉在脾动脉前方者占（70.0±6.5）%，在脾动脉后方者占（30.0±6.5）%。脾静脉经过胰后面的上部时，自胰穿出多数小静脉（胰腺静脉）与脾静脉相连。脾静脉长度：成人平均为［9.56±（5.7~10.0）］cm，儿童为［6.0±（3.0~9.0）］cm。脾静脉的口径：成人平均为［11±（4~19）］mm，儿童为5.5mm。脾静脉在经过中，先跨过左肾及左肾门前面，或左肾上腺下极的腹侧，继续向内与左肾静脉关系密切。据统计，脾静脉位于左肾静脉前方的占39.0%；脾静脉位于左肾静脉上方，二者之间形成30°~60°夹角者，约占26.0%；脾静脉从左肾静脉上方经过，两者大致相互平行，相距最多为5.0cm者，占35.0%。最后，脾静脉经腹腔干和肠系膜上动脉之间，至腹主动脉前方、胰颈后方与肠系膜上静脉汇合成肝门静脉。其属支包括胃短静脉、胃网膜左静脉、胃后静脉、胰静脉及肠系膜下静脉等。

（1）胃短静脉：引流胃底及胃大弯左部的静脉血。一般有2~6支，以3支型和4支型多见，分别占41.67%和31.67%。经胃脾韧带两层腹膜间，多数注入脾静脉及其上、中组脾支。少数可穿入脾上极的脾实质。

（2）胃后静脉：收受胃后壁的静脉血。是比较恒定的属支，其出现率为（64.51±2.66）%。多数为1支，2支者少见。注入脾静脉主干或脾上极静脉。

（3）胃网膜左静脉：从胃大弯起始，在起始处与胃网膜右静脉吻合，沿胃大弯左进，与同名动脉伴行，接受来自胃及大网膜的属支，至脾静脉始点附近注入脾静脉或与脾静脉的一个属支相连。胃网膜左静脉外径尸体测量是（2.35±0.04）mm，活体测量是（2.38±0.08）mm。少数情况，注入点距离脾静脉起始处可达3cm或更远些的部位。

（4）胰静脉：乃数支小静脉，自胰体和胰尾穿出，注入脾静脉。

（5）肠系膜下静脉：收集直肠上部、乙状结肠和降结肠的静脉血。起始于直肠丛的直肠上静脉，并借直肠丛与直肠下静脉、肛静脉吻合。直肠上静脉离开小骨盆，与同名动脉伴行，越过左髂总血管的前方，向上延续于肠系膜下静脉。此静脉位于同名动脉左侧，经左腰大肌前方，腹膜壁层后方上行，越过睾丸血管（或卵巢血管）腹侧或内侧，至十二指肠升部左侧，位于十二指肠旁襞内，在十二指肠空肠曲上方，转向内上至胰背侧汇入脾静脉（52.02%）、肠系膜上静脉（34.68%）或肝门静脉角（13.29%）。其属支如下。

1）左结肠静脉：多为2支，上支收集结肠左曲和降结肠上部的血液，下支引流降结肠下部和乙状结肠上部的静脉血。上支向上与中结肠静脉吻合，下支与乙状结肠静脉吻合。3支左结肠静脉（26.0%）或1支左结肠静脉（16.0%）者均不少见。

2）乙状结肠静脉：多为1~2支，2~3支者亦不少见。收集乙状结肠的血液。

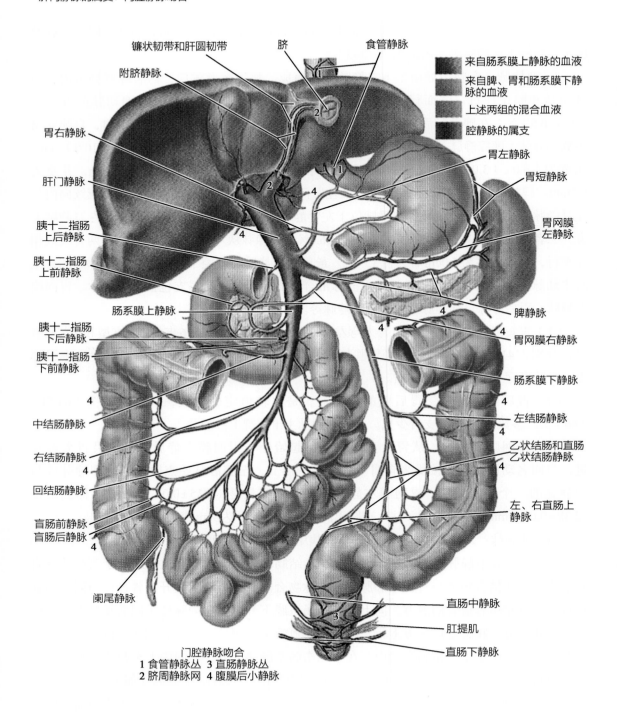

图3-2 肝门静脉的属支解剖示意图

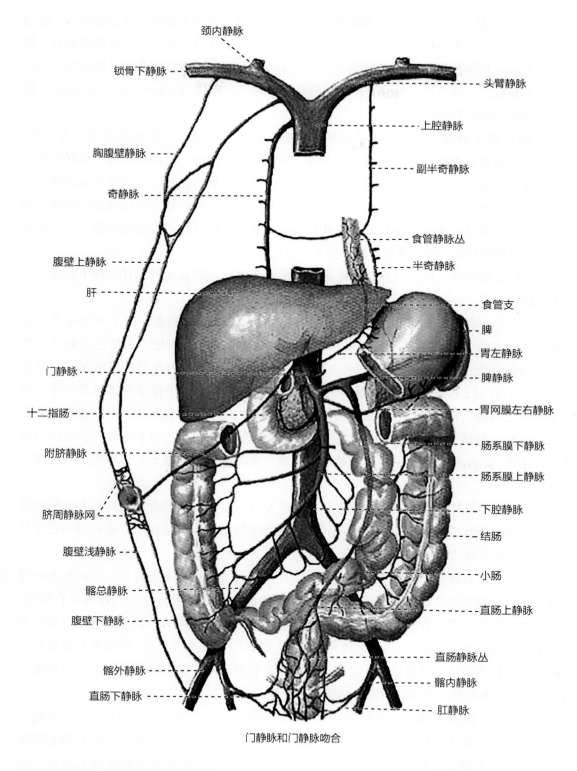

颈内静脉

锁骨下静脉 —— 头臂静脉

上腔静脉

胸腹壁静脉 —— 副半奇静脉

奇静脉 —— 食管静脉丛

半奇静脉

腹壁上静脉 —— 食管支

肝 —— 脾

胃左静脉

脾静脉

门静脉 —— 胃网膜左右静脉

十二指肠 —— 肠系膜下静脉

肠系膜上静脉

附脐静脉 —— 下腔静脉

结肠

脐周静脉网 —— 小肠

腹壁浅静脉 —— 直肠上静脉

髂总静脉 —— 直肠静脉丛

腹壁下静脉 —— 髂内静脉

髂外静脉 —— 肛静脉

直肠下静脉

门静脉和门静脉吻合

图3-3 肝门静脉及其侧支解剖示意图

3）直肠上静脉：收纳直肠上部的血液，通过直肠丛与直肠下静脉、肛静脉吻合。施行门腔静脉吻合术或脾肾静脉分流术时，须注意肠系膜下静脉的止端，以免损伤该静脉。据测量，由肠系膜下静脉注入脾静脉处至肝门静脉角的距离，最短为0.3cm，最长为3.9cm；肠系膜下静脉注入肠系膜上静脉处距肝门静脉角的距离，最短为0.3cm，最长为2.8cm。肠系膜下静脉的外径平均为5.10mm。

2. 肠系膜上静脉　收纳空肠、回肠、盲肠、阑尾、升结肠、横结肠及胃、大网膜、十二指肠和胰等器官的一部分血液。肠系膜上静脉在右髂窝处，由回肠末段、盲肠和阑尾的小静脉结合而成。向上经肠系膜的两层间，位于同名动脉右前方，沿途经右输尿管、下腔静脉、十二指肠水平部和胰头钩突腹侧，至胰颈背侧，与脾静脉汇合构成肝门静脉。属支：肠系膜上静脉接受同名动脉分支的并行静脉，如回结肠静脉、右结肠静脉、中结肠静脉、空肠及回肠静脉、胃网膜右静脉、胰十二指肠下静脉等。

（1）回结肠静脉：由盲肠静脉和阑尾静脉汇合而成。与同名动脉相伴，向上延续于肠系膜上静脉主干。

（2）右结肠静脉：收纳升结肠的血液，向上与中结肠静脉吻合，向下与回结肠静脉交通。主干左行与同名动脉相伴，单独注入肠系膜上静脉的右侧壁。右结肠静脉常与胃网膜右静脉合成一干，在胰头前方汇入肠系膜上静脉，该干称为典型的胃结肠干，其出现率可占（56.25±5.54）%。右结肠静脉尚可与胃网膜右静脉和中结肠静脉或胃网膜右静脉和胰十二指肠下静脉三支吻合成非典型的胃结肠干，注入肠系膜上静脉，它们分别占（11.25±3.53）%或（7.50±2.94）%。在80例肠系膜上静脉中只出现1例右结肠静脉与胃网膜右静脉、左结肠静脉和中结肠静脉四支合成一条非典型胃结肠干，然后注入肠系膜上静脉。

（3）中结肠静脉：收纳横结肠的静脉血，向左与左结肠静脉吻合，向右与右结肠静脉相连。中结肠静脉可与胃网膜右静脉或胰十二指肠下静脉合成胃结肠干，亦可参与三支型或四支型非典型胃结肠干的组成。

（4）胃网膜右静脉：与同名动脉相伴，沿胃大弯右进，接受来自胃前、后面和大网膜的静脉支，分别称为胃静脉和网膜静脉。胰十二指肠上前静脉有时也注入胃网膜右静脉，后者经十二指肠上部的背侧，汇入肠系膜上静脉。胃网膜右静脉的外径平均值为尸体标本测量值［2.90±（0.6~6.0）］mm，活体测量值［3.97±（1.5~6.0）］mm。胃网膜右静脉与右结肠静脉或其他静脉组成胃结肠干情况已如前述。胃网膜右静脉与中结肠静脉结合构成一支，称为胃结肠静脉，即是非典型胃结肠干的一种。

（5）胰十二指肠下静脉：由胰十二指肠下前静脉和胰十二指肠下后静脉组成。分别与同名动脉伴行，收纳这两个器官的部分静脉血，多数注入第一支空肠静脉或肠系膜上静脉主干。另外，有些胰腺的静脉支，如胰背静脉和胰下静脉等经常汇入肠系膜上静脉。肠系膜上静脉的外科干是指胃结肠干的注入点至回结肠静脉注入点之间的一段肠系膜上静脉。外科干出现率为（96.39±2.05）%。外科干长度平均值为（3.67±0.11）cm。外科干的前方或后方有肠系膜上动脉分支经过，分别占（38.75±5.44）%和（2.50±1.74）%。其中外科干上端与下腔静脉间的距离平均为（4.51±0.12）cm，下端与下腔静脉间的距离为（2.27±0.12）cm。

门腔静脉分流术是治疗门静脉高压症的外科重要手段，它的术式很多，有肠-腔分流等各种术式，这些术式均需术者能深入了解肠系膜上静脉外科干及其局部解剖关系。国外，HOLYOKE对是否适于进行肠-腔分流术提出四点要求：①外科干长度至少要2cm，且无阻塞；②肠系膜上静脉左侧无口径与肠系膜上静脉、右结肠静脉、胃结肠干、肠系膜上动脉前方或后方，无肠系膜上动脉分支经过，越过脉主干相等或几乎相等的粗大属支；③外科干的外科干肠系膜上静脉外科干上、下端不包括在内；④肠系膜上动脉和静脉无广泛重叠现象。国内统计材料表明，符合或基本符合上述条件的均在70%以上，并着重指出，无外科干、外科干短于2cm、肠系膜上外科干左侧有粗大的小肠静脉汇入，特别是汇出点在外科干上段的，特别妨碍和影响分流术进行。

3. 胃左静脉 即胃冠状静脉，起始于胃前、后壁的小静脉支；与胃左动脉伴行，沿胃小弯上升至贲门，在此，接受食管下1/3的食管静脉，然后转向右，经腹后壁腹膜后方，越过主动脉前方，可汇入肝门静脉［（51.15±2.28）%］、脾静脉［（40.08±2.28）%］、门脾角［（8.77±1.29）%］。中国人解剖数值资料显示：①长度和外径，长（3.90±0.80）cm，其中外科干长（2.6±0.9）cm，胰遮盖部长（1.4±0.5）cm。外径为（0.34±0.10）cm，其起始处为（0.25±0.10）cm，胰上缘处为（0.31±0.22）cm，汇入处为（0.38±0.11）cm。②与胃左动脉的位置关系，胃左静脉位于胃左动脉前面者占（98.60±1.40）%，位于胃左动脉后面者占（1.40±1.40）%。③瓣膜出现率为（6.67±6.41）%。④胃壁支，1支者占（31.00±5.30）%，2支者占（61.00±5.60）%，3支者占（8.00±3.10）%。⑤贲门食管支注入部位，注入胃左静脉的弓形部者占（87.30±4.20）%，注入降部者占（4.77±2.69）%，注入胃左静脉前支者占（6.35±3.07）%，注入胃左静脉胃支者占（1.50±1.58）%。其类型：1支者占（89.0±3.1）%，2支者占（9.0±2.9）%，多支者占（2.0±2.4）%。

4. 胃右静脉 亦称幽门静脉，是较小的静脉，与同名动脉伴行，沿胃小弯在小网膜两层腹膜中右进，接受胃和幽门的属支，注入肝门静脉。幽门前静脉是起始于幽门前面的一支小静脉，向上汇入胃右静脉。在活体上进行手术时，此静脉可作为确认幽门的标志。据中国人胃右静脉解剖数值资料：①长度和外径长［3.57±（2.00~5.00）］cm；外径1.60cm；②与胃右动脉的位置关系：位于胃右动脉前方者占90.91%，位于胃右动脉后方者占7.28%，位于胃右动脉前下方者占1.81%；③出现率：为（96.0±2.0）%，其中与胃左静脉吻合成弓者占（94.8±2.3）%；④注入部位：胃右静脉注入肝门静脉者占（92.7±2.7）%，注入肝门静脉右支者占（2.1±1.5）%，注入门脾角者占（1.0±1.0）%。

5. 胆囊静脉 胆囊静脉的变异较大。胆囊上面的静脉，位于胆囊与肝之间的疏松结缔组织内，经胆囊窝入肝，与肝静脉相连。胆囊其他部分的小静脉，在胆囊颈处结合1~2支胆囊静脉，直接入肝或收纳肝管和胆管上部的小静脉后入肝。胆囊静脉可注入肝门静脉右

（66.20%）或肝门静脉主干（33.80%）。

6. 附脐静脉 起始于脐周围的静脉网，向后向上，经肝圆韧带表面或其实质内，终于肝门静脉主干（73.80%）或肝门静脉左支（26.20%），是肝门静脉和腹前壁静脉间的重要吻合支，其外径为（1.50±0.40）mm。

7. 胰十二指肠上后静脉 收纳胰和十二指肠部分静脉血，经胰头的后面注入肝门静脉。

（三）肝门静脉系与腔静脉系之间的吻合

当肝门静脉受阻时，如外力压迫（肝或胰头肿瘤、小网膜的淋巴结肿大等）、肝本身的疾患（如肝硬化）或心瓣膜疾病等，都将阻止肝门静脉血液回流至心。在这种情况下，依靠肝门静脉系与腔静脉之间的吻合支，可经腔静脉系将肝门静脉系的血液导流回心。其重要吻合部位及副支循环途径如下。

1. 食管静脉丛形成肝门静脉系与上腔静脉系之间的吻合。

食管静脉丛 ⟶ 胃左静脉→肝门静脉
⟶ 食管静脉→奇静脉→上腔静脉

2. 直肠静脉丛形成肝门静脉系与下腔静脉系之间的吻合。

直肠静脉丛 ⟶ 直肠上静脉→肠系膜下静脉→脾静脉→肝门静脉
⟶ 直肠下静脉→髂内静脉→髂总静脉→下腔静脉及肛静脉

3. 脐周静脉网形成肝门静脉系与上、下腔静脉系之间的吻合。

脐周静脉网 ⟶ 附脐静脉→肝门静脉
⟶ ①、②→上腔静脉
⟶ ③、④→下腔静脉

①胸腹壁静脉→胸外侧静脉→腋静脉→锁骨下静脉→头臂静脉→上腔静脉；②腹壁上静脉→胸廓内静脉→头臂静脉→上腔静脉；③腹壁浅静脉→大隐静脉→股静脉→髂外静脉→髂总静脉→下腔静脉；④腹壁下静脉→髂外静脉→髂总静脉→下腔静脉。

4. 腹膜后静脉丛形成肝门静脉系与上、下腔静脉系的吻合。

腹膜后静脉丛 ⟶ 胰十二指肠和升、降结肠小静脉→肠系膜上、下静脉→肝门静脉
⟶ 肋间后静脉→奇静脉→上腔静脉
⟶ 肾囊静脉→肾静脉→下腔静脉

5. 若静脉导管未闭，可将肝门静脉左支与下腔静脉直接相连。

6. 空、回肠静脉与下腔静脉和它的腹膜小支间的吻合，将肝门静脉与下腔静脉相连。

在正常情况下，肝门静脉系与上、下腔静脉系之间的吻合部位血液，分别回流到所属静脉系统。当肝门静脉回流严重受阻时，肝门静脉系的血液可通过上述交通途径所形成的侧支循环，直接经上、下腔静脉系回流。此时吻合部位的小静脉，由于血流量增加而显著扩张，即呈现静脉曲张。食管静脉丛曲张、破裂时，引起呕血；直肠静脉丛曲张

（内痔）、破裂时，出现便血；脐周静脉网及腹壁浅静脉曲张，呈蜘蛛网状，临床上亦称海蛇头。

三 下肢静脉

下肢静脉分为浅静脉和深静脉，浅静脉位于皮下组织中，有多数交通支穿过深筋膜，与深静脉相交通。深静脉的名称及属支均与其伴行动脉一致。下肢静脉的静脉瓣比上肢静脉多，深静脉内的瓣膜又比浅静脉者稍多。

（一）下肢浅静脉

1. 足的浅静脉　在足背有趾背静脉及足背静脉弓。趾背静脉起自甲床的静脉丛，沿趾背侧后行，至跖趾关节附近，组成3~4支跖背静脉，后者注入足背静脉弓，此弓尚可收受小趾外侧趾背静脉、趾内侧趾背静脉及自足底来的小头间静脉。足背静脉弓是足背静脉网最发达的部分，横位于跖骨远侧端。静脉弓的内、外两端向后移行为内侧缘静脉和外侧缘静脉，分别与大隐静脉和小隐静脉相延续。内、外侧缘静脉与足背静脉弓之间有许多静脉支相连，组成足背静脉网，位于足背深筋膜表面，与足背皮神经交织。

足底皮下有许多较粗的静脉组成足底皮静脉网，此网的血流归宿有三：①通过多数小静脉经皮下脂肪层及足底筋膜注入足底深静脉；②汇入足背的内、外侧缘静脉；③其余的部分，沿跖骨间隙向远侧行，注入足底皮静脉弓，此弓横位于跖趾关节线的皮下，足底皮静脉弓接受各趾跖侧皮下网的静脉，并借小头间静脉与足背静脉弓吻合。

2. 小腿及大腿的浅静脉　足背浅静脉的血液经小隐静脉及大隐静脉回流。

（1）小隐静脉：是外侧缘静脉的延续，接受足背静脉弓及足跟的皮下静脉，与底部的深静脉吻合。小隐静脉自外踝后方上升，初在跟腱外侧，继而沿小腿背侧中线向上，至腘窝下部穿深筋膜，经腓肠肌的两头间，于膝关节平面以上注入腘静脉或同时有一细支连接大隐静脉或股深静脉（约占68%）。小隐静脉也可继续上升，在大腿下1/3以上注入大隐静脉、股深静脉或膝外上静脉（约占25%）。少数小隐静脉在膝横皱襞以下注入大隐静脉、腘静脉或腓静脉（约占6%）。中国人解剖数值资料显示，小隐静脉平均长度为39.75cm；小隐静脉足背段长度是（9.27±0.20）cm。小隐静脉外径，男性为（2.47±0.04）mm，女性为（2.26±0.07）mm。小隐静脉在足背与深静脉间有交通支（出现率为97.5%），并接受小腿后面的多数静脉属支，向上、向内以数支静脉与大隐静脉相连。小隐静脉穿入深筋膜以前，有时可分出一交通支，向上、向内与内侧副隐静脉相连。在小腿，小隐静脉与腓肠神经伴行。在神经内侧者约占57%，外侧者约占17%，与神经相交者约占17%，位于神经浅面者约占8.5%。小隐静脉可有7~13个瓣膜，以4~9个为多见［（85.0±8.0）%］，其中之一位于注入静脉的末端处，其形态双叶瓣者占（96.5±1.7）%，单叶瓣者占（3.5±1.7）%。

（2）大隐静脉：为全身最大的浅静脉，平均长度约为76cm。起始于足背静脉弓内侧缘静脉，并接受足底和足跟部小静脉。在内踝之前大约1cm处，沿小腿内侧上升，在胫骨前嵴后方约3.5cm处与隐神经伴行（神经位于静脉前方），继续向上经胫骨和股骨内侧髁后部，距股骨内上髁约2cm，再沿大腿内侧上升，至腹股沟韧带下方平均约为3.4cm处，穿过隐静脉裂孔筛状板注入股静脉。大隐静脉在股部与股内侧皮神经伴行，在膝部与膝最上动脉隐支相伴；在小腿和足部与隐神经并行，神经位于静脉前面。大隐静脉与深静脉间有多数交通支，在股部可见1~3支，在小腿亦可见1~3支。另外，此静脉可出现2支。国人数值资料显示，大隐静脉的形态类型：单干型者占（92.0±3.84）%，岛型者占（6.0±3.36）%，副大隐静脉者占（2.0±1.98）%。大隐静脉内可见4~15个瓣膜，平均为8个，其中之一位于静脉穿过筛状板之前，另一个可在此静脉末端注入股静脉处最为恒定。据文献统计，115例占（89.80±2.67）%。数值资料显示，双瓣者占94%，单瓣者占5%。

大隐静脉主干穿支的位置：60%~93%出现于内踝以上16~25cm内（即小腿上2/3段），50%左右出现于股骨内上髁上方10cm以内（即大腿下1/3段）。另据文献报道，股部穿支多位于大腿中1/3段［（51.16±7.62）%］，小腿部穿支多位于髁间线下5~20cm处［（70.70±4.77）%］；大隐静脉股部穿支出现率为（59.38±8.68）%，穿支部位与股骨内侧髁上方距离为（10.2±1.1）cm。支数为（4.85±0.23）支，其发自主干者占（63.49±4.29）%。大隐静脉深交通支，在股部可见1~3支，在小腿部可见1~3支。外径股部穿支为（1.21±0.41）mm，小腿部穿支为（1.16±0.35）mm。大隐静脉在股部的体表投影：自耻骨结节外下方4cm处至内收肌结节的连线。属支：在踝关节附近通过内侧缘静脉接受足底的静脉。在小腿与小隐静脉和某些深部静脉有多数交通支。在膝关节以下，大隐静脉一般收纳3条较大属支：一支来自内踝部；另一支来自小腿前面；第三支来自小腿外侧，向外后与小隐静脉相通。

在股部接受以下属支：①腹壁浅静脉引流腹壁下部的浅静脉血；②旋髂浅静脉收纳腹壁下部和股上部、外侧部的浅静脉血；③阴部外静脉引流阴囊部（或大阴唇）的浅静脉血，并以一支与阴茎背浅静脉相连；④股前皮静脉自股下部前面的静脉网起始，向上经股三角尖端，在股上部注入大隐静脉；⑤股内侧静脉来自股内侧的浅静脉支；⑥股外侧静脉来自股外侧的浅静脉支。

此外，自膝关节以下起始，与大隐静脉粗细相似，经股外侧部或股内侧部上升，注入大隐静脉近侧端，可分别称为外侧副隐静脉或内侧副隐静脉，前者出现率较后者多。大隐静脉近端的属支类型：大隐静脉5个属支间存在着不同的共干情况，分15个类型，其中以下列6型多见。Ⅰ型：旋髂浅、腹壁浅和阴部外浅静脉共干，占（18.36±2.69）%。Ⅱ型：旋髂浅与腹壁浅静脉共干，占（9.66±2.05）%。Ⅲ型：旋髂浅与股外侧浅静脉共干，占（7.73±1.85）%。Ⅳ型：腹壁浅和阴部外浅静脉共干，占（8.70±1.95）%。Ⅴ型：旋髂浅、腹壁浅和股外侧浅静脉共干，占（25.60±3.09）%。Ⅵ型：旋髂浅与股外侧浅静脉共干，同时腹壁浅与阴部外浅静脉共干，占（10.14±2.09）%。其他型占（19.81±2.71）%。大隐静脉近端属支的数目对于大隐静脉高位结扎手术很重要，因为结扎大隐静脉本干时，必须同时结扎其近端属支。近端属支数目变异较多，以4支及3支者最多见（约占一半以上），5支者不足1/5，3支以下及5支以上者均占少数。在近端属支中，以腹壁浅静脉、阴部外（浅）静脉、旋髂浅静脉、股内侧静脉和股外侧静脉5支比较固定，前三者的出现率约在90%以上，后二者出现率稍低。阴部外（浅）静脉与腹壁浅静脉共干者较多，占34%；旋髂浅静脉、股外侧静脉与腹壁浅静脉的共干情况亦较常见，占26%；副隐静脉出现率较少，外侧副隐静脉出现率为20%，内侧副隐静脉出现率仅为4%。

下肢深浅静脉的交通支有调整下肢静脉血流的作用，当浅静脉发生阻塞或结扎皮下静脉时，深静脉的血流量即增多。交通支常以直角方向由浅静脉至深静脉，这些交通支内有瓣膜，其数目依长短而不同，通常在一支交通静脉中最多可有3个。交通静脉瓣膜的游离缘均向深层开放，阻止血液向浅层回流。交通静脉瓣膜的位置一般均距深静脉的开口较近，靠近浅静脉的部分常无瓣膜，因此，交通静脉居于皮下的一段，无阻止血液逆流的作用。直立时，足部和小腿静脉的回流，几乎完全取决于肌舒缩活动，特别是小腿肌的收缩，将血液压向深静脉，当小腿肌松弛时，血液实际上自浅静脉吸入静脉内。如果交通静脉内瓣膜功能不全，当肌收缩时，深静脉内的高压影响浅静脉回流，使浅静脉扩张并逐渐变性，导致静脉曲张和溃疡。外科处理曲张和溃疡的静脉时，应同时结扎交通静脉。

（二）下肢深静脉

与同名动脉及其分支伴行，一般均为两支，位于动脉两侧，并且两支间由小支相连。

1. 足的深静脉　足底静脉有4支，与同名动脉伴行，接受来自趾跖侧的趾足底静脉和跖骨头间静脉的血液，向后注入足底深部的足底深静脉弓，此弓与足底动脉弓伴行。由静脉弓起始的足底内侧静脉和足底外侧静脉分别与大隐静脉和小隐静脉交通外，二者在内踝后方合成胫后静脉。

2. 小腿和大腿的深静脉

（1）胫后静脉：由足底内、外侧静脉合成后，至小腿与同名动脉伴行，沿途接受一些静脉属支，最大的一支是腓静脉。向上至腘肌下缘与胫前静脉汇合组成静脉。

（2）胫前静脉：起自足背静脉网，与胫前动脉伴行，经过小腿时，接受胫前动脉分支的并行静脉。胫前静脉至骨间膜上部穿至后面，在腘肌下缘处与胫后静脉结合形成腘静脉。小腿深静脉均有瓣膜，并借交通支与浅静脉相连。

（3）腘静脉：由胫前、后静脉合成后上升至腘窝下部，居于腘动脉与胫神经之间，在腘窝中部和上部位于胸动脉后外侧及胫神经前内侧，继续向上至股部中下1/3交界处，穿过内收肌管的腱裂孔移行于股静脉。腘动脉、腘静脉和胫神经包于一个结缔组织鞘内，因此，腘动脉瘤由于压迫静脉及神经而出现膝关节水肿、疼痛和强直。

（4）股静脉：由腘静脉向上延续而成。自内收肌管的腱裂孔起始向上至腹股沟韧带下缘处移行于髂外静脉，全程与股动脉相伴。当股静脉经过内收肌管时，位于同名动脉后外侧；至股三角尖端处静脉位于动脉后方；继续向上股静脉则位于股动脉内侧。

属支：有浅静脉及深静脉两种。浅静脉：除大隐静脉外，腹壁浅静脉、旋髂浅静脉及阴部外静脉等亦可汇入股静脉。

深静脉：主要有股深静脉、旋股内侧静脉和旋股外侧静脉。①股深静脉位于股深动脉前方，于腹股沟韧带下方注入股静脉。股深静脉内含有膜，并与臀下静脉及闭孔静脉（经旋股内侧静脉及旋股外侧静脉）吻合；②旋股内侧和旋股外侧静脉均与同名动脉伴行，二者之间有广泛的吻合，并和臀部及膝关节的静脉吻合，最后注入股静脉或股深静脉。

四 上、下腔静脉系的交通

上、下腔静脉系间的交通颇为广泛，概括起来有以下几个途径。①腰静脉经奇静脉系注入上腔静脉。腰静脉为下腔静脉的属支。②腹壁下静脉经髂外静脉、髂总静脉注入下腔静脉，而腹壁下静脉又可借腹壁上静脉经胸廓内静脉、头臂静脉与上腔静脉交通。③腹壁浅静脉经股静脉、髂外静脉和髂总静脉注入下腔静脉。另外，腹壁浅静脉向上可经胸腹壁静脉、腋静脉、锁骨下静脉、头臂静脉与上腔静脉相通。④椎静脉的血液，一方面经静脉注入下腔静脉，另一方面可经肋间静脉、奇静脉连于上腔静脉，因此，上、下腔静脉系可借此静脉丛相交通。⑤膈下静脉直接流入下腔静脉；另外，借心包膈静脉、头臂静脉与上腔静脉交通，尚可通过肌膈静脉、胸廓内静脉、头臂静脉与上腔静脉相连。

（石冰涛）

参考文献

［1］ 史青苗，袁新，李娟，等.布加综合征的介入治疗研究进展[J].中华介入放射学电子杂志，2019，7（3）：251-254.

［2］ 张小明.布加综合征的治疗现状和争议[J].中国血管外科杂志（电子版），2015，7（3）：131-133，136.

［3］ 中华医学会肝病学分会.肝硬化诊治指南[J].中华肝脏病杂志，2019，27（11）：846-865.

［4］ XIAO H J, LIU Y H, TAN H N, et al. A pilot study using low-dose spectral CT and ASIR（adaptive statistical interative reconstruction）algorithm to diagnose solitary pulmonary nodules[J]. BMC Med

Imaging, 2015, 15: 54.

[5] YOKOYAMA K, NITATORI T, INAOKA S, et al. Non-contrast enhanced MR venography using 3D fresh blood imaging（FBI）: initial experience[J]. Radiat Med, 2001, 19（5）: 247-253.

[6] ZHOU P L, REN J Z, HAN X W, et al. Initial imaging analysis of Budd-Chiari syndrome in Henan province of China: most cases have combined inferior vena cava and hepatic veins involvement[J]. PLoS ONE, 2017, 9（1）: e85135.

巴德-基亚里综合征的病理学

巴德-基亚里综合征（BCS）是肝静脉和/或下腔静脉肝段血流受阻引起的常伴有下腔静脉高压的肝后型门静脉高压症。1842年Lambroan最先注意到肝静脉血栓形成。1845年英国内科医师George Budd在他的专著《肝病》一书中描述了肝静脉血栓形成。奥地利病理学家Hans Chiari于1899年报道了3例由肝静脉阻塞引起的门静脉高压症。1878年Osier首次报道下腔静脉闭塞伴肝静脉狭窄的案例；1906年日本学者Yamakiwa报道了6例肝静脉阻塞，其中3例伴有肝后段下腔静脉阻塞。1912年，Thompson和Turnbull报道了第一例肝段下腔静脉膜性阻塞（membranous obstruction of the inferior vena cava, MOIVC），其临床表现与BCS相似。1911年Pleasants报道的18例和综述中的314例肝静脉阻塞，伴有下腔静脉狭窄或阻塞者68例（占20.5%）。日本学者Kimura、Hirooka等收集和报道了近百例MOIVC。印度学者Dilaware和Victor等也报道了大量MOIVC。我国1981年以前的文献仅报道了40例MOIVC，而1988年济南首届国际BCS学术会上我国学者报告的MOIVC已近570例。至2000年6月，郑州大学第一附属医院已收治BCS 850例。迄今，医学界将发生在下腔静脉肝段的膜性阻塞或节段狭窄、血栓或肿瘤引起的综合征均归入广义的BCS范围之内。因此，广义的BCS是指肝小叶下静脉以上、右心房入口以下肝静脉主干和/或肝段下腔静脉任何性质的狭窄或者闭塞导致的窦后性门静脉高压和/或下腔静脉高压的临床综合征。

■ 病因和发病机制

肝静脉和下腔静脉血流受阻的病因繁多，有的发生在下腔静脉肝后段，特别是肝静脉进入下腔静脉的出口部；血栓形成是阻塞的主要原因，而有的则是厚度不一的隔膜。这些问题尚存在争议。

（一）血栓形成学说

有时本病与高凝状态有关，常见的有真性红细胞增多症及其他骨髓增生性疾病（MPD）。文献报道MPD时门静脉高压症发生率为9%~18%。Wanless报道的145例尸检中，真性红细胞增多症和原因不明MPD有半数患者有显性或者隐性门静脉高压，1/3伴有显性门静脉高压。还有资料证明，阵发性睡眠性血红蛋白尿的主要死亡原因是不同部位的静脉血栓形成，伴发BCS者占12%~27.3%。报告指出，在33例BCS中，18例发病前一年内一直口服避孕药，胃肠道炎症导致静脉血栓形成的发生率高达39%。作者统计386例女性病例除35例未婚者外，其余351例中有生育史的288例，围产期（包括各种流产）发病者高达118例，包括产后半年以内发病的32例，共150例（占50.2%），提示妊娠晚期和围产期血液高凝状态可能是女性患者BCS的诱因之一。系统性红斑狼疮、抗凝血酶因子M减少、骨髓移植、贝赫切特综合征（白塞综合征）、非特异性血管炎、C蛋白及磷脂代谢异常患者均可能发生血栓形成或者BCS。

血栓形成后，血栓的头部先发生机化，血栓的体尾部相继机化，尾部有时可繁衍新的血栓。研究者收集了大量标本，半数以上可以看出血栓头部的隔膜、瘢痕，体部白血栓和尾部的红血栓。然而有些病变全部变成纤维膈膜或附壁瘢痕。各种原因引起的肝部下腔静脉和主肝静脉血栓形成可能是BCS发病的主要原因。Teraba-Gashi等报道了1例狼疮因子阳性的24岁自身免疫性溶血性贫血女性病例，伴多发性肝静脉和下腔静脉血栓形成。

研究表明，EPO增加，狼疮因子与蛋白C缺乏所诱发的血液凝固性增加，可能在肝静脉血栓形成中起作用。

（二）隔膜形成学说

日本的隔膜型BCS约占BCS总例数的1/3；南非和印度病例则占1/3以上。有研究者于1983—1995年经治BCS 502例，其中膜性梗阻328例，占65.3%。1996—1999年，膜性梗阻腔内治疗的病例占全部收治病例的2/3以上（234/348）。Hirooka、Simson、Yamamoto、Kimura等根据下腔静脉隔膜的发生部位固定、组织学结构和下腔静脉壁完全一致，且隔膜表面光滑并移行于下腔静脉壁内膜的现象，认为至少发生在日本的MOIVC是下腔静脉胚胎发育过程中的一种畸形。胚胎早期，下腔静脉是由上主静脉、下主静脉、肝静脉、右卵黄静脉、静脉导管、右肾静脉和髂静脉胚基堆积而成的一条复合管腔。下腔静脉至肝静脉汇合区是由右下主静脉、静脉导管和右卵黄静脉组合而成。若发育过程中发生障碍，可造成汇合区发育不全性狭窄、发育中断性缺损和静脉胚基连接间残留而引起膜状阻塞。不少学者认为MOIVC是先天性发育异常所致。Simson认为是由下腔静脉瓣闭锁所致，亦有人认为是静脉窦未发育或者静脉导管闭塞过程中延伸至下腔静脉。然而日本学者Okuda对MOIVC的先天学说提出质疑，理由是很少有胎儿和婴幼儿患MOIVC的报道。他还指出，MOIVC病变范围、阻塞程度等很不一致。Hirooka结合病理和临床特征，将MOIVC分为7个类型。他还认为血栓本身就可以机化成纤维肌性组织和弹性组织。Terabagashi和Sevent等的个别案例也直接和间接证明了MOIVC是由肝静脉血栓演变而来。

目前众多研究者从多例直视手术中发现：①病变隔膜易与下腔静脉壁分离，与肝静脉壁和肝实质没有任何联系；②不少隔膜与远端的血栓无明显界限，仅显示机化程度不同；③机化充分或者长节段闭塞的血栓，不论是附着于下腔静脉壁或者游离于腔内部分，表面均有内皮细胞覆盖，而与下腔静脉内壁相移行；④在手术中取出移位或者放置不当的下腔静脉金属支架时，发现支架大部被一层纤维膜性组织和内皮细胞所覆盖；⑤有时术中发现病变隔膜部有坚硬如石的钙化瘢痕块。从这些现象也直接或间接支持血栓形成学说，而局部狭窄、畸形或解剖变异只是血栓形成的参与因素。

（三）其他因素引起的BCS

1. 非血栓性阻塞平滑肌瘤、内皮细胞瘤、平滑肌肉瘤和转移性肿瘤等可引起下腔静脉阻塞。折断的导管、放置不当或者失败的金属内支架和偶然穿入下腔静脉的胆石等引起医源性腔静脉狭窄者亦有报道。

2. 肝肿瘤、肝脓肿、肝囊肿、肝结核、肝硬化、肝梅毒树胶样肿等肝内病变对肝静脉和下腔静脉的压迫，腹膜后肿瘤的压迫亦可引起BCS。

3. 某些罕见因素如结缔组织病、肝静脉及下腔静脉机械性损伤、化学或者放射性损伤、过敏性血管炎、特发性坏死性肉芽性血管炎及贝赫切特综合征和梅毒、风湿性血管炎等引起BCS亦有报道。

▋ 病理和分型

肝静脉、下腔静脉阻塞所致的病理改变较复杂、多变，主要取决于阻塞部位、程度、时间、范围和性质，形成不同类型。

（一）阻塞病变性质

根据郑州大学第一附属医院216例BCS根治性手术切除的标本进行分型。Ⅰ型：即纤维隔膜型。隔膜形状不一，厚薄不均，表面光滑，一般中央薄、周边厚，厚度为1~5mm，多呈天幕状和僧帽状，有时呈斜形附着于腔静脉壁，有的中央有孔或者呈筛状。隔膜的组织学检查可见大量纤维结缔组织，很少弹性组织，表面有内皮细胞覆盖。隔膜虽然移行于下腔静脉壁，但很容易钝性剥离，隔膜下可有新的血栓形成。Ⅱ型：即血栓型。血栓大小不一，可分辨出头、体、尾部。头部为一般白血栓，顶部有时有隔膜，宛如头戴安全帽。尾部可为红血栓，但亦有完全成为纤维机化条索者，或者游离于腔静脉中或者附着于腔静脉壁，表面有内皮细胞覆盖，触之光滑。Ⅲ型：即纤维瘢痕型。下腔静脉由机化血栓填充闭塞，下腔静脉壁增厚。有的远端有狭窄，与腔内的纤维瘢痕牢固结合难以分离，而近端部分则易于分离。

（二）肝脏病理变化

1. 由血栓引起的肝静脉和/或下腔静脉肝后段阻塞 呈急性病程者，表现为肝脏急剧肿大，表面光滑、边缘钝，呈紫色或紫黑色，伴有血浆流入肝淋巴间隙。超负荷的肝淋巴液通过肝包膜涌入腹腔，形成顽固性腹水。组织学检查可见肝小叶静脉扩张，肝窦扩张、淤血、中央型肝细胞萎缩、坏死，淋巴管扩张。血细胞离开小叶中央区肝窦而进入窦周隙，与肝板细胞相混，可能代表肝窦外循环，将血液引出阻塞的肝静脉，克服管腔内引流的阻塞，门管区不累及，与缩窄性心包炎和充血性心力衰竭的表现相似。

2. 隔膜性病变引起的肝静脉和下腔静脉阻塞 多为不完全性。临床上多呈慢性病程，肝脏逐渐硬化，尾状叶增大为特征，尾状叶静脉血流单独流入下腔静脉。此时肝表面多呈紫红色，可能由于部分肝静脉血流经侧支循环流出得以减压所致。同时可在肝表面见到弥漫性的粟粒结节。至晚期，肝硬化更为明显，肝脏体积缩小，镜下见小叶中央区纤维变性，脾脏呈轻度或中度肿大，腹水减少或者处于相对稳定状态。

3. 大体病理特征 早期充血性肝体积增大、质量轻度增加、质地中；晚期充血性肝硬化，表面呈结节状，直径为0.15~0.5cm，切面结节大小不等，纤维间隔薄，厚薄均匀，颜色呈咖啡或褐色。切面结节状，结节大小不等，结节直径为0.15~0.5cm，纤维间隔薄，厚薄均匀，颜色呈咖啡或褐色。部分病理可见肝细胞癌病变，有灰白色结节，质地硬，癌结节大小不等，有的为巨块状。

4. 镜下病理特征

（1）假小叶形成：早期假小叶形成不明显；晚期形成淤血性肝硬化：正常肝小叶结构被破坏，增生的纤维组织将肝细胞分割包绕成大小不等、圆形或椭圆形的肝细胞团，即假小叶（图4-1）。假小叶内肝细胞索排列紊乱，肝细胞较大，核大，染色较深，常发现双核肝细胞。中央静脉缺如，偏位（图4-2）。

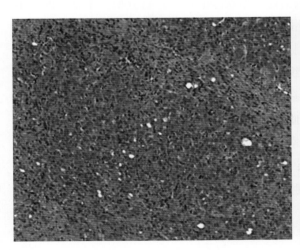 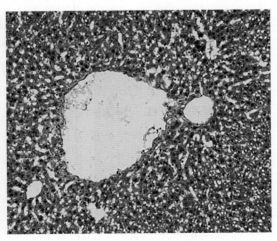

图4-1　假小叶（HE染色，×200）　　图4-2　假小叶，3个中央静脉（HE染色，×200）

（2）纤维间隔宽窄比较一致，可见小胆管、假胆管及胆管增生（图4-3）。

（3）肝细胞变性和坏死：肝细胞广泛萎缩即肝细胞体积缩小和数量减少；水变性即细胞质红染，呈颗粒状，细胞体积增大，呈圆形；肝细胞内淤胆即肝细胞体积增大，细胞质内出现黄染颗粒状物质，近肝被膜区含铁血黄素沉积（图4-4）。

（4）汇管区病变病理特征：小叶间动脉和静脉扩张，管内充满红细胞；血管内皮细胞均未见增生。小叶间胆管轻度增生，见1~2个胆管成分。其间见浆细胞、淋巴细胞渗出，出血，含铁血黄素沉着（图4-4）。

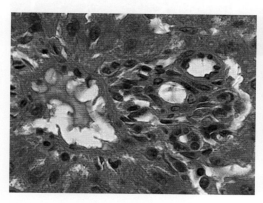

图4-3　假胆管和增生的胆管（HE染色，×400）

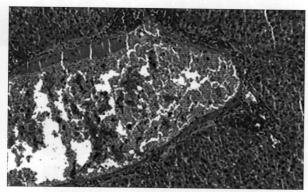

图4-4　含铁血黄素沉着，血管扩张，假胆管（HE染色，×200）

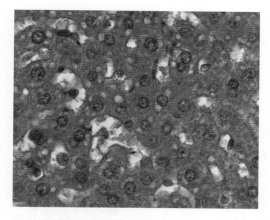

图4-5　库普弗细胞增生（HE染色，×400）

（5）肝内血管病变病理特征：小叶下静脉扩张，管内充满红细胞，管壁纤维结缔组织增生、管壁增厚；中央静脉扩张，管内充满红细胞，管壁纤维结缔组织增生、管壁增厚；小叶间动脉和静脉扩张，管内充满红细胞，管壁纤维结缔组织增生、管壁增厚；肝血窦扩张，充满红细胞，窦壁纤维结缔组织增生，窦壁增厚。各级血管内皮细胞均未见增生，肝血窦内巨噬细胞和库普弗细胞均增生（图4-5）。

（三）门静脉高压侧支循环形成的病理特征

1. 脾大病理特征　①大体病理特征：脾体积增大、质量增加、质韧；表面光滑，呈褐色。切面呈褐色，质地软。②镜下病理特征：光镜下见脾窦扩张，脾窦内皮细胞增生、肥大，脾小体萎缩，红髓内纤维组织增生，可见含铁结节（图4-6和图4-7）。肿大的脾脏常有功能亢进，导致外周血液中红细胞、白细胞和血小板减少。髓外造血见图4-8。

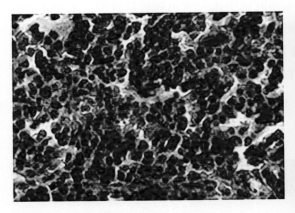

图4-6 含铁结节（HE染色，×400）

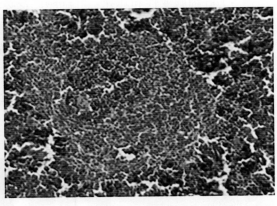

图4-7 脾小体（HE染色，×200）

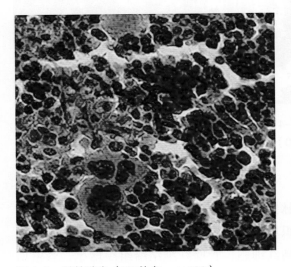

图4-8 髓外造血（HE染色，×400）

2. **腹水** 肝硬化晚期患者常出现腹水，量大时腹部膨隆似蛙腹。腹水为漏出液，呈淡黄色透明状。

3. **侧支循环形成** ①食管下段静脉丛曲张：食管下段静脉明显曲张而隆起。②直肠静脉丛曲张：患者有痔核形成，脐周及腹壁静脉曲张，曲张的脐周静脉及腹壁浅静脉呈"海蛇头"状。③肝性脑病：脑组织广泛水肿变性。④胃肠道淤血、水肿。

4. **肝功能障碍** ①蛋白质合成障碍，低蛋白血症。②出血倾向：鼻黏膜出血，牙龈黏膜出血，浆膜出血，皮下瘀斑。③胆色素代谢障碍：出现黄疸。④对激素灭活作用减弱：睾丸萎缩、男性乳腺发育、蜘蛛状血管痣。⑤肝性脑病：脑组织广泛水肿变性。

（陈壬寅）

参考文献

［1］ 朱广昌，汪忠镐，卞策，等.布加综合征诊断与治疗的发展历程 [J].中国血管外科杂志（电子版），2017，9（1）：7.

［2］ 闫盛，李拥军.布加综合征与肝小静脉闭塞病的鉴别[J].中国普外基础与临床杂志，2014，21（12）：4.

［3］ 余朝文，高涌，耿小平，等.布加综合征病变组织因子V突变的研究[J].临床外科杂志，2007，15（11）：743-745.

［4］ 张小明，李艳奎，沈晨阳，等.布-加综合征病因的临床和实验研究初探[J].中华外科杂志，2010，48（8）：569-572.

［5］ 李麟荪.评布加综合征定义与分型[J].介入放射学杂志，2007，16（2）：4.

［6］ 孟庆义.布加综合征介入治疗与外科手术：外科医师的选择[J].介入放射学杂志，2008，17（4）：299-302.

［7］ 程辉，尹杰，李建英.布加综合征90例临床分析[J].中国实用内科杂志，2001，21（10）：615-616.

第五章

巴德-基亚里综合征的血流动力学

对于巴德-基亚里综合征（BCS）患者，由于主肝静脉和/或下腔静脉狭窄或闭塞引起肝静脉和/或下腔静脉血液回流受阻，形成肝后性门静脉高压和/或下腔静脉高压的状态，多数以门静脉高压为主。在欧美国家，BCS多因血液高凝状态导致肝静脉血栓形成，常常不涉及下腔静脉。而在我国，BCS则以下腔静脉病变为多见。通常，临床症状与侧支循环形成情况紧密相关：急性肝静脉或下腔静脉血栓形成往往会引起腹水、急性肝衰竭、凝血功能异常、急性肾损伤、腹痛或急性下肢水肿，此时，门静脉压力急剧升高，但还来不及形成有效的分流道或侧支循环，如不及时解除阻塞，可能迅速死亡；而渐进的血栓形成或先天性下腔静脉发育异常，通常侧支循环形成较为完善，甚至有些形成自发的粗大的分流道，临床上多表现为门静脉高压症、腹壁静脉曲张、下肢水肿或溃疡等，甚至不表现出典型的临床症状。

门静脉主要汇集肠系膜上、下静脉和脾静脉的血流，在肝门处分为左、右两支，分别进入左、右半肝，并再逐级分支。细小的门静脉分支和肝动脉血流一起汇入肝小叶内肝窦，流经小叶中央静脉，并最终经肝静脉系统汇入下腔静脉。

正常的门静脉压力为13~24cmH$_2$O（1.27~2.35kPa，10~18mmHg），平均为18cmH$_2$O（1.76kPa）；门静脉的入肝血流流速平均为1 125ml/min。当门静脉血流受阻时，门静脉及其分支内压力增高，并伴有脾大、脾功能亢进、食管-胃底曲张静脉破裂出血、腹水等表现，即门静脉高压症。按照门静脉血流受阻部位不同，将门静脉高压症分为肝前型、肝内型和肝后型3种，BCS即为肝后型门静脉高压症。

一 血流动力学特点

主肝静脉狭窄甚至完全闭塞后，出肝血流受阻，导致肝静脉和肝血窦的压力升高，肝血窦出现淤血，造成肝淤血肿大，血浆被动进入肝淋巴管，使淋巴液生成增多。当淋巴管的回收能力不足以代偿增多的淋巴液时，这些液体便从肝包膜渗入腹腔形成腹水。而由于肝血窦过度扩张，内皮层撕裂，红细胞又可进入腹水。主肝静脉回流受阻，肝静脉和肝血窦压力达到一定水平时，门静脉成为肝血窦血流的流出道，门静脉压力也相应增高，经门静脉系的侧支循环入腔静脉系统，存在于门静脉系统和腔静脉系统之间的4个交通支慢慢大量开放。①胃底、食管下段交通支：由于下腔静脉及门静脉高压，门静脉血流逆流进入胃冠状静脉、胃短静脉，造成食管-胃底静脉曲张，随后汇入奇静脉和半奇静脉的分支，流入上腔静脉。②直肠下段、肛管交通支：门静脉血流逆流进入肠系膜下静脉、直肠上静脉，并与直肠下静脉、肛管静脉吻合，造成其静脉曲张，流入下腔静脉，最终经过侧支静脉流入上腔静脉入右心房。③腹壁交通支：门静脉血流经过脐旁静脉进入腹上深静脉，造成其静脉曲张，流入上腔静脉。④腹膜后交通支：腹膜后存在大量肠系膜静脉的交通支。

除了以上常规4个开放的交通支降低门静脉压力外，主肝静脉狭窄或闭塞的BCS患者还存在两个特殊的肝内肝静脉交通支。①肝静脉-副肝静脉交通支：正常肝脏的第二肝门处就存在数条细小的副肝静脉，主肝静脉逐渐狭窄甚至闭塞后，肝内逐渐形成多条肝静脉-副肝静脉沟通的交通支，副肝静脉逐渐增粗，血流经副肝静脉汇入下腔静脉。②肝静脉-膈肌静脉交通支：主肝静脉狭窄和/或闭塞后，肝静脉内压力增加，会形成多条肝静脉和膈肌静脉的交通吻合支，血液经膈肌静脉汇入腔静脉系统。

对于下腔静脉系统来讲，长期的完全的下腔静脉阻塞会导致下腔静脉高压甚至下腔静脉血流反向，经过大量形成的侧支循环，流入上腔静脉系统，再入右心房，这些侧支循环包括大量的腰升静脉-半奇静脉-奇静脉交通支，以及腹壁静脉-胸壁静脉交通支等。下腔静脉长期高压导致所有需要流经下腔静脉回流的静脉都会受到影响，比如盆腔静脉系统、肾静脉和下肢静脉。下肢浅静脉和盆腔生殖静脉可迂曲扩张；下肢深静脉可形成侧支循环与上腔静脉系统沟通，最终汇入上腔静脉。下肢深静脉流出道受阻，至少2/3的患者由于静脉瓣膜功能不全继发的静脉反流促进了下肢慢性静脉功能不全的形成。如果肾静脉回流受阻，可能出现血尿和腰部疼痛的症状。

对于同时存在主肝静脉和下腔静脉病变的BCS患者，其血流动力变化更加复杂，同时有门静脉高压症和下腔静脉高压症的血流动力学特征。因此，纠正导致这两个综合征的血流动力学紊乱是进行治疗的根本所在。对于此类患者，肝内、外侧支循环形成是其特征性的临床表现。侧支循环形成使患者的症状和体征在一定程度上得到了有效的代偿，从而给患者的治疗选择产生了直接影响。

▣ 检查血流动力学的方式

静脉血流动力学阻塞的程度与多种因素有关，如病变静脉数量、部位、狭窄程度、病变段长度、有无侧支循环形成、休息和活动时血流量变化等。静脉循环是低压、低速、高容量、低阻力的"排水系统"，而动脉是高压、高速、低容量、高阻力的"给水系统"。诊断静脉阻塞的难点在于，目前并不能确定哪种程度的狭窄会引起血流动力学显著改变，所以目前还没有精确的血流动力学检查能够恰当地评估个体静脉流出道受阻情况。

彩色多普勒血流显像被广泛用于临床检测，使BCS诊断取得了较大突破。其检测所得图像亦称彩色血流图，其是由二维超声成像技术发展而来，能以不同颜色表示不同血流信号，显著提高图像对比效果。彩色多普勒血流显像既能利用二维超声成像显示狭窄或闭塞部位，亦能利用血流信号显示血流方向及血流速度，血流速度有助于判断血栓或阻塞部位。

BCS影像学特点如下。①肝静脉阻塞：表现为血管管腔存在狭窄性显影，血管内血流信号紊乱。②下腔静脉阻塞：若是下腔静脉膜性阻塞，患者表现为血管壁厚度不均，存在扩增及反向血流信号。若是下腔静脉栓塞，患者表现为血管管腔明显变窄，肝段下腔静脉含有实质性回声团。若是下腔静脉节段性狭窄，患者表现为管壁增厚，管腔狭窄。检查中，正常人体下腔静脉表现为频谱呈波动性变化、管壁有波动、血流向心流动、平行光带回声，而BCS患者肝段下腔静脉出现狭窄或闭塞，检查可见肝段下腔静脉内膜状强回声或团块状强回声光带，血流呈多彩色，血流速度加快。

静脉容积描记检查是常用的血流动力学检查，可显示不同部位、不同程度的静脉流出道阻塞。然而，结果也可能出现假阴性，即便正常的结果也不能完全断定静脉没有问题，而阳性的结果则有助于进一步检查和干预。

静脉测压也可用于评估流出道的阻塞情况。静脉系统的压力梯度比动脉系统要低得多，很小的压力差可提示严重的静脉阻塞。

目前，血流动力学检测还没精确到足以在治疗BCS中发挥临床意义，因为血流动力学检测阳性可能提示血流动力学明显异常，而结果阴性并不能排除静脉阻塞的可能。

三 治疗前后血流动力学的变化

阻塞远端下腔静脉压力增高，压力波形振幅减小，跨肝后段下腔静脉狭窄或阻塞两端形成压力阶差，是BCS患者术前显著的血流动力学变化特点。

BCS传统治疗方式的选择大多以改善血流动力学为目标导向。①间接减压的手术：包括腹膜腔颈静脉腹水转流术、胸导管颈静脉吻合术等，在术后多可一定程度上分流部分液体进入上腔静脉系统，以缓解侧支循环高压状态。②直接减压手术：如腔-房、肠-房、肠-颈、脾-房转流术，肠-腔、脾-肾和门-腔分流术等，此类直接分流术后，多可将门静脉系统的血流直接且部分地导入腔静脉系统或右心房，门静脉高压状态多可即刻缓解。③根治术：即完全或部分地恢复下腔静脉或肝静脉血流，恢复正常的解剖和血流动力学。④肝移植：作用与根治术相似。

随着技术的进步，越来越多BCS患者采取腔内治疗的办法：①经皮血管成形术/支架/溶栓，此种方法适合下腔静脉阻塞型BCS，意图恢复下腔静脉正常的解剖和血流动力学，一旦开通良好，血流进入右心房，则阻断作用被解除，下腔静脉远端平均压于手术即刻明显下降，跨下腔静脉狭窄或闭塞两端的压力阶差也随之下降；②经颈静脉肝内门体分流术，此为介入方式下的转流术，意图将门静脉系统的血流直接且部分地导入腔静脉系统，门静脉高压状态也多可即刻缓解。

因此，为了判断和明确手术是否改善了血流动力学，肝静脉压力梯度测定和术后的直接门静脉测压极为必要。无论术后是恢复了正常的解剖关系，还是采用何种分流方式，右心房的压力都会在一定程度上增加。

术前、术后不能单纯依靠下腔静脉压力、跨阻塞段压力阶差及胸腹侧支静脉循环判断下腔静脉阻塞的严重程度；但是对同一患者，手术前后动态观察下腔静脉压力、跨阻塞段压力阶差及下腔静脉压力波形振幅的变化，尤其是结合压力波形图变化的特点，可以判断手术成功及血管再通与否，确定解除血流阻断作用的满意程度。

综上所述，对血流动力学的关注贯穿BCS诊断和治疗的始终。BCS从本质上来讲是一种血管病，其肝硬化绝不同于乙型病毒性肝炎导致的肝硬化，因此，改善了血流动力学，就改善了BCS的疾病状态。甚至，部分BCS患者由于长期的侧支循环代偿，实现了自身的完全代偿，从而达到了某种平衡。这种平衡虽然不同于人体正常的血流动力学特点，但并没有持续的肝损害和/或进行性的下腔静脉高压症状，则完全可以暂缓治疗。若随访中出现症状或肝功能的恶化，说明患者没有实现完全代偿，此时再进行治疗干预也不为迟。

（王志伟）

参考文献

[1] 孙玉岭，马秀现，许培钦，等.布加综合征的分期治疗[J].中华普通外科杂志，2010，3（25）：202-204.

[2] HAQUE L, LIM J K. Budd-Chiari syndrome: an uncommon cause of chronic liver disease that cannot be missed[J]. Clin Liver Dis, 2020, 24（3）: 453-481.

[3] JANSSEN H L A, GARCIA-PAGAN J-C, ELIAS E, et al. Budd-Chiari syndrome: a review by an expert panel[J]. J Hepatol, 2003, 38（3）: 364-371.

[4] MURAD S D, PLESSIER A, HERNANDEZ-GUERRA M, et al. Etiology, management, and outcome of the Budd-Chiari syndrome[J]. Ann Intern Med, 2009, 151（3）: 167-175.

[5] MURAD S D, VALLA D C, GROEN P, et al. Determinants of survival and the effect of portosystemic shunting in patients with Budd-Chiari syndrome[J]. Hepatology, 2004, 39（2）: 500-508.

[6] NH A, SHALIMAR D B, ACHARYA D S, et al. Long-term outcomes of endovascular interventions in more than 500 patients with Budd-Chiari syndrome[J]. J Vasc Interv Radiol, 2021, 32（1）: 61-69.

[7] THULUVATH P J, ALUKAL J J, ZHANG T. Acute liver failure in Budd-Chiari syndrome and a model to predict mortality[J]. Hepatol Int, 2021, 15（1）: 146-154.

巴德-基亚里综合征的影像学特点

第一节 超声影像技术的应用

随着医学的不断进步，巴德-基亚里综合征（BCS）的影像学诊断方法不断改善。超声医学技术的不断进步，尤其是随着超声医学发展的3次革命（二维超声、彩色多普勒超声、超声造影等技术的问世），超声诊断BCS有了很大的进步，已成为BCS诊断的首选检查方法之一。同时超声介入学发展迅速，使超声在BCS中的应用不仅仅局限在诊断上，而且在BCS的治疗方面也有一定的作用。

■ 超声诊断基础

超声检查主要是应用超声波在介质中传播时阻抗不同所发生的反射、折射等特性来反映介质中声学参数的差异，从而对人体组织有很好的分辨力而诊断疾病。其中二维超声是超声检查的基础，通过不同的切面图像来反映检查部位的声像图改变而诊断疾病。彩色多普勒血流成像是在二维超声的基础上形成检查部位血流信号情况，并通过脉冲或连续多普勒技术来对检查部位的血流参数量化处理，从而更好地诊断疾病。超声造影为近年来超声医学发展的一项新技术，通过注入对比剂，从而对检查部位进行增强检查，为临床疾病的诊断提供更多的诊断依据。超声弹性成像是近年来发展迅速的新技术，组织硬度信息的获得给超声医学的发展带了又一次里程碑式的发展。

（一）二维超声成像

二维超声成像的原理是通过高频脉冲发生器及换能器发送超声波进入检查部位，通过不同的组织界面后经过系列处理后形成切面图像。超声检查时通过超声探头向检查部位发射超声波，在超声波通过检查部位组织时，不同的组织界面发生不同的折射、反射、散射、衰减等，接收放大装置将这些信息处理后显示为二维超声图像，从而进行医学诊断。超声波在传播过程中通过不同的组织界面时产生不同的反射、折射等，其与组织界面间两种介质声阻抗的差异紧密相关。检查部位组织根据成分不同，可分为不同类型（表6-1）。

表 6-1　人体组织声像图分型

反射类型	组织
无反射型	液性组织（血液、尿液、胆汁等）
少反射型	基本均质的实性器官（肝、脾、肾等）
多反射型	成分复杂的组织（乳腺等）
全反射型	含气组织、骨骼、钙化等

（二）彩色多普勒血流成像

彩色多普勒血流成像是在二维超声图像的基础上，获取切面上各点的血流频移信号，经相关技术处理后用彩色处理器编码形成不同的颜色和明亮度来进行诊断的一门技术。通常使用红色代表朝向探头的血流，蓝色代表背离探头的血流。颜色越亮代表血流速度越快，反之颜色越暗代表流速越低。多普勒血流成像主要包括彩色多普勒血流成像、频谱多普勒技术、彩色多普勒能量图、组织多普勒成像等。BCS诊断主要应用彩色多普勒血流成像和频谱多普勒技术。

频谱多普勒技术包括脉冲多普勒血流成像、连续多普勒血流成像、高脉冲重复频率多普勒等，在BCS诊断过程中，脉冲多普勒技术应用较多。脉冲多普勒技术采用单个换能器，在脉冲期发射超声波，利用发射和反射的间隙接受频移信号，其具有距离选通能力，但由于受脉冲重复频率限制，只能测量低速血流信号。连续多普勒技术采用两组换能器，分别负责超声波的发射和接收，主要用于测量高速血流信号，但无距离选通能力。

多普勒技术应用过程中应注意调节多普勒增益，在频谱和彩色多普勒血流显示清楚时尽可能减少噪声信号。测量过程中注意校正角度，调整合适的基线水平、速度范围和取样容积，从而做出更加精准的超声诊断。

（三）超声造影

超声造影是指利用液体中气体微泡在声场中共振产生的线性和非线性效应及所产生的强烈背向散射而获得对比增强图像，从而判断组织器官的功能状态、疾病情况等。对比剂可以通过静脉注入，随血流分布到全身，反映正常和异常组织的血流灌注情况；对比剂也可以通过腔道或者置管进入体内，从而诊断胃肠道、泌尿统系等的器官病变。将超声对比剂和特殊的显像技术相结合，能有效地增强组织器官的多普勒血流信号和灰阶图像的对比分辨率，从而改善超声诊断的敏感度和特异度。目前常用的超声对比剂有SonoVue、Sonazoid等。

（四）超声弹性成像

超声弹性成像又称为"E超"，是超声医学发展的一门新技术。其基本原理是对组织施加一个压力，包括准静态、静态、动态等，使组织发生形变，利用一系列技术手段，把产生的数字信号转化为图像来反映组织硬度。准静态弹性成像以实时组织超声弹性成像为代表，动态型弹性成像则以瞬时弹性成像、实时剪切波弹性成像、声辐射力脉冲弹性成像为代表。目前应用较多的是实时剪切波弹性成像，其优点在于为实时二维弹性成像，能更好地观察组织病变，弹性取样框范围更广，可以避免占位、管道等因素导致的干扰伪像，并且能够提供二维组织硬度定量图，可直接测量反映组织硬度的杨氏模量。

▤ 正常肝脏、脾脏的超声检查

（一）正常肝脏的超声检查

肝脏是人体最大的实质性器官，由肝实质和管道结构构成，其中管道结构包括门静脉、肝静脉、肝动脉分支和肝内胆管。肝脏常规检查前不需要特殊准备，对于肠道内气体较多患者可以空腹检查，必要时清洁肠道气体后检查。肝脏检查时被检者常选择平卧位和左侧卧位，通常选用凸阵探头，多经剑突下、肋缘下、右侧肋间连续扫查，同时应用多普勒血流成像对肝内管道系统进行血流显像及参数测量。

正常肝脏二维超声表现为肝左叶小而边缘锐利，右叶大而饱满。肝表面光滑，包膜线清晰，肝实质表现为均匀、细小、中等点状回声。肝内管道结构清晰，呈树枝状分布，门静脉管壁回声较强且较厚，肝静脉管壁薄且回声弱。肝内胆管与门静脉伴行，管径多为伴行门静脉的1/3。正常情况下肝内动脉一般难以显示。

正常肝内门静脉为入肝血流，频谱多普勒呈持续性平稳血流频谱，可随心动周期和呼吸运动略有起伏。肝静脉在彩色多普勒上显示为出肝血流，频谱呈三相波频谱。肝动脉多数情况下仅在门静脉主干旁显示，频谱呈搏动状动脉频谱（图6-1）。

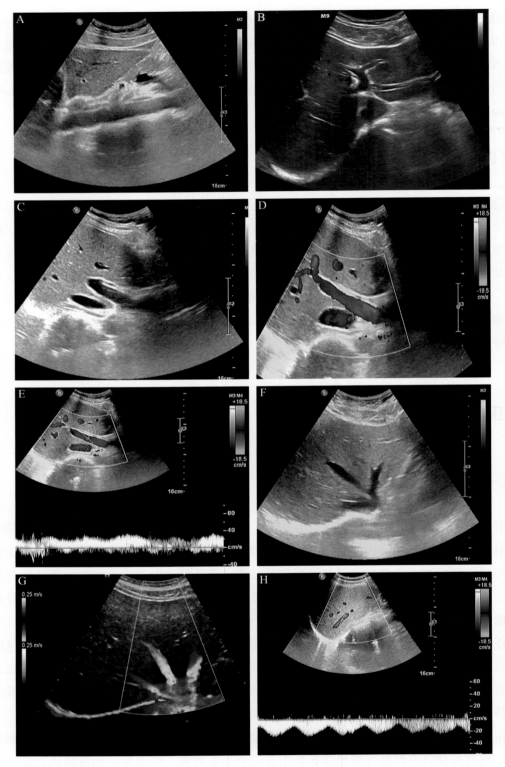

图6-1　正常肝脏的超声检查

　　A. 剑突下纵切面；B. 剑突下横切面；C. 右肋间第一肝门切面；D. 门静脉彩色切面；E. 门静脉血流频谱；F. 肋缘下第二肝门切面；G. 第二肝门彩色切面；H. 肝静脉血流频谱。

（二）正常脾脏的超声检查

脾脏是人体最大的淋巴器官，外形似蚕豆或半月状。脾血管包括脾动脉和脾静脉。脾脏多以空腹检查为佳，如遇胃肠道气体较多，可饮用500ml水充盈胃腔作为声窗进行检查。脾脏检查时患者多选择平卧位和右侧卧位，通常选用凸阵探头。

正常脾脏的轮廓清晰，表面光滑，实质呈低回声，略低于肝组织回声，内部回声分布较均匀。

彩色多普勒显示脾血管呈条状由脾门进入脾实质内，并在其内分支，脾动脉显示为入脾血流，呈搏动状血流频谱，脾静脉显示为离脾血流，频谱为连续性血流频谱（图6-2）。

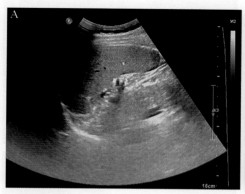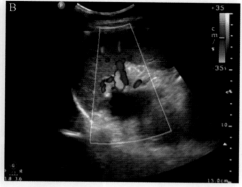

图6-2　正常脾脏的超声检查
　　　　A. 正常脾脏切面；B. 脾门彩色切面。

三　正常下腔静脉的超声检查

下腔静脉由左、右髂总静脉在第5腰椎前方汇合而成，然后沿脊柱右前方上行，经肝脏腔静脉窝，穿膈肌腔静脉孔注入右心房。主要属支包括肝静脉、肾静脉、生殖静脉等。下腔静脉可分为3段：肾静脉开口以下为下段，肾静脉开口以上、肝静脉开口以下为中段，肝静脉开口以上为上段。下腔静脉检查前需空腹检查，必要时清洁肠道，常选择仰卧位检查，多应用凸阵探头检查。

下腔静脉管壁较薄，切面检查时仅表现为管状结构。下腔静脉长轴切面表现为管状结构，彩色多普勒血流显像显示背离探头的血流信号。短轴切面表现为圆形或椭圆形管状结构，彩色多普勒血流成像技术血流信号方向视探头方向而定。站立或者做乏氏动作时，下腔静脉扩张，有助于观察。脉冲多普勒血流显像显示下腔静脉频谱为双峰窄带波形，占据整个心动周期，下腔静脉频谱形态变化随呼吸变化明显，吸气时血液回流速度加快，呼吸时回流速度减低（图6-3）。

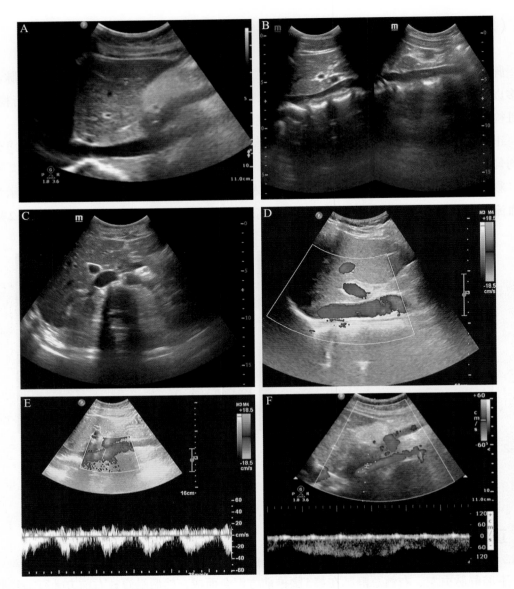

图6-3　正常下腔静脉的超声检查

A. 下腔静脉长轴切面；B. 下腔静脉长轴切面；C. 下腔静脉短轴切面；D. 下腔静脉彩色切面；E. 下腔静脉血流频谱；F. 下腔静脉血流频谱。

四　巴德-基亚里综合征的超声检查

BCS包括原发性和继发性两种。原发性BCS是指原发于下腔静脉和/或肝静脉病变，如先天性发育异常、感染等导致的下腔静脉和/或肝静脉损伤。继发性BCS多有明确的基础疾病，如下腔静脉和/或肝静脉受压、肿瘤浸润、血栓形成等。

（一）超声表现

下腔静脉和/肝静脉狭窄或闭塞，导致下腔静脉及门静脉压力增高，超声表现如下。①肝脏体积增大/缩小，增大时以尾状叶为著，肝实质回声增粗、增强。②门静脉增宽，血流速度减慢或血流反向。③门静脉高压引起脾脏体积增大，可出现不同程度的腹水。④下腔静脉和/或肝静脉管壁增厚，回声增强，内可见阻塞物，下腔静脉周围可见侧支循环形成，彩色多普勒血流成像显示呈花状血流信号或者无血流信号通过。⑤肝内可见副肝静脉开放，多为尾状叶静脉和右后下静脉等（图6-4和图6-5）。

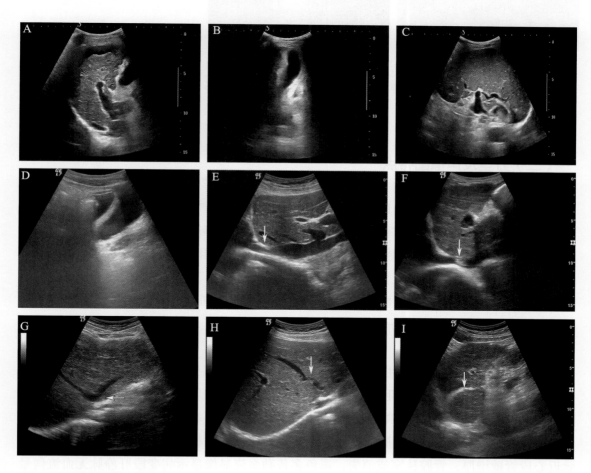

图6-4　BCS的超声表现1
A. 肝实质回声增粗，边缘不光滑，门静脉增宽，肝周可见液性暗区；B. 胆囊壁增厚、毛糙；C. 脾脏体积增大，脾静脉增宽；D. 下腹腔可见液性暗区；E. 下腔静脉膈肌段管壁增厚、回声增强；F. 下腔静脉内可见高回声阻塞物；G. 肝左、中静脉开口处闭塞；H. 肝中静脉近心段闭塞；I. 尾状叶体积增大。

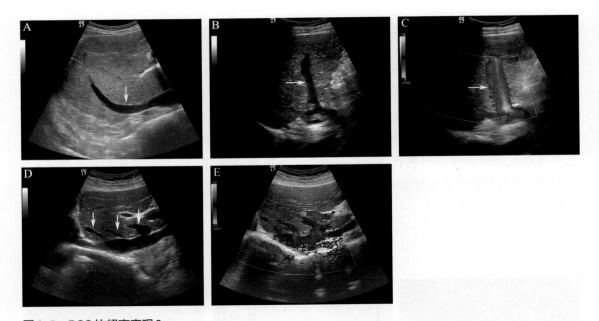

图6-5 BCS的超声表现2
　　A. 肝右后下静脉开放；B. 副肝静脉开放；C. 副肝静脉彩色切面；D. 多条副肝静脉开放，汇入下腔静脉；E. 副肝静脉彩色切面。

（二）分型及声像图特点

　　BCS分型方法众多，根据BCS的解剖特点及临床应用的方便性，中国医师协会腔内血管学专业委员会腔静脉阻塞专家委员会将其分为3型。①肝静脉阻塞型：包含的亚型有肝静脉/副肝静脉膜性阻塞、肝静脉节段性阻塞、肝静脉广泛性阻塞、肝静脉阻塞伴血栓形成。②下腔静脉阻塞型：包含的亚型有下腔静脉膜性带孔阻塞、下腔静脉膜性阻塞、下腔静脉节段性阻塞、下腔静脉阻塞伴血栓形成。③混合型：包含的亚型有肝静脉和下腔静脉阻塞、肝静脉和下腔静脉阻塞伴血栓形成。

　　1. 肝静脉阻塞型
　　（1）肝静脉/副肝静脉膜性阻塞：肝静脉和副肝静脉开口处隔膜形成是肝脏血液回流障碍的直接原因，是国内肝静脉阻塞的主要病理特征之一。隔膜厚度常在5mm之下，表现为肝静脉和副肝静脉开口处条带样高回声，血液回流受阻，膜远心端肝静脉内径增宽（图6-6）。

　　（2）肝静脉节段性阻塞：肝静脉近心段主干阻塞>10mm称为节段性阻塞，表现为肝静脉近心段管壁增厚，管腔狭窄或消失，彩色多普勒血流显像显示病变段肝静脉无血流信号通过或者局部血流信号呈花状，频谱多普勒技术测量局部流速明显增快（图6-7）。

　　（3）肝静脉广泛性阻塞：肝静脉主干发生全程闭塞或重度狭窄称为广泛性阻塞，多见于青少年患者，表现为肝静脉主干呈条索样高回声，彩色多普勒血流显像时血流信号消失，常见于肝右静脉（图6-8）。

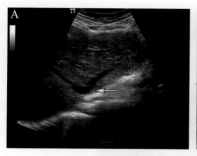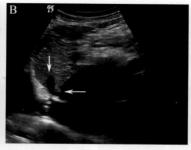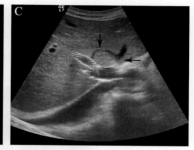

图6-6 肝静脉/副肝静脉膜性阻塞
　　A. 肝左、中静脉开口处闭塞；B. 肝左静脉开口处闭塞，并可见副肝静脉；C. 肝左静脉开口处闭塞，并可见副肝静脉。

　　（4）肝静脉阻塞伴血栓形成：肝静脉阻塞远心端管腔内形成血栓称为肝静脉阻塞伴血栓形成，在欧美地区较为常见，表现为增宽的肝静脉内可见血栓回声，彩色多普勒血流显像显示血流信号消失或充盈缺损。

　　2. 下腔静脉阻塞型

　　（1）下腔静脉膜性带孔阻塞：膜性带孔定义为下腔静脉隔膜中存在一个或多个细小的孔道，其常为较薄的膜。二维超声下腔静脉近心段可见一膜状结构，远端下腔静脉及肝静脉增宽，内可见云雾状光点回声。隔膜上可见一个或者多个小孔，彩色多普勒血流显像显示隔膜处花状血流信号通过，频谱多普勒检查可见高速血流信号，下腔静脉远段生理搏动消失（图6-9）。

　　（2）下腔静脉膜性阻塞：下腔静脉隔膜多发生于肝右静脉开口上方，在我国该型较为常见，二维超声下腔静脉近心段可见一膜状结构，远端下腔静脉及肝静脉增宽，内可见云雾状光点回声。彩色多普勒血流成像显示隔膜处无血流信号通过，远端血流逆向。

　　（3）下腔静脉节段性阻塞：下腔静脉阻塞>10mm时称为节段性阻塞，病变多位于下腔静脉上段，远心段下腔静脉增宽。下腔静脉节段性狭窄时狭窄段可见花状血流信号通过，频谱多普勒检查可见高速血流信号，远段生理搏动消失。下腔静脉节段性闭塞时未见明显血流信号通过，远段血流逆向（图6-10）。

　　（4）下腔静脉阻塞伴血栓形成：下腔静脉阻塞远心

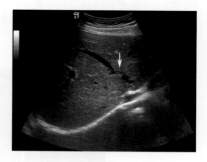

图6-7 肝中静脉近心段闭塞

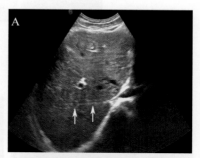

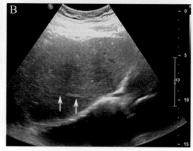

图6-8 肝右静脉闭塞
　　A. 肝右静脉条索样闭塞；
　　B. 肝右静脉条索样闭塞。

端出现血栓形成，称为下腔静脉阻塞伴血栓形成。血栓成分不一，可为新鲜血栓、机化血栓或附壁血栓等。超声表现为下腔静脉近心段膜状或节段性阻塞，阻塞远心段可见血栓回声，彩色多普勒血流显像显示血流信号消失或充盈缺损（图6-11）。

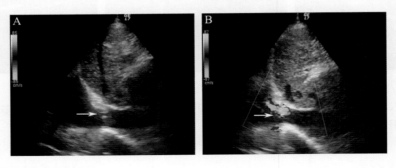

图6-9　下腔静脉膜性带孔阻塞
　　A. 下腔静脉膈肌段可见膜状阻塞物，其上可见一个小孔；B. 彩色多普勒血流显像显示隔膜小孔处花状血流信号通过。

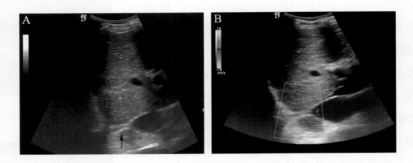

图6-10　下腔静脉节段性阻塞
　　A. 下腔静脉近心段回声增强，管腔消失，远段下腔静脉内径增宽；B. 彩色多普勒未见明显血流信号通过。

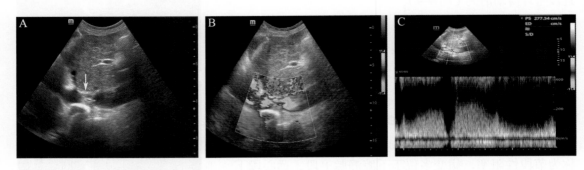

图6-11　下腔静脉阻塞伴血栓形成
　　A. 下腔静脉近心段管壁增厚，内可见阻塞物；B. 彩色多普勒显示下腔静脉近心段可见血流充盈缺损，局部血流呈花状；C. 频谱多普勒显示阻塞物致局部流速增快。

3. 混合型

（1）肝静脉和下腔静脉阻塞：下腔静脉和肝静脉均发生阻塞时称为混合型，肝静脉阻塞可以为膜性或节段性、一支或多支等，下腔静脉病变也可以是膜性或节段性。病变累及范围不同，超声表现亦不相同（图6-12）。

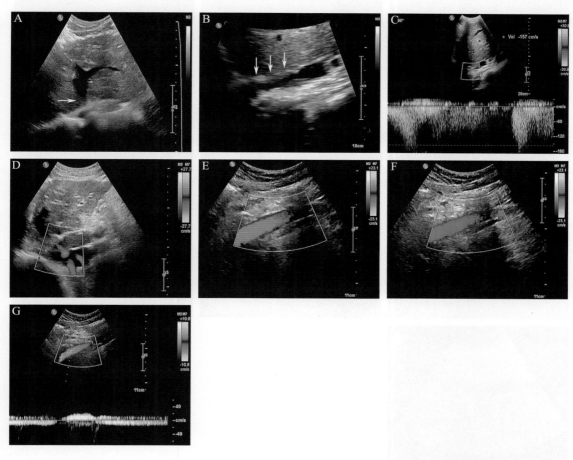

图6-12 肝静脉和下腔静脉阻塞

A. 肝左静脉开口处管壁增厚，闭塞；B. 下腔静脉近心段管壁增厚、增强；C. 下腔静脉近心段局部流速增快；D. 下腔静脉近心段周围可见侧支气管；E. 彩色多普勒显示下腔静脉远心段血流双向；F. 彩色多普勒显示下腔静脉远心段血流双向；G. 频谱多普勒显示下腔静脉远心段血流双向，以正向为主。

（2）肝静脉和下腔静脉阻塞伴血栓形成：肝静脉和下腔静脉均发生阻塞，同时伴有肝静脉和/或下腔静脉内血栓形成。其在肝静脉和下腔静脉阻塞型超声表现的基础上，阻塞远端心血管内可见血栓回声，彩色多普勒血流显像显示血流信号消失或充盈缺损（图6-13）。

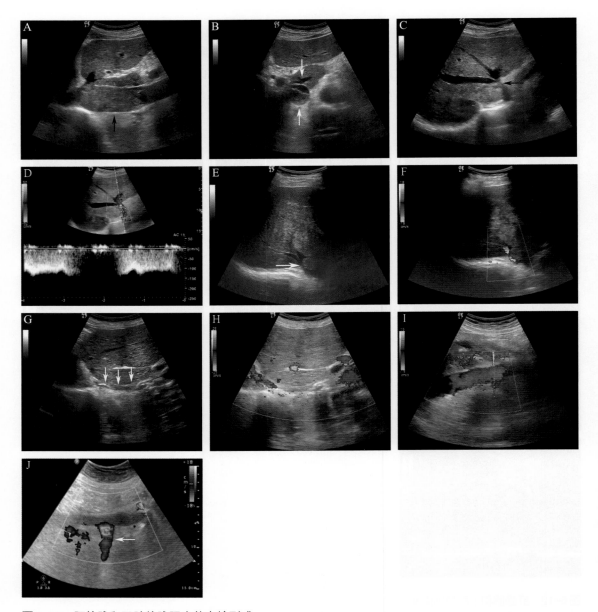

图6-13　肝静脉和下腔静脉阻塞伴血栓形成

A. 下腔静脉中上段血栓形成长轴切面，尾状叶静脉开放；B. 下腔静脉中上段血栓形成短轴切面，尾状叶静脉开放；C. 下腔静脉栓子致肝右静脉开口处狭窄；D. 频谱多普勒显示肝右静脉开口处血流速度增快；E. 下腔静脉栓子致肝中、右静脉开口处狭窄；F. 肝中、右静脉开口处血流速度增快；G. 下腔静脉膈肌段、肝后段管壁增厚，管腔消失；H. 彩色多普勒未见明显血流信号通过；I. 下腔静脉远段血流逆向；J. 下腔静脉远心段周边可见侧支循环。

五　超声造影的应用

超声造影是超声医学发展史中一个里程碑，近年来发展迅速，其在BCS诊断中应用前景非常广阔。其中常用的造影方法有两种：一种是经肘静脉注入对比剂，主要用于BCS合并肝占位患者中肝占位的进一步诊断及下腔静脉/肝静脉栓子中癌栓和血栓的鉴别诊断；另一种是经踝关节浅静脉注入对比剂，用于观察下腔静脉/肝静脉阻塞情况。

（一）超声造影在BCS合并肝占位中的应用

BCS合并肝占位较为少见，但BCS是肝癌的一个危险因素，尤其是长段下腔静脉阻塞或肝静脉和下腔静脉同时阻塞患者。BCS合并肝占位的诊断往往比较困难，其影像学表现缺乏典型特征。超声造影在BCS合并肝占位的诊断中具有重要价值，其能较好地区别再生结节和肝癌。文献报道，再生结节通常为多发，常常较小，呈中心到周围或者均匀性的动脉期增强，门脉期和静脉期呈均匀增强。而肝癌常为单发，较大，超声造影常表现为"快进快出"。

本中心对32例BCS合并肝占位患者进行了研究，其中23例为再生结节，9例为肝细胞癌，肝细胞癌的超声造影表现为"快进快出"，动脉期呈整体强化或不均匀强化，门静脉相呈快速或者缓慢减退，延迟相进一步减退呈低增强（图6-14）。

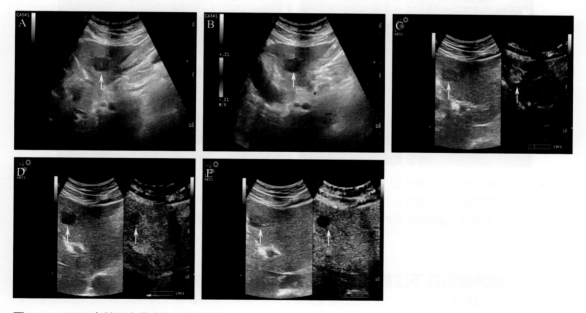

图6-14　BCS合并肝占位患者彩超表现
　　A. 肝左叶可见一实性低回声，边界清，内回声欠均匀；B. 彩色多普勒显示低回声内未见明显血流信号；C. 动脉期呈快速整体不均匀强化；D. 门脉期轻度减退，呈等-偏低增强；E. 静脉期进一步减退，终末期呈明显地增强。

再生结节的超声造影表现较为多样，结合其二维超声及超声造影表现，分为3型：Ⅰ型结节常为多发，散在分布，直径多小于30mm，多为等回声或稍低回声，结节周围无明显"声晕"，小结节内无血流，较大结节内可见点状血流；Ⅱ型结节多为多发，直径多小于

30mm，结节中央部为等回声或者稍高回声，大多数结节周边有低回声"声晕"，结节内可探及动脉血流信号；Ⅲ型结节为多发，呈聚集状分布于门静脉大分支附近，结节直径多小于30mm，呈等回声或者稍高回声，周边可伴有声晕，结节内多可探及动脉血流。其超声造影呈"快进慢出"，动脉相从病灶边缘开始环状增强后，迅速向心性整体增强。门静脉相及延迟相中央部减退，呈低增强，周边始终呈环状高增强，呈"面包圈征"（图6-15）。

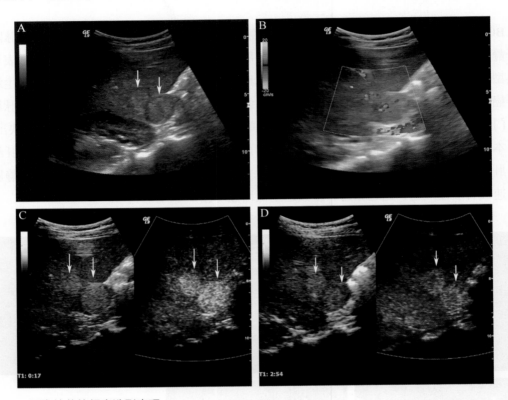

图6-15 再生结节的超声造影表现
A. 肝右叶可见两个实性结节，中央部为略高回声，周边可见低回声"声晕"；B. 彩色多普勒可见线状血流信号；C. 动脉期可见结节快速均匀性增强；D. 静脉期可见增强减退，呈高增强。

（二）超声造影在下腔静脉、肝静脉病变中的应用

彩色多普勒血流成像可以观察血管的结构及血流信号，测量血管血流速度等信息，但下腔静脉位置深，且血管走行常与探头方向垂直或接近90°，彩色多普勒血流成像常显示下腔静脉内血流信号缺失，不能准确判断下腔静脉内血流情况。而且部分患者由于肥胖或气体干扰，二维图像较差，血流显示不清。部分患者支架置入术后，因支架影响，支架内血流成像常不满意，因而影响对BCS的诊断和随访。而超声造影的原理不同于多普勒血流成像，不受检查角度的影响，敏感度高，从而可以克服彩色多普勒血流成像的不足，能更准确地显示血管阻塞情况。

观察BCS下腔静脉、肝静脉栓子情况时，超声造影多应用肘正中静脉内快速团注对比剂，癌栓多表现为动脉期快速增强、静脉期减退，而栓子造影表现为动脉期、静脉期均无增强（图6-16）。

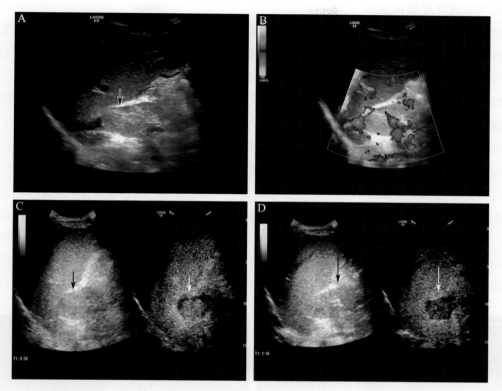

图6-16 超声造影观察BCS下腔静脉、肝静脉栓子情况
A. 下腔静脉肝后段可见略高回声栓子；B. 彩色多普勒显示栓子内可见点状血流信号；C. 栓子动脉期呈快速整体不均匀强化；D. 栓子静脉期明显减退，呈低增强。

观察BCS下腔静脉、肝静脉阻塞时，超声造影多采用踝关节浅静脉内快速团注对比剂，还能记录下腔静脉肝后段显影时间。超声造影后可清楚地显示下腔静脉、肝静脉阻塞部分及程度，阻塞处对比剂通过情况，以及BCS介入治疗后血管通畅情况。下腔静脉梗阻程度不同，下腔静脉肝后段显示时间不同，可一定程度间接反映下腔静脉的压力情况。

超声造影可准确地判断下腔静脉、肝静脉阻塞情况，间接反映下腔静脉压力情况，在BCS诊断和术后随访中具有较高的敏感度，相信未来超声造影在BCS诊断、治疗、随访中的应用将越来越广泛。

六 超声弹性成像的应用

超声弹性成像是Ophir等在1991年首次提出，近年来超声弹性成像技术发展迅速，组织硬度信息的获得给超声医学的发展带来了又一次里程碑式的发展。超声弹性成像有较多方式，应用较多的是实时剪切波弹性成像，它可以对组织硬度进行可视化评估和实时数字化测量，在肝病中应用非常广泛，可以用来评估肝纤维化程度、辅助诊断肝占位性质、诊断或随访门静脉高压或BCS等。

欧洲超声医学和生物学联合会2017年的肝脏弹性超声临床应用指南和建议中推荐：肝脏弹性成像应至少在餐后2小时进行，空腹检查最佳，同时检查应至少在休息10分钟后，仰卧位上举右手臂进行检查，探头于右肋间进行检查，选取肝右叶包膜下1~6cm范围内测量，感兴趣区域直径应在1cm以上，最好大于1.5cm，注意避开肝内管道、胆囊等不能传播剪切波的液性区域，同时至少测量3次，应用中位数、四分位数间距来表示结果。应在屏气后弹性图像稳定3秒后进行测量，避免屏气时深吸气。

超声弹性成像在BCS中的应用主要有评价肝纤维化程度（图6-17）、辅助诊断BCS合并肝占位时占位性质、评价BCS治疗效果、随访BCS等。文献报道，BCS患者介入治疗术前2天与术后2天相比较，血流再通患者肝脏弹性值明显下降，而介入治疗失败患者肝脏弹性值无明显变化，原因可能为BCS患者肝脏弹性值与静脉压力呈正相关，而与肝纤维化无相关性。另有文献报道一患者术后6个月复查肝脏弹性成像时肝脏弹性值明显上升，后行进一步检查证实为治疗后血栓的复发，总之超声弹性成像有望成为评价BCS治疗效果及监测复发的有效检查手段。

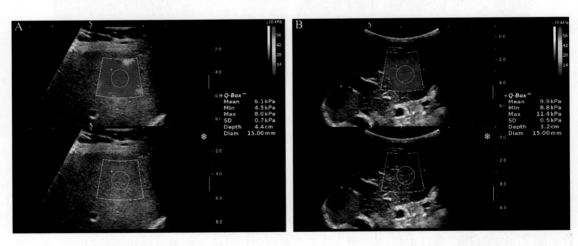

图6-17　BCS患者超声弹性成像表现
　　A. 二维超声显示肝实质回声稍增粗，弹性成像显示肝脏弹性值轻度升高；B. 二维超声显示肝实质回声明显增粗，弹性成像显示肝脏弹性值明显升高。

七　超声在BCS随访中的应用

随着医学的不断发展，BCS的治疗方法不断完善，术后效果不断改善。在治疗后的随访中，超声起着至关重要的作用，可以直接观察到下腔静脉、肝静脉、门静脉及肝脏的病变，并能观察到支架位置、内部回声，还有下腔静脉、肝静脉、支架血管内的血流动力学变化，在临床诊治中起着重要作用，目前为BCS随访的首选检查方法。

BCS的治疗方法多种多样，可分为介入治疗和手术治疗，目前介入治疗应用更为广泛。介入治疗方法主要有下腔静脉/肝静脉球囊扩张术、下腔静脉/肝静脉血管内支架置入术、经颈静脉肝内门体分流术等。手术治疗方法有30多种，不同的病变类型采用不同的手术方法，如肝肺固定、脾肺固定、门-房分流等。术后超声复查时患者应空腹检查，应注意患者肝脏、脾脏的形态及有无占位性病变、有无腹腔积液，并与术前对比，同时注意下腔静脉、肝静脉、门静脉等血管或支架内径、有无血栓及其血流动力学变化，着重观察患者介入或手术治疗部位，观察管道直径、血流通畅情况及血流动力学变化（图6-18和图6-19）。

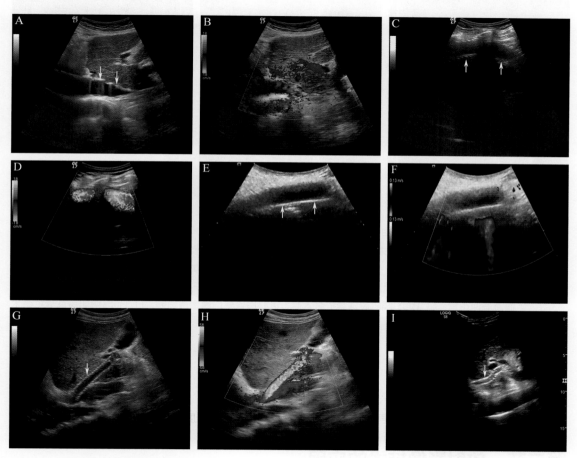

图6-18　超声在BCS随访中的应用1

A. 腔静脉支架置入术后，支架近心段管腔正常，支架远心段管腔受压变细；B. 彩色多普勒显示下腔静脉支架远心段线状血流信号通过；C. BCS人工桥血管置入术后，管腔内径正常，透声好；D. 彩色多普勒显示人工桥血管内血流通畅；E. BCS人工桥血管置入术后，管腔内径正常，透声欠佳；F. 彩色多普勒显示人工桥血管内未见明显血流信号；G. 肝内门体分流术后，门静脉至下腔静脉可见支架强回声，内径正常，透声好；H. 彩色多普勒显示支架内血流通畅；I. 肝内门体分流术后，门静脉至下腔静脉可见支架强回声，内径正常，透声欠佳。

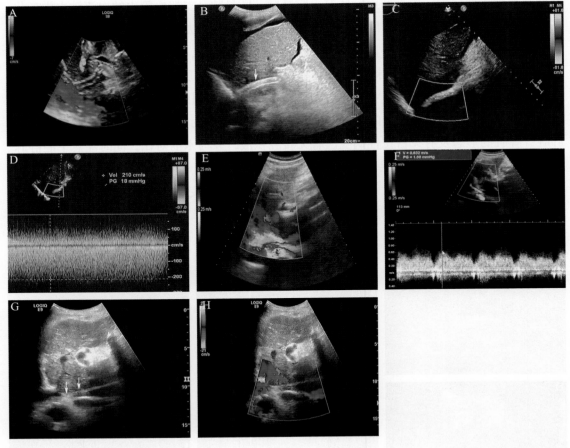

图6-19 超声在BCS随访中的应用2

A. 彩色多普勒显示支架内未见明显血流信号；B. 肝内门体分流术后，门静脉至下腔静脉可见支架强回声，内径正常，透声欠佳；C. 彩色多普勒显示支架内血流充盈欠佳，呈花状；D. 频谱多普勒显示血流速度增快；E. BCS膈肌段球囊扩张术后，膈肌段血流通畅；F. BCS膈肌段球囊扩张术后，膈肌段血流流速正常；G. BCS膈肌段球囊扩张术后，近心段管壁增厚，透声差；H. BCS膈肌段球囊扩张术后，近心段未见明显血流信号通过。

（张瑞芳　宋新浩）

第二节　放射影像技术的应用

　　巴德–基亚里综合征（BCS）是一种以肝静脉流出道受阻为特征的疾病，其机制为下腔静脉肝段、肝静脉闭塞或者狭窄，肝脏回心血流受阻从而引起一系列肝脏血流动力学变化。目前BCS虽然病因不明确，却可以危及患者的生命，因此明确BCS的临床诊断尤其重要，超声、CT及MRI均可用于该病的诊断。BCS由于静脉血管受阻的部位不同，临床表现也不尽相同，因此临床治疗方案的选择也不同。目前临床治疗方案多选择外科手术或者介入治疗，以达到治愈或者改善的目的，因此治疗前应全面了解该疾病的病变部位、范围及程度。

以往辅助检查主要靠彩色多普勒超声和数字减影血管造影（digital subtraction angiography，DSA）。DSA一直被公认为是血管病变诊断的"金标准"，但是具有创伤性、操作复杂及费用昂贵等不足，更由于无法显示血管腔外情况，限制了其临床应用。近年来，随着多层螺旋CT（spiral computed tomography scan，MSCT）技术的日新月异，特别是近几年高端CT的问世，其扫描速度更快，空间分辨率更高、对比剂用量低、后处理功能强大等技术优点，大大提高了MSCT血管成像的质量，使一些细小血管得以清晰显示，MSCT在BCS检出及诊断上的优势日益显著，临床上已经开始广泛应用。

MSCT肝内血管成像及进展

（一）MSCT血管造影

MSCT血管造影（CT angiography，CTA，MSCTA）通过肘静脉团注对比剂，可进行多期容积数据采集，通过图像后处理功能对血管进行重建，对于肝静脉、下腔静脉狭窄部位、程度及侧支循环情况都可以清晰显示，同时还可对肝脏本身疾病进行诊断，大大缩短了全肝扫描时间，为临床提供详尽的资料。近几年能谱CT的问世，不但能够获得满意的血管图像，提高该病的诊断率，更能从分子影像学对患者肝功能进行评估，为BCS的早期诊断与治疗提供了一个更大的平台。

（二）MSCT扫描参数

目前国内外关于BCS MSCT血管成像的文献报道很多，但较多侧重于MSCTA与其他血管成像的对比及MSCT对BCS的诊断价值，专门针对BCS CT血管造影技术研究的文献报道相对较少，只是在文献的材料与方法中对扫描技术进行描述。扫描技术主要包括扫描参数、扫描延迟时间、对比剂浓度和注射流率3个主要方面，以后两者最为重要，尤其是扫描延迟时间，是确保CT血管造影成功的最重要一环。综合各种文献报道，由于各医院机器的型号、品牌有所不同，BCS扫描方法上存在一定的差异，没有形成统一的规范，但是大同小异，均主要采用传统三期肝脏扫描方法，只是扫描时相略有不同。如何选择适宜的扫描参数对于获得高质量的CT血管造影图像是非常必要的。MSCTA扫描参数主要包括管电压、管电流、扫描层厚、层间距、螺距等。不同品牌、不同型号的机器，在扫描时管电压、管电流及螺距的设定有所不同，但管电压多为120kV，而管电流则差别较大。扫描参数：Pitch 0.984 : 1，Speed 39.37mm/rot，转速0.8s/rot，层厚5mm，准直64×0.625mm，管电压120kV；能谱扫描参数同上，仅加入能谱成像（gemstone spectral imaging，GSI）扫描模式。全肝扫描5~7秒即可完成，如此降低了放射剂量，同样可获得满意的重建图像。

CT扫描速度明显提高，使腹部检查时屏气时间缩短，明显减少了呼吸运动伪影，扫描时间缩短同时也导致了血管峰值时间缩短。对于BCS患者静脉血管成像，由于绝大多数患者的静脉回流时间减慢，且受心功能、肾功能、体重指数等诸多因素的影响，静脉回流时间的个体差异较大，使得门静脉、肝静脉的最佳扫描时机难以把握。目前BCS的扫描方法主要有经验延迟法及智能追踪技术（Smart Prep）这两种扫描方案，其中后者是较好的个体化扫描方案。目前文献报道中个体化扫描方案采用Smart Prep触发扫描技术，监测肝门区门静脉主干及其分支，监测点放置1~3个，触发阈值120Hu，延迟30秒后开始监测，门静脉期扫描结束后延迟45秒扫描肝静脉。

（三）MSCT扫描对比剂浓度、总量及注射流率

为了正确诊断BCS，获得高质量的肝静脉及下腔静脉血管图像是前提，关键点是血管强化的峰值，另外还有扫描时机的把握，最好在血管与肝实质密度差较大时进行扫描。其中，所用对比剂的总量、浓度及注射速度起着很大的作用。目前对比剂一般采用非离子型碘对比剂，其浓度有300mg/ml、350mg/ml、370mg/ml等几种，当然，浓度越高，血管内峰值相对越高，但是肾损伤概率相对增加。

CT扫描通过静脉快速团注高浓度、大剂量对比剂和选择合适的延迟扫描时间，可以改善肝静脉血管成像质量。对比剂总量可直接影响血管强化峰值，由于对比剂到达门静脉的时间比较长，门静脉内对比剂的浓度经体循环血液稀释而减低，尤其对于BCS患者，要想获得理想的静脉血管影像，往往依赖于抓住静脉扫描时间窗及增加对比剂浓度或剂量，但这样不仅增加了放射剂量，还可能引起或加重对比剂肾病。

MSCTA时，对比剂注射速率亦对血管强化峰值有很大影响。注射速率越快，单位时间内血管内对比剂剂量越大且不易被血液稀释，从而使血管强化峰值越高，有利于细小血管的显示，并且血管边缘更加清晰。文献报道注射速率多采用3.0~5.0ml/s，Tanikake等研究表明，运用5ml/s注射速率明显优于4ml/s，但采用较高注射速率（≥5.0ml/s）时，容易导致对比剂外渗，造成肝脏及肾脏的损害。高压注射器的使用，使得快速注射变得极简单，双筒高压注射器的使用能够在注射对比剂后接着团注0.9%氯化钠注射液（生理盐水），可保持静脉血管内一定的压力，推动对比剂保持一定的速率在血管内流动，可以获得较好的血管图像，并能减少对比剂的使用量。文献报道对于BCS血管成像，可采用双流率注射法，即对比剂总量的80%以4.0ml/s的速率注射，对比剂总量的20%以2.0ml/s的速率注射，再以

2.0ml/s的速率注射20ml生理盐水，这样可以使静脉血管在较长的时间内保持相对较高的对比剂浓度。

◼ MSCT成像平台

（一）MSCT三维后处理技术

MSCTA常用的后处理技术有多平面重建（multiplanar reformation，MPR）、多平面体积重建（mutiplanar volume reformation，MPVR）、最大密度投影（maximum intensity projection，MIP）、容积再现（volume rendering，VR）、曲面重组（curve planar reformation，CPR）等。各种后处理技术各有优势，在临床工作中应综合运用，以期详细、准确地观察病变、发现病变，从而达到最佳的诊断目的。

MPR是指通过计算机技术将数据像素重新排列，得到任意角度的二维断面图像，可以对血管本身情况（狭窄或栓子等）、血管与周围组织之间的关系多平面清晰显示，并可测量血管管径，对狭窄进行评估；但是其所形成的图像是直接二维成像，对于血管的走行、弯曲度等不能整体显示。另外，MPR有利于准确把握肝脏病变的形态、位置及病灶与邻近结构的相对空间关系。CPR属于MPR技术的一种特殊形式，是沿着血管（目标结构）的走行画一条曲线，将弯曲血管拉直显示在一个平面，可以从多角度、全程显示管腔内外结构，特别是发展了中心线重建技术以后，通过提取血管中心线后，可以沿中心线产生曲面容积数据并展开显示，可以更准确地反映狭窄性病变。CPR在一定的程度上弥补了MPR的不足，但CPR图像血管周围结构变形明显，而且，其效果与操作者技术有关，当所画的轨迹偏离目标血管中心线时，常常造成血管狭窄的假阳性。

MIP是按照用户观察物体的方向做一投影线，该投影线经过的最大密度体素作为结果图像的像素值，其间低密度组织结构被滤除，反映组织间的密度差异、对比度较高，类似DSA血管图像，能够真实地反映血管的密度变化。在肝血管方面可显示血管狭窄的位置、范围、程度，能够区别钙化与对比剂，管腔严重狭窄与闭塞等。但是MIP图像容易受骨骼结构的影响，对于血管腔内的具体情况显示不佳，如不能区分真性狭窄和栓子所致狭窄；另外，MIP图像管腔内径与CT值关系密切，只有适宜的CT值才能反映真实管腔。

VR也称为体积复制，是一种三维可视化技术，它通过对完整的体积数据进行分析以创建新的视图，采用不同的伪彩直观、清晰显示兴趣区三维空间结构，由于VR图像利用了扫描容积内完整的原始数据，其图像分辨力高，能够同时显示扫描区域内血管、骨骼、软组织等不同结构。对于BCS，因为要观察肝静脉、门静脉、下腔静脉等血管的情况，相对于动脉来说，静脉血管增强后CT峰值较低，静脉钙化亦较少见，并且肝内静脉有时与肝实质间密度差较小，VR图像显示效果相对较差，特别是对于末梢细小血管的显示，VR不如MIP（图6-20）。

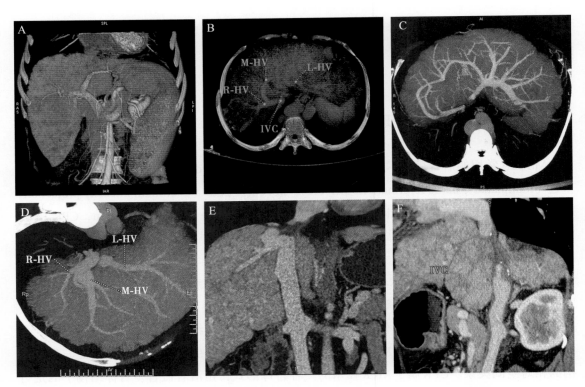

图6-20　BCS患者MSCT三维后处理技术图像示意图
A、B. VR图像，C、D. MIP图像，E、F. CPR图像。

（二）能谱CT成像平台

自适应统计迭代重建（adaptive statistical iterative reconstruction，ASIR）技术，是通过建立噪声性质和目标物体的模型，利用迭代重建的算法对噪声加以校正和抑制，从而得到更加清晰的图像。通过降低图像噪声，可以使得身体扫描在相同噪声水平，放射剂量减少。能谱CT数据还可以通过GSI浏览器提供多参数成像，用于物质特异性信息的显示。目前BCS血管成像能谱CT后处理软件可以获得常规的混合能图像（kVp），物质分离的密度图像及单能量图像（keV）。利用能谱观察与分析系统可以生成40~140keV的101个单能量图像及能谱CT物质分离图像，如碘基图和水基图等，进行物质密度成像和定量分析。

能谱CT成像采用单一球管高、低两种电压瞬时切换技术进行扫描，避免了对患者进行二次放射剂量的照射，因此与常规CT成像相比较，能谱CT成像所提供的单能量图像的图像质量较高，多种基物质为基础的物质密度图像提供的信息更多，从而可以实现低剂量高信息量的愿望。有学者通过体模实验分析常规CT成像与能谱CT成像之间的相关性，结果发现在同一毫安秒条件下，常规CT 120kVp成像和能谱CT成像的单能量图像的图像质量相当，但是能谱CT剂量的放射剂量却只有常规CT扫描的76.1%，能谱CT扫描单能量图像在65keV条件下可以获得足够好的图像质量。利用能谱智能匹配技术自动选择患者所匹配的能谱扫描模式，获得最低达260mA的能谱成像扫描模式，联合迭代重建技术，自由地设定迭代重建的比例，从而适合更低剂量能谱成像的运用。

三 MSCT在BCS中的临床应用

（一）MSCTA对肝静脉、下腔静脉及侧支循环的诊断价值

BCS的下腔静脉病变有膜性狭窄、节段性狭窄或闭塞，合并或不合并血栓形成，并一般伴有下腔静脉高压，MSCTA通过三维后处理技术可以清晰、整体显示下腔静脉狭窄类型、有无血栓，并可以测量狭窄段长度及狭窄远段管腔宽度，为临床提供指导信息。MSCTA还可以鉴别下腔静脉真性狭窄和外压性狭窄，研究称二者均表现为下腔静脉变细，但真性狭窄远段代偿性扩张呈圆形，常伴有肝内、外侧支循环形成；而外压性狭窄多是由于肝弥漫性增大特别是尾状叶增大或邻近占位性病变压迫下腔静脉所致，下腔静脉内血流通畅，远段呈前后径宽、左右径窄的扁条状改变，并能发现外压性病变，为临床提供详细的信息，指导治疗方法及手术方式的选择。术前明确这些细小血管的位置及通畅情况，对于治疗方法的选择及预后均有重要意义。

BCS肝内、外侧支循环形成对于患者病情有着重大的影响，侧支循环好，症状出现晚则病情较轻，反之则病情较重；BCS时肝内外均常见丰富的侧支循环形成，而常见肝病导致肝硬化继发门静脉高压时主要是肝外侧支循环形成，肝内侧支循环形成很少，可认为肝内侧支循环形成是BCS的一个特征性表现。BCS时肝内侧支主要为畅通肝静脉与阻塞肝静脉间、门静脉与畅通肝静脉间的交通，CT血管造影表现为肝内无规律走行的迂曲粗大或"逗点"状静脉血管影。BCS肝外侧支循环形成亦与肝硬化门静脉高压时侧支循环形成有着明显不同。如果病变以肝静脉阻塞为主时，肝外侧支循环以门静脉与下腔静脉间建立为主，当病变以下腔静脉阻塞为主时，则以上、下腔静脉间侧支循环形成为主，而肝硬化时侧支循环主要见于3条通路：①门静脉-胃左静脉-食管静脉丛-食管静脉-奇静脉-下腔静脉通路；②门静脉-脾静脉-肠系膜上静脉-直肠上静脉-直肠静脉丛-直肠下静脉及肛静脉-髂内静脉-髂总静脉-下腔静脉通路；③门静脉-附脐静脉-脐周静脉网-胸腹壁静脉-下腔静脉通路，两种病变侧支循环形成有明显不同，明确显示有助于鉴别诊断；另外明确侧支循环的代偿情况及侧支通路，还可以评估肝功能、病情严重程度及预后，对于临床有着重要意义（图6-21）。

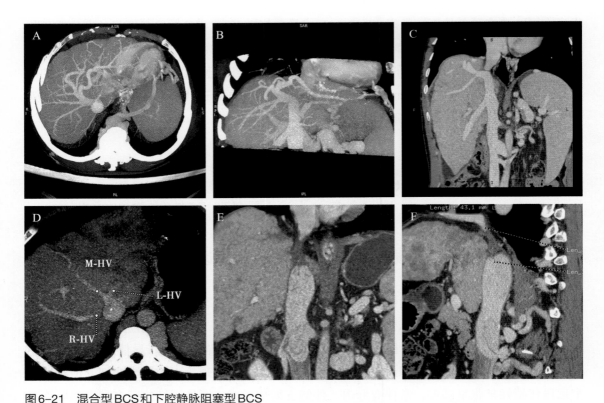

图6-21　混合型BCS和下腔静脉阻塞型BCS

A~C. 男，50岁，混合型BCS；A、B. 清晰显示肝静脉，左侧膈下–心包静脉侧支循环；C. CPR图像，下腔静脉及肝静脉充盈良好，MOIVC并显示右下叶肝静脉；D~F. 男，50岁，下腔静脉阻塞型BCS；D. MIP图像，显示多支副肝静脉；E、F. CPR图像，显示下腔静脉上段节段性闭锁。

（二）MSCTA对门静脉、肠系膜上静脉、脾静脉的诊断价值

BCS患者一般病史较长，存在不同程度的肝淤血、门静脉高压及下腔静脉高压，多数需经手术解除梗阻、转流或分流减压以缓解肝脏和下腔静脉系统淤血，分流方式多采用肠–腔、脾–腔或门体分流术，故术前明确门静脉、肠系膜上静脉及脾静脉的情况是非常重要的，需要了解三支气管有无变异、如何变异、管腔有无狭窄及腔内有无血栓形成等。郑吟诗等采用新扫描方法，于第二期扫描获得高质量的门静脉、脾静脉及肠系膜上静脉图像，血管强化均匀，CT值近200Hu。MSCT静脉造影通过三维后处理技术，可以多方位、多角度观察三支血管的解剖结构及病变情况，提供直观、清晰的图像信息，并能够准确测量门静脉、肠系膜上静脉及脾静脉管径（图6-22）。

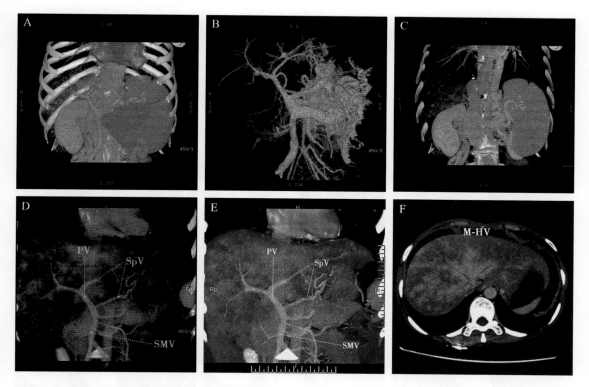

图6-22　混合型BCS和肝静脉阻塞型BCS
A~C. 男，53岁，混合型BCS，显示门静脉及其属支，终末支显影清晰，第二期肠系膜上静脉充盈
良好；D~F. 女，42岁，肝静脉阻塞型BCS，D、E分别是VR、MIP图像，显示门静脉及其属支；
F. MinMIP图像，显示肝静脉未显影，腔内低密度充盈缺损。

（三）MSCT腹部常规表现

　　BCS行MSCTA检查，除了能够清晰显示病变血管情况外，另一重要的意义在于对肝实质疾病的显示及诊断，千万不能只顾血管而忽略了肝脏MSCT常规检查。因为，首先BCS诊断也要综合肝脏本身的改变；其次，考虑患者的利益，一次花费能够解决的问题就避免两次花费，况且MSCTA检查费用相对也较高，如此做也体现了人性化服务的内涵。

　　BCS的CT表现基于长期的肝血流动力学变化，平扫一般表现为急性期肝脏增大，慢性期尾叶代偿性增大，其他肝叶萎缩。肝脏区域性或广泛性密度不均是较具特征性的表现，一般肝外周部分密度偏低，肝左叶中央部和尾叶密度较高。增强扫描动脉期可见尾叶与部分左、右叶迅速强化，表现为以肝内段下腔静脉为中心呈扇形分布的密度增高区－中心部扇形强化区，这一表现具有诊断特异性。门脉期，部分患者可出现迅速逆转，即动脉期中心强化区对比剂廓清快，而外周部分则延迟强化，且持续时间较长。上述改变一般认为是肝静脉回流受阻，尾叶及部分经副肝静脉－下腔静脉引流的肝脏血流代偿性增加所致。肝静脉内血栓呈条状或树枝状低密度影伴有边缘强化。另外，CT平扫与增强扫描尚可见脾大、腹水、侧支循环形成等门静脉高压征象（图6-23）。

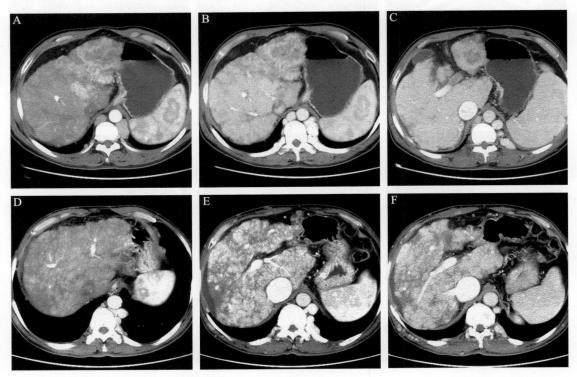

图6-23　男，50岁，下腔静脉阻塞型BCS

A～C. 男，50岁，下腔静脉阻塞型BCS，增强扫描三期轴位图像，第一期相当于动脉期；D～F. 男，51岁，混合型BCS，轴位图像，第一期相当于动脉期，肝实质花斑样强化，多发结节，明显、持续强化。

（四）能谱CT单能量血管优化成像

由于常规CT是由一组X射线束所组成的混合能量射线，所以当X射线束穿过人体时，其中的低能量射线光束首先被吸收掉，产生硬化效应现象，可以导致CT值出现偏移或CT值准确性降低。相比之下，能谱CT的单能量图像却可以解决这个问题。它是基于能谱CT的成像原理，即一种物质的质量吸收系数可以用任何其他两种物质的质量吸收系数来表达，因此可以选择两种物质作为对象物质的基物质进行分离。这种基于两种已知密度的物质质量吸收系数所产生的单能量图像，我们可以通过能谱成像浏览器直观地显示出来，得到40～140keV共101种单能量图像。一般来说高能量水平时图像的对比度较小，而低能量水平时图像的对比度较大。单能量图像在不同的能量水平下所具备的能力和特性也不同，在低能量水平下，X射线的穿透力比较差，图像上组织的对比度明显提高，但同时也带来了高图像噪声；而在高能量水平下，X射线的穿透力增强，不但减少了图像上的硬化伪影，还降低了图像噪声，但是同时也降低了组织的对比度。因此，应根据临床的需求来选择合适的能量水平。由于在不同的单能量水平下，物质的衰减能力不同，通过GSI浏览器，选择目标研究对象及其研究背景，可便捷地获得目标对象的最佳对比噪声比及其所对应的单能量水平，对于血管成像、病灶检测等意义较大（图6-24）。

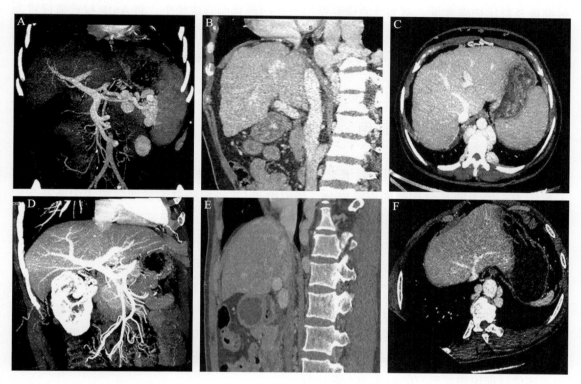

图6-24　男，46岁，混合型BCS
A. 门静脉的MIP图像，可以清晰显示门静脉主干及其分支；B. 下腔静脉的CPR重建图像，显示第二肝门处下腔静脉狭窄闭塞；C. 肝静脉的MIP重建图像，显示副肝静脉开放；D. 门静脉的MIP图像，可以清晰显示门静脉主干及其分支；E. 下腔静脉的CPR重建图像，显示下腔静脉膈肌段狭窄，远段血管充盈欠佳；F. 肝静脉的MIP重建图像，显示肝左静脉、肝中静脉及肝右静脉通畅汇入下腔静脉。

（五）自适应统计迭代重建技术

如何实现能谱成像的低剂量扫描是一直被关注的热点。硬件上，探测器的X射线利用率的提高，光电匹配的高性能及数据采集系统的高精度等均有利于减少放射剂量，可以从原有的信号中提取并重建出更低噪声和更高分辨率的图像，并有助于减少放射剂量。自适应统计迭代重建（iterative reconstruction，ASIR）技术是一种基于系统噪声的统计学模型，在能谱成像的临床应用方面应用广泛。该方法是通过建立噪声性质和目标物体的模型，利用迭代重建的算法对噪声加以校正和抑制，从而得到更加清晰的图像。通过降低图像噪声，可以使得身体扫描在相同噪声水平线，减少放射剂量。

理论上讲，ASIR的权重值越高，降低噪声能力越强，但是如果ASIR权重值增高到一定值，比如说80% ASIR，图像的对比度就会明显下降，而图像质量下降就不能够满足临床诊断的需求。吕婷婷等的研究中指出，对体重指数<22kg/m²的患者，采用270mg/ml对比剂、80kVp管电压并结合50% ASIR技术能够明显提高腹部CT血管造影图像质量，并有效减少放射剂量及对比剂碘含量。赵晶等的研究指出，在门静脉血管成像中，将ASIR权重值设置为40%时，不但可以减少图像噪声，而且不会对图像产生明显的"模糊"效应，图像质量最佳。另有研究证实，在60keV+50% ASIR时所获得的图像质量最佳；在60keV+50% ASIR时所获得的BCS血管图像质量最佳。

（六）物质分离技术的应用

通过碘水物质分离的作用，能谱成像浏览器可以产生碘基的物质密度图像，增强碘的汇聚能力。因为碘是对比剂的主要成分，所以能谱CT成像通过测量增强图像中所产生的碘基物质密度图像的碘基值，可以敏感地判别病灶是否含碘，从而可以诊断病灶是否强化，提高病灶与周围组织的对比强化能力，从而提高小病灶的检出能力。能谱CT成像不仅可以对组织器官的形态学变化进行展示，还可以利用组织病理学研究，采用能谱成像参数对生物代谢变化进行展示。能谱CT单能量图像是在同时同向同源的条件下获得，一致性比较高。体模研究显示，碘浓度的理论值和实际值一致性高，可以用于定量分析；碘基值在临床上应用于肝肿瘤良恶性的鉴别也验证了其临床应用价值。CT增强所用对比剂的主要成分为碘，因此能谱CT碘基图上碘浓度的测量可以反映病灶的摄碘能力及含碘量的变化，可以用于评估目标组织或器官的血流动力学状态。

BCS的病理生理过程为肝静脉闭塞，血液流出道处受阻，导致门静脉压力增加，门静脉血流量减少，随着疾病的发展，肝窦压力增加，进而导致肝淤血、腹水形成，还可以导致门静脉血栓形成。如果肝细胞持续性缺氧，可形成非炎症细胞坏死小叶中心。如果损伤范围较大，可能会出现暴发性BCS。如果该过程进展缓慢，患者则发展为慢性门静脉高压症，出现一系列的临床症状。BCS患者的肝脏病理变化组织学检查可见肝窦淤血、扩张，中央型肝细胞萎缩、坏死，出血，肝小叶静脉及淋巴管扩张，血细胞进入窦周间隙。而肝脏的正常功能主要依赖肝血窦的正常构造和肝血窦的血流量，肝血窦损害和血流量变化将直接影响肝功能，因此肝功能对于评价BCS的预后起到至关重要的作用。目前有关能谱CT与门静脉高压的研究较多，赵丽琴等利用能谱CT物质分离技术得到肝动脉的碘分数，不同肝功能分级的肝硬化患者间肝动脉碘分数之间的差异具有统计学意义，其中以Child-Pugh C级的肝动脉碘分数最大。李卫侠等研究发现，肝硬化患者较正常组门静脉期肝脏Ⅰ～Ⅷ段70keV的CT值、有效原子序数和碘浓度均有所下降，两者之间差异有统计学意义。张军等研究发现，肝硬化门静脉高压时，门静脉的肝内血流灌注量明显减低，而脾静脉血流量则显著增加，以脾静脉血流量增加程度来预测发生食管-胃底静脉曲张出血风险性的敏感度和特异度最高。江帆等研究发现，门静脉期门静脉标准化碘浓度值A级显著高于C级，脾脏标准化碘浓度值A、B、C级之间差异有统计学意义，得出能谱CT多点参数分析有助于临床进行肝硬化分级。

但是目前对于门静脉的研究仅仅局限于肝硬化患者，对于BCS患者的研究鲜有报道，BCS患者均有不同程度的门静脉高压表现，不同的BCS患者，肝实质对于对比剂的摄取不同，其摄碘量之间有一定的差异。笔者研究发现，这种碘含量及标准化碘浓度分析的方法，可以较常规增强CT测定肝脏灌注情况。另外，笔者研究发现，在不同的肝功能分级水平中，C级的标准化碘基值最低而A级最高，这可能与随着Child-Pugh分级增高，肝硬化程度加重，门静脉压力增大，血流量减少，而尾叶增大，血流缓慢并在血窦内停滞有关。治疗后肝脏I~VIII段的标准化碘基值均大于治疗前，并且治疗后C级的标准化碘基值升高最明显，这可能与治疗后肝功能C级患者肝淤血状态改善明显，肝功能状态略好转有一定的关系。因此CT能谱成像可作为评估BCS患者肝功能状态及预后的有效方法，为BCS患者治疗后的复查、预后评估及随访提供更多的影像学信息，具有广泛的临床应用前景（图6-25）。

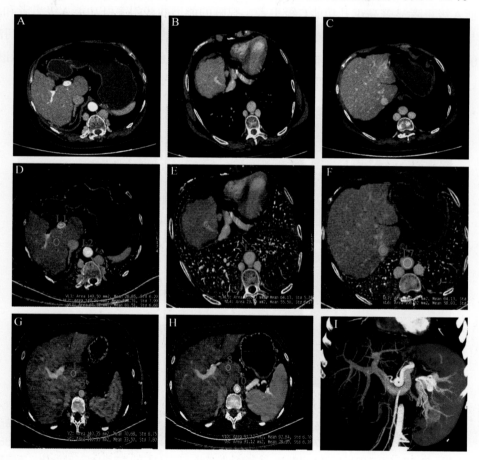

图6-25 下腔静脉阻塞型BCS

患者，女，42岁，下腔静脉阻塞型BCS。A~C. 肝实质、门静脉主干、肝静脉、下腔静脉轴位图像；D~F. 碘基图；G. 治疗前肝实质碘基图，其标准化碘基值为0.20；H. 治疗后肝实质碘基图，其标准化碘基值为0.22；I. 治疗后多平面重建图像，显示门静脉及其属支，终末支显影清晰。

（七）能谱曲线的应用

能谱曲线（spectral curve）定义为X射线穿透不同病变和人体组织的X射线衰减系数（HU）随着能谱单能量水平（keV）的变化而变化，从而反映不同组织和结构的衰减特性。通过GSI浏览器，能谱CT成像不但能够简易地获得碘基物质密度图像，还能获得不同keV水平下衰减特性的单能量图像。随着能量水平的变化，不同的组织结构或同一组织的不同细节所展现的能量衰减特性也并非完全一致。从物理学角度来分析，每一种组织或结构都具有其特有的能谱衰减变化曲线，因此从医学的角度讲，可利用不同的能谱曲线来区分不同的结构和结构特性。在临床上，能谱曲线可以用于物质的鉴别。多数物质的能谱衰减曲线变化特点是CT值随着能量逐渐增高而逐渐降低，且物质的密度越高或摄碘率越高，曲线的斜率越大。不同keV水平下能谱CT成像的单能量图像，反映了组织和器官对X射线的特征性能谱曲线的不同，因此可以用于病灶的定性和鉴别。江帆等研究发现，肝硬化患者门静脉能谱曲线斜率肝功能A级患者显著高于肝功能C级患者，脾脏的能谱曲线斜率肝功能A级患者和B级患者分别与C级患者间有显著性差异。笔者研究发现，不同的BCS类型中，肝实质、门静脉主干、肝静脉、下腔静脉及脾脏的标准化碘基值及能谱曲线斜率具有不同的特征。能谱CT的多部位、多参数联合研究有助于评估BCS患者的肝功能及预后（图6-26）。

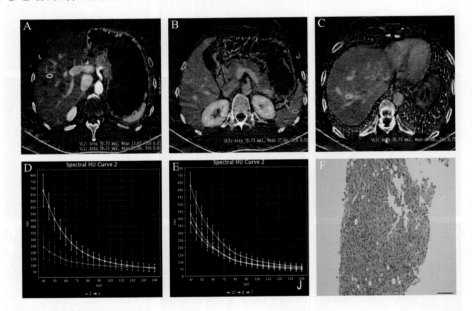

图6-26　影像诊断肝静脉阻塞型BCS
患者，女，47岁，肝静脉阻塞型BCS。A~C. 肝实质、门静脉主干、肝静脉、下腔静脉及脾脏所对应的IC图像，其IC分别为13.97、61.69、47.89、32.06、27.94，NIC分别为0.21、0.85、0.88、0.91、0.67；D. 肝实质及门静脉的能谱曲线，门静脉能谱曲线明显高于肝实质；E. 肝静脉、下腔静脉及脾脏的能谱曲线，其中肝静脉的能谱曲线最低；F. 病理图片，提示为肝硬化（HE染色，×200）。

（高剑波　苏　蕾）

第三节 磁共振成像评估

巴德-基亚里综合征（BCS）分别由Budd和Chiari先后报道，是由肝段下腔静脉和/或肝静脉狭窄或阻塞所致肝静脉回流障碍的临床综合征。病因分为先天性和后天性两种，前者为上段下腔静脉出生后未退化的蹼膜引起；后者与外伤、炎症、肿瘤压迫和血管内血栓形成有关。BCS多见于中青年，病程缓慢。临床常有肝大、脾大、腹水、下肢静脉曲张、水肿等门静脉高压和体循环回流障碍的症状和体征。病理表现为肝大、淤血、肝窦扩张、肝静脉淤血，最后出现淤血性肝硬化。BCS病因复杂，仅靠临床诊断较为困难，早期和正确诊断对其临床治疗意义重大，目前影像学检查对BCS诊断及分型具有应用价值。

DSA被认为是诊断BCS的"金标准"，但在BCS介入诊疗中存在不足之处，尤其是通过下腔静脉造影无法完全显示阻塞的肝静脉。而且该技术属于有创性检查，要求术者操作技术高并对术中出现的各种并发症有一定的思想准备及迅速熟练的应对措施。另外，该检查的费用较高，被检者接受射线照射时间较长及应用含碘对比剂较多。随着磁共振技术的发展，高场强的3.0T MR具有较好的空间和时间分辨率，在BCS介入治疗中的价值日益突出，可在不同参数、不同层面，多角度显示肝内、外血管情况、肝内占位性病变，以及邻近器官解剖结构等。

■ 磁共振成像技术

（一）血管成像

1. 非增强磁共振血管成像 包括时间飞跃法（time of flight，TOF）和相位对比法（pairing method，PC），这两种磁共振血管成像（magnetic resonance angiography，MRA）均存在扫描时间长、与扫描平面平行血管显示困难、容易造成局限狭窄扩张假象、过高评价血管狭窄、搏动伪影明显等不足。

3D-FBI-MRA（three-dimensional fresh blood imaging magnetic resonance angiography）成像原理是在心电门控下定时采集血管中的水信号，并利用水成像原理，通过设定不同的延迟时间选择性地获得肝静脉、下腔静脉及门静脉或动脉血管的三维MRA像。它的优势在于对血流速度较慢或梗阻的静脉可以获得很好的成像，从而可以用于诊断BCS。研究证明，FBI及其后处理技术对BCS诊断的敏感度为93%，特异度89%，准确性92%。但FBI亦有缺点：①需要较严格地控制心率；②当梗阻或狭窄较轻时，通过FBI序列扫描并经MIP后处理得到的图像可表现为正常血管的图像而造成漏诊。

2. 增强磁共振血管成像　三维对比动态增强磁共振血管成像（three-dimensional dynamic contrast-enhanced magnetic resonanee angiography，3D-DCE-MRA）技术为最近发展起来的并应用最多的显示肝动脉、门静脉及中央静脉系统的成像技术，诊断BCS也有非常大的优势，主要表现在以下几个方面：①该技术只需要注射一次对比剂，短时间屏气即可完成肝静脉、门静脉及下腔静脉的成像；②注入的对比剂剂量小，且这类对比剂半衰期长，有较长的时间窗，可获得更多的成像时间，且对比剂的使用克服了TOF和PC的运动伪影和饱和作用的限制，避免漏诊；③3D-DCE-MRA经后处理技术如MIP及MPR对血管图像进行分析，能够更直观地显示血管及血管外病变，如肝内、外侧支循环，典型表现为"逗号"或"蜘蛛网"样。

3D-DCE-MRA处理病例研究显示，所有病例手术结果与磁共振诊断结果一致，其准确性、敏感度及特异度均达到100%。其能直观地显示肝静脉、下腔静脉的开放性，侧支循环全貌，有无继发性门静脉高压和门静脉开放性及肝实质情况，能用以确定病变部位、范围和程度，甚至用以明确病因，有利于治疗、随访和判断预后，在对BCS准确全面的诊断和评价中具有重要意义，应该在诊断与治疗后随访中得到广泛应用。它可为BCS患者介入治疗提供重要的影像学资料。在实际临床工作中将其与DSA有效结合，优势互补，可使其在BCS介入诊疗中的临床应用发挥最大效益。

3D-DCE-MRA作为BCS的一种无创性影像检查方法，也有一些不足，如扫描时间较长、部分患者存在禁忌证、MRI伪影有时影响观察、不能测定血流动力学指标及技术要求较高等（图6-27）。

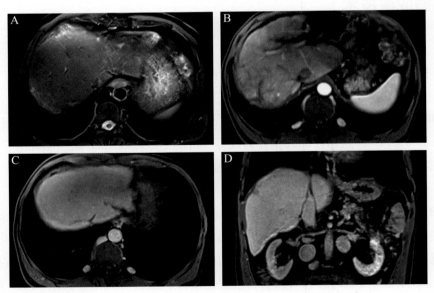

图6-27　BCS的磁共振表现
A. 轴位T_2WI显示下腔静脉明显变窄，管腔内流空信号消失，周围可见短T_2信号；B. 增强扫描动脉晚期可见肝实质不均匀强化，呈网格样改变，尾状叶体积增大；轴位延迟期（C）和冠状位延迟期（D）显示下腔静脉管腔明显变窄，呈低信号，椎旁可见侧支静脉。

（二）MRI平扫及多期动态增强扫描

MRI平扫及多期动态增强扫描能够提供肝脏形态和功能的信息，与MSCT增强扫描大致相同。能够准确地反映BCS肝脏血流动力学变化，有利于区分急性、亚急性和慢性BCS。

肝脏容积加速采集（liver acquisition with volume acceleration，LAVA）技术是一种运用三维K空间填充的快速容积T_1WI脂肪抑制MRI技术，具有覆盖范围大，扫描速度快，脂肪抑制效能高，信噪比、分辨率高等特点，是目前多期动态增强的一种新技术，在常规动态增强显示肝实质改变的同时可以显示肝内、外血管改变，因此被广泛用于BCS患者肝病的诊断。LAVA技术对肝实质病变，尤其是早期小病灶的敏感度更高，为其他影像检查技术所不及的。研究显示LAVA序列扫描图像经后处理技术重建分析得出结论：LAVA技术同样能清楚显示肝静脉和下腔静脉的正常解剖和各种病变，对诊断原发性BCS的血管病变部位、程度、侧支分布及分型均具有较高价值，这与LAVA良好的信噪比和高分辨率的图像细节显示有关。对于肝外侧支血管，LAVA技术MPR三维图像上可很好地显示为迂曲粗大的血管影，走行无规律。而DSA往往需要进行多支血管选择性造影方可显示所有侧支循环，这会增加放射剂量和对比剂用量（图6-28）。

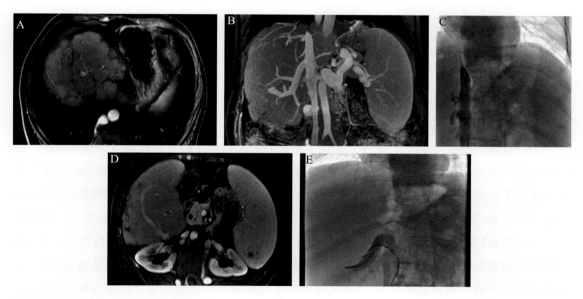

图6-28　BCS的磁共振增强扫描表现
A. 磁共振增强扫描动脉晚期可见肝实质不均匀强化，呈网格样改变；B. MRA显示下腔静脉近第二肝门处管腔闭塞；C. DSA证实下腔静脉近第二肝门处管腔闭塞；D. 增强扫描门静脉期可见副肝静脉，椎旁可见侧支静脉；E. DSA证实副肝静脉。

（三）磁共振弥散加权成像

磁共振弥散加权成像（diffusion weighted imaging，DWI）作为一种功能成像，可从分子水平无创、敏感地发现肿瘤性病变，能提供肿瘤与周围正常组织的高对比情况。DWI对BCS患者伴有的肝内结节病灶的检出及鉴别诊断具有重要的价值，有助于早期诊断小肝癌，特别是不典型小肝癌，避免遗漏临床重要的诊断信息，使得临床诊断及治疗更加完善。而且，DWI对肝癌介入术后的临床效果及预后评估有着重要参考意义。

尽管新的扫描技术使得磁共振扫描时间大大缩短，但相比而言磁共振扫描时间仍较长，且易受运动伪影影响，费用较高，部分患者存在禁忌证如放置金属支架、对比剂过敏及肾功能不全等，这一定程度上限制了磁共振检查的可行性。

■ 影像学表现

MRI具有多参数、多平面、血管流空效应、无创等优点，有利于静脉梗阻部位的确定，轴位可显示肝静脉在肝内的走行和汇入下腔静脉的情况及肝内侧支循环的有无，矢状位和冠状位则适合显示下腔静脉的走行及形态、肝脏与邻近器官的相互关系。对BCS的诊断敏感度较高，可作为一种单独的、无创的诊断BCS的方法。影像学特征主要取决于疾病的持续时间、受累肝静脉的数量及阻塞的程度。

（一）血管改变

BCS诊断最常见的征象是肝静脉不显影或显影不清，肝静脉变细或闭塞，肝内下腔静脉变窄，下腔静脉外在压迫、充盈缺损或显影不清。

主肝静脉狭窄或闭塞时，SE序列表现为主肝静脉不规则变细及血液流空信号不连续，肝内侧支循环表现为多发"逗点"状血液流空区，3D-DCE-MRA表现为典型的"蜘蛛网"征或为连接于肝静脉和副肝静脉间的粗大血管。3D LAVA可显示肝静脉及下腔静脉内血栓，结合磁共振T_2WI表现可以判断血栓的性质，血管内血栓在急性期表现为T_2WI高信号，在慢性期表现为T_2WI等或低信号，而DSA仅表现为管腔内充盈缺损，无法鉴别血栓性质。2种血栓增强均表现为管腔内充盈缺损。MRI不仅能够显示患者肝静脉和/或下腔静脉阻塞端形态，且能够判断静脉内血栓形成时间。MRA可显示下腔静脉和肝静脉狭窄、梗阻或栓塞的部位、范围、程度，不但能明确诊断，而且为介入治疗提供了有利证据，可在一幅图像上同时显示肝后段下腔静脉、肝静脉、门静脉及侧支循环血管，有利于为临床提供病变整体的信息。磁共振静脉成像对静脉侧支循环形成诊断的敏感度和特异度相当于或优于超声（图6-29）。

在3D-DCE-MRA图像急性期，T_2WI上可见肝静脉异常信号，肝静脉不显影，显示模糊，充盈缺损，局部狭窄。在亚急性期及慢性期，可发展为肝内和肝外侧支静脉。肝内静脉-静脉侧支循环形成具有特异性，肝内侧支血管呈"逗点"状。其中，直径≥5mm副肝静脉是最有意义的肝内引流静脉，能够代替肝静脉引流相应肝段及以上区域，对选择恰当

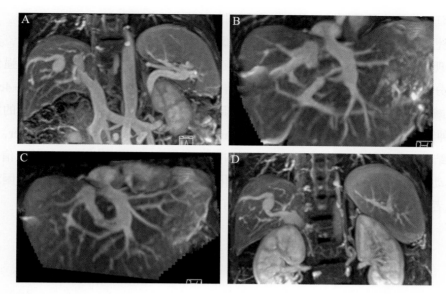

图6-29 BCS的MRA

　　A. MRA显示下腔静脉长节段闭塞，肝内可见侧支血管；B. 肝右静脉和肝中静脉汇合未与下腔静脉相通，肝左静脉汇入闭塞段上方的下腔静脉；C. 肝左静脉与肝中静脉可见沟通；D. 可见副肝静脉、肝内侧支循环形成，椎旁可见侧支静脉。

的治疗方式有重要作用。静脉-静脉侧支可发生在2支或更多肝静脉间，肝静脉与包膜周围静脉间，肝静脉与下腔静脉间，肝静脉与尾状叶静脉间。可出现慢性肝病和门静脉高压表现：门静脉、脾静脉增粗，附脐静脉开放，门静脉周围、胰腺周围、脾门区多发侧支循环形成，食管及直肠静脉曲张，还可见肝动脉增粗。

　　肝外侧支主要引流肾脏、膈肌、椎旁和盆腔深部。主要分为3个深静脉和一个浅静脉途径。前者主要包括下腔静脉与上腔静脉经左肾静脉（至半奇静脉），腰椎静脉丛（至奇静脉）和膈静脉（至心肺旁静脉）。后者经肝包膜静脉引流肝内侧支至胸壁和腹壁。

（二）肝实质改变

　　MRI信号强度改变主要随灌注、坏死、增生和萎缩的变化而改变，可准确诊断急性期和慢性期BCS。

　　1. 急性期　由于肝静脉流出的急性阻塞，出现肝大和腹水。静脉血栓可导致肝窦压力增高和门静脉血流流入延迟或逆流。静脉侧支尚未建立，肝细胞坏死较快。急性期因肝脏充血，实质内含水量增加，表现为肝周围区T_1WI信号降低，肝中央区及尾状叶信号正常。肝周围区T_2WI信号不均匀增高。门静脉和肝窦淤滞导致肝周围实质强化不均匀降低，肝中央区强化明显。尾状叶体积正常或稍增大，动脉期强化明显持续至延迟期。

　　2. 亚急性期　肝脏出现肝叶体积重新分配和侧支循环开始建立，与慢性期改变有所重叠。尾状叶仍保持正常的信号改变。肝周围区T_1WI信号不均匀减低，T_2WI信号不均匀增高。

增强扫描延迟期肝实质增强趋于均匀，肝周围区域强化有所增加。

3. 慢性期 出现肝纤维化和慢性肝病的影像学表现。尾状叶体积明显增大，其他肝叶萎缩，出现淤血性肝硬化征象。可见腹水和侧支血管。肝实质周围区与中央区强化差别不明显。部分患者肝实质内可出现不典型再生结节，多发，大小不等，直径为0.5~4cm。门静脉血流量减少而导致的肝动脉代偿性增加，促进了再生结节和结节内异常胆管的发展。主要包括2种结节，即结节性再生性增生(nodular regenerative hyperplasia of the liver，NRH)和增生性大结节(large regenerative nodules，LRN)。T_1WI呈高信号，T_2WI呈等、低信号。这些结节多由动脉血供应，因此动脉期呈明显强化，静脉期无流出，与肝腺瘤鉴别困难。慢性期BCS患者可合并肝细胞癌的发生，约占所有肝细胞癌的0.7%。

（刘静静）

参考文献

［1］ 张瑞芳，霍婷婷，宋毅，等.超声造影及增强CT对Budd-Chiari综合征合并肝内结节良恶性鉴别诊断的对比研究[J].中华超声影像学杂志，2014，23（12）：1045-1049.

［2］ 张瑞芳，周元媛，秦石成，等.Budd-Chiari综合征合并肝脏结节的声像图及超声造影表现[J].中国超声医学杂志，2010，26（2）：168-171.

［3］ 中国医师协会腔内血管学专业委员会腔静脉阻塞专家委员.下腔静脉与肝静脉"膜"与"节段"阻塞界定的专家共识[J].介入放射学杂志，2016，25（7）：559-561.

［4］ 中国医师协会腔内血管学专业委员会腔静脉阻塞专家委员会.布-加综合征亚型分型的专家共识[J].介入放射学杂志，2017，26（3）：195-201.

［5］ 中华医学会放射学分会介入学组.布-加综合征介入诊疗规范的专家共识[J].中华放射学杂志，2010，44（4）：345-349.

［6］ BANSAL V，GUPTA P，SINHA S，et al. Budd-Chiari syndrome：imaging review[J]. Br J Radiol，2018，91（1092）：20180441.

［7］ BUCHER A M，WICHMANN J L，SCHOEPF U J，et al. Quantitative evaluation of beam-hardening artefact correction in dual-energy CT myocardial perfusion imaging[J]. Eur Radiol，2016，26（9）：3215-3222.

［8］ DAS C J，SONEJA M，TAYAL S，et al. Role of radiological imaging and interventions in management of Budd-Chiari syndrome[J]. Clin Radiol，2018，73（7）：610-624.

[9] DE GOTTARDI A, BERZIGOTTI A, BUSCARINI E, et al. Ultrasonography in liver vascular disease[J]. Ultraschall Med, 2018, 39 (4): 382-405.

[10] FARAOUN S A, BOUDJELLA M EL A, DEBZI N, et al. Budd-Chiari syndrome: a prospective analysis of hepatic vein obstruction on ultrasonography, multidetector-row computed tomography and MR imaging[J]. Abdom Imaging, 2015, 40 (6): 1500-1509.

[11] GLOCKNER J F. Three-dimensional gadolinium-enhanced MR angiography: applications for abdominal imaging[J]. Radiographics. 2001, 21 (2): 357-370.

[12] GUPTA P, KOSHI S, SINHA S K. et al. Contrast-enhanced ultrasound is a useful adjunct to doppler ultrasound in the initial assessment of patients suspected of Budd Chiari syndrome[J]. Curr Probl Diagn Radiol, 2021, 50 (5): 646-649.

[13] LEE VS, MARTIN D J, KRINSKY G A, et al. Gadolinium-enhanced MR angiography: artifacts and pitfalls[J]. AJR Am J Roentgenol, 2000, 175 (1): 197-205.

[14] LU L, XU K, HAN C P, et al. Comparison of 3.0T MRI with 3D LAVA sequence and digital subtraction angiography for the assessment of accessory hepatic veins in Budd-Chiari syndrome[J]. J Magn Reson Imaging, 2017, 45 (2): 401-409.

[15] LV P, LIN X Z, CHEN K, et al. Spectral CT in patients with small HCC: investigation of image quality and diagnostic accuracy[J]. Eur Radiol, 2012, 22 (10): 2117-2124.

[16] LV P, LIN X Z, LI J, et al. Differentiation of small hepatic hemangioma from small hepatocellular carcinoma: recently introduced spectral CT method[J]. Radiology, 2011, 259 (3): 720-729.

[17] MADHUSUDHAN K S, SHARMA S. Ultrasonography in pediatric Budd-Chiari syndrome[J]. Pediatr Radiol, 2020, 50 (12): 1768-1780.

[18] MANCUSO A. Budd-Chiari syndrome in the West and the East: same syndrome, different diseases[J]. Liver Int, 2019, 39 (12): 2417.

[19] MENON K V, SHAH V, KAMATH P S. The Budd-Chiari syndrome[J]. N Engl J Med, 2004, 350 (6): 578-585.

[20] NOONE T C, SEMELKA R C, SIEGELMAN E S, et al. Budd-Chiari syndrome: spectrum of appearances of acute, subacute, and

chronic disease with magnetic resonance imaging[J]. J Magn Reson Imaging, 2000, 11（1）: 44-50.

［21］ OKAMOTO E E, SHERBUK J E, CLARK E H, et al. Biomarkers in trypanosoma cruzi-infected and uninfected individuals with varying severity of cardiomyopathy in Santa Cruz, Bolivia[J]. PLoS Negl Trop Dis, 2014, 8（10）: e3227.

［22］ SINGH S, KALRA M K, GILMAN M D, et al. Adaptive statistical interative reconstruction technique for radiation dose reduction in chest CT: a pilot study[J]. Radiology, 2011, 259（2）: 565-573.

［23］ SU L, DONG J Q, SUN Q, et al. Spectral CT imaging in patients with Budd-Chiari syndrome: investigation of image quality[J]. Cell Biochem Biophys, 2014, 70（2）: 1043-1049.

［24］ SU L, HU L, LIANG P, et al. Clinical efficacy of spectral computed tomography for evaluating liver function in patients with Budd-Chiari syndrome[J]. Acad Radiol, 2019, 26（4）: 461-466.

［25］ TANIKAKE M, SHIMIZU T, NARABAYASHI I, et al. Three-dimensional CT angiography of the hepatic artery: use of multi-detector row helical CT and a contrast agent[J]. Radiology, 2003, 227（3）: 883-889.

［26］ URATA J, MIYAZAKI M, WADA H, et al. Clinical evaluation of aortic diseases using nonenhanced MRA with ECG-triggered 3D half-Fourier FSE[J]. J Magn Reson Imaging, 2001, 14（2）: 113-119.

［27］ XIAO H J, LIU Y H, TAN H N, et al. A pilot study using low-dose spectral CT and ASIR（adaptive statistical interative reconstruction）algorithm to diagnose solitary pulmonary nodules[J]. BMC Med Imaging, 2015, 15: 54.

［28］ YOKOYAMA K, NITATORI T, INAOKA S, et al. Non-contrast enhanced MR venography using 3D fresh blood imaging（FBI）: initial experience[J]. Radiat Med, 2001, 19（5）: 247-253.

［29］ ZHANG D, LI X H, LIU B. Objective characterization of GE discovery CT750 HD scanner: gemstone spectral imaging mode[J]. Med Phys, 2011, 38（3）: 1178-1188.

［30］ ZHANG R F, QIN S C, ZHOU Y Y, et al. Comparison of imaging characteristics between hepatic benign regenerative nodules and hepatocellular carcinomas associated with Budd-Chiari syndrome by contrast enhanced ultrasound[J]. Eur J Radiol, 2012, 81（11）: 2984-2989.

巴德-基亚里综合征的临床表现

巴德-基亚里综合征（BCS）在世界范围属少见病，发病率低，接近1/100万，但是在世界各国的发病率略有不同。相对而言，在欧美地区，该病较罕见，患者群中育龄期女性多见，其中绝大多数病例有1种以上与血栓形成相关的潜在疾病。相对于西方发达国家，亚洲的发达国家如日本和韩国等BCS也有较高的发病率。在亚洲和非洲国家尤其是中国、印度、南非、尼泊尔等发展中国家，该病具有更高的发病率。在我国，BCS的发病存在明显的地域差异，黄河中下游及淮河流域地区为BCS高发区域，山东西部、河南东部和安徽北部是BCS明显的高发区。BCS在黄河和淮河中下游区域已经成为一种比较常见的疾病，其发病率在苏、鲁、豫、皖交界地区高达10/10万。国外文献报道，BCS见于任何年龄，以20~40岁青壮年多见，男女发病率大致接近。国内文献报道，患者年龄范围是3.8~76岁，平均年龄为30岁，以20~40岁青年人最多见，男女发病率大致相等。

BCS是肝静脉和/或其开口以上的下腔静脉阻塞导致的门静脉和/或下腔静脉高压临床综合征。因肝静脉流出道阻塞的程度不同及有无侧支循环形成，BCS患者间的症状各有差异，临床症状复杂，缺乏特征性表现。BCS的基本病变为下腔静脉和/或肝静脉狭窄或闭塞，根据BCS的病变部位类型不同，其主要临床表现可归纳为3个方面：①下腔静脉阻塞的表现，包括下肢水肿、静脉曲张、色素沉着、慢性溃疡，精索静脉曲张、月经失调、体壁静脉曲张等；②肝静脉回流障碍致肝淤血肿大及继发于肝静脉回流障碍的门静脉高压症，表现为腹胀、腹水、脾大、上消化道出血等；③合并症的表现，存在的合并症不同，患者表现出不同的相关疾病的临床表现。

临床表现

15%~20%的BCS患者可无症状，这类患者往往只有单一的肝静脉血栓形成或者有大的肝静脉侧支循环形成。BCS的临床症状具有多样化的特点，就诊病因包括腹胀、下肢肿胀、下肢血管静脉曲张、上腹痛、腹壁静脉曲张、活动后疼痛、胸闷、黄疸、下肢溃疡、意识障碍、便血、呕血、黑便、乏力、腰痛、鼻出血、全身水肿、上腹部包块化及偶然因素包括查体等发现的肝静脉流出道梗阻等，其中腹胀最为多见，约占全部就诊病因的29.4%。75%~80%的BCS患者有一定的临床表现，最常见的包括发热、腹痛、腹胀、腹水、下肢水肿、消化道出血、肝性脑病等。

BCS患者肝脏病理改变早期为肝细胞充血坏死，并非肝细胞原发破坏，随着病程迁延，晚期才出现肝硬化，因而病变早期肝损害较轻，故血生化检查对诊断帮助不大。其临床表现主要为肝静脉回流受阻伴或不伴下腔静脉回流受阻引起的症状，常有胸腹壁静脉曲张、肝大、腹水、下肢水肿等。症状出现频率及病情轻重主要取决于肝静脉及下腔静脉阻塞程度，而非病程长短。多数研究表明BCS以胸腹壁静脉显露、肝大、腹水为最常见的临床表现。从各种误诊情况看，最易误诊的疾病为肝硬化，其次是结核性腹膜炎。

国内一项患者研究发现，BCS患者的临床表现较复杂，其主要表现按出现频率计有肝大（77.5%，403/520）、腹水（69.2%，360/520）、腹壁静脉曲张（68.5%，356/520）（图7-1，图7-2）、腹胀（50.2%，261/520）、下肢凹陷性水肿（41.5%，216/520）、乏力（22.7%，118/520）、食欲减退（18.3%，95/520）、肝脾大（16.3%，85/520）、下肢浅静脉曲张（14.6%，76/520）（图7-3）、小腿色素沉着（14.4%，75/520）（图7-3）、上腹隐痛或胀痛（13.5%，70/520）、上消化道出血（13.1%，68/520）、脾大（3.7%，19/520）、巩膜黄染（3.7%，19/520）、月经失调（0.01%，6/520）、精索静脉曲张（0.01%，4/520）。其中，肝脏体积增大程度不同，大者可达脐平，出现脾大者，病史多在3年以上。胸腹壁静脉曲张，血流呈上行性，曲张静脉起始于腰部、下腹部，或臀部、腹股沟处。腹水量多少不等，多者达5 000ml以上。另外，部分患者表现为贫血、下肢慢性溃疡、脐疝、女性不孕等。

临床分型

BCS临床分型的目的与意义是认识疾病和确定诊断，从而指导治疗。分型的依据与原则是明确病变定义、了解病因与流行病学、符合病理学与解剖学概念、有利于选择各种检查、指导治疗方案、简单且便于记忆。BCS目前分

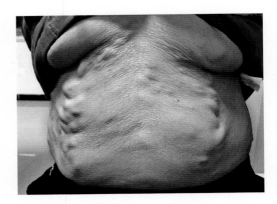

图7-1　BCS患者腹壁静脉曲张1

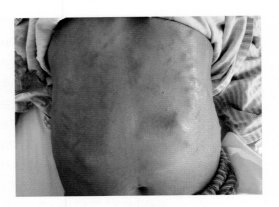

图7-2　BCS患者腹壁静脉曲张2

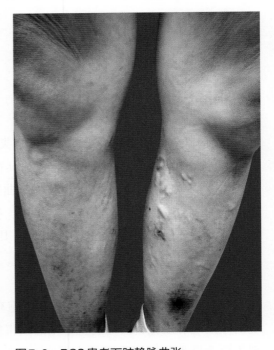

图7-3　BCS患者下肢静脉曲张

型种类繁多，但临床实用性不强，推荐采用简单分型法，即分为肝静脉阻塞型、下腔静脉阻塞型及混合型，根据血管病变特点制定个体手术治疗方案。在中国，BCS以下腔静脉、肝静脉同时阻塞的混合型最多见，肝静脉阻塞而下腔静脉通畅的肝静脉阻塞型次之，单纯下腔静脉阻塞较少见。下腔静脉病变以膜性阻塞多见，短节段闭塞次之，长节段闭塞少见，均可合并血栓形成。肝静脉病变以膜性阻塞多见，短节段闭塞次之，长节段闭塞少见，亦可合并血栓形成。中国最常见的病变类型是肝静脉及下腔静脉联合受累，占所有病例的63.8%。与欧美地区研究报道相比较，中国BCS患者下腔静脉受累比例远远高于欧美地区BCS患者，但肝静脉受累的比例相对较低，这也进一步证实了不同地区BCS患者病变特征不同。

　　侧支循环形成一直是BCS重要的间接诊断依据，研究表明，侧支循环形成在制定治疗策略方面具有重要的作用。而且，侧支循环的代偿情况也决定了BCS侵入性治疗的适应证。所以，术前正确评估肝内、外侧支循环的分布及代偿情况对BCS治疗有重要意义，是术前诊断的关键之一。为此，有研究提出了基于侧支循环形成的病理生理学分型，以进一步指导个体化治疗。BCS患者多可形成广泛的肝内、外侧支循环，甚至实现自身代偿，故对于无症状患者无须进行过早干预，可待其病情进展时再行治疗。

　　BCS的临床分型及相应的治疗策略见表7-1。

表7-1　BCS的临床分型及相应的治疗策略

类型		临床症状	治疗策略
I 型 （下腔静脉阻塞型）	I a型	下腔静脉高压症可代偿	尝试介入开通下腔静脉，若失败则随访观察
	I b型	下腔静脉高压症失代偿	介入开通下腔静脉，若失败则外科手术治疗下腔静脉高压症
II 型 （肝静脉阻塞型）	II a型	门静脉高压症可代偿	尝试介入开通肝静脉，若失败则随访观察
	II b型	门静脉高压症失代偿	介入开通肝静脉，若失败则外科手术治疗门静脉高压症
III 型 （混合型）	III a型	下腔静脉高压症可代偿、门静脉高压症可代偿	尝试介入开通下腔静脉及肝静脉，若失败则随访观察
	III b型	下腔静脉高压症可代偿、门静脉高压症失代偿	尝试介入开通下腔静脉，若成功则再行介入开通或外科手术治疗门静脉高压症；若失败则仅行外科手术治疗门静脉高压症
	III c型	下腔静脉高压症失代偿、门静脉高压症可代偿	介入开通或外科手术治疗下腔静脉高压症，再尝试介入开通肝静脉，若失败则仅治疗下腔静脉高压症
	III d型	下腔静脉高压症失代偿、门静脉高压症失代偿	尝试介入开通下腔静脉，若成功则再行介入开通或外科手术治疗门静脉高压症；若失败则仅行外科手术治疗门静脉高压症

BCS病程数天至数十年不等，根据病情缓急可以分为暴发性、急性或亚急性、慢性。①暴发性BCS：往往数日内发病，患者出现严重肝衰竭，早期肝酶升高，胆红素血症，肝性脑病，凝血功能障碍。肝脏急剧肿胀和疼痛，持续腹水和肾衰竭。②急性BCS：患者1个月内发病，特点是顽固性腹水、腹痛、肝大、肾衰竭、肝酶升高和凝血障碍，组织学上表现为肝充血和坏死。③亚急性BCS：这是常见的临床类型，这种类型的BCS起病隐匿，发病3个月内无症状。活检仅提示轻微肝坏死，大体形态上变化较小。该型BCS不常伴食管静脉曲张。④慢性BCS：门静脉高压形成。组织学上，该型患者有充血性肝硬化。伴随渐进性的腹水性腹胀，肝功能指标可能轻微异常或者正常。肾衰竭见于50%患者，食管静脉出血见于5%~15%的患者，脾大常见。

BCS的临床表现可能是暴发性（5%）、急性（20%）、亚急性或慢性（60%）。中国的BCS多为慢性，病程长，50%以上的患者有粗大的副肝静脉，同时多数患者肝内及肝外也有大量侧支循环形成；受累肝静脉的血液可通过侧支循环引流至其他肝静脉回流至心脏，缓解门静脉高压症状。而欧美地区BCS患者多为急性肝静脉血栓形成所导致，由于病程短，尚无侧支循环形成，故腹水、腹胀等消化系统症状较重。中国BCS病例多为慢性BCS，因下腔静脉阻塞导致相关症状相对常见，下腔静脉及肝静脉同时受累的病变类型最为多见。由于中国BCS患者初次确诊时绝大部分病例处于慢性阶段，与欧美地区BCS患者相比较，就诊时因下腔静脉阻塞导致下肢肿胀及下肢色素沉着等下肢相关症状更为常见，而因肝静脉回流受阻导致的腹水、腹胀等消化系统症状相对少见。

BCS患者临床表现差异很大，既可以表现为急性暴发性肝衰竭症状，也可以长期无症状，症状轻重主要取决于肝静脉和/或下腔静脉阻塞的范围和急慢性程度，以及剩余肝组织及侧支循环的代偿功能。急性BCS患者起病急，症状重，预后较差，需要早期进行紧急的干预治疗。且急性BCS组患者发病年龄更小，病程更短，ALT水平更高，右上腹痛、腹水、胸水、肝大等症状和体征发生率更高，预后亦较差。与急性BCS患者比较，慢性BCS患者下肢水肿、下肢静脉曲张、下肢色素沉着、腹壁静脉曲张、脾大、门体侧支循环、肝内侧支循环、副肝静脉、肝内结节、尾状叶肿大等症状和体征发生率更高。与慢性BCS患者比较，急性BCS患者发病年龄普遍较小、病程短、临床症状和体征更严重。慢性BCS患者右上腹痛、胸水及腹水发生率明显低于急性BCS患者，而肝内侧支循环、门体侧支循环及副肝静脉发生率显著高于急性BCS患者，提示慢性BCS患者发病初期肝静脉和/或下腔静脉阻塞的范围及程度及肝细胞变性坏死程度不及急性BCS患者，随着病程进展，体内侧支血管逐渐增多增粗，剩余肝组织代偿功能较好，病情变化较为平稳。

BCS的临床分型一直是医学界讨论的热点，在我国徐州"巴德-基亚里综合征学术研讨会"上，介入治疗学者提出了介入治疗分类，包括3型。Ⅰ型为肝静脉阻塞型，其亚型包括肝静脉/副肝静脉膜性阻塞、肝静脉节段性阻塞、肝静脉广泛性阻塞、肝静脉阻塞伴血栓形成。Ⅱ型为下腔静脉阻塞型，其亚型包括下腔静脉膜性带孔阻塞、下腔静脉膜性阻塞、下腔静脉节段性阻塞、下腔静脉阻塞伴血栓形成。Ⅲ型为混合型，其亚型包括肝静脉和下腔静脉阻塞、肝静脉和下腔静脉阻塞伴血栓形成。

研究发现，BCS误诊率达62.22%，误诊疾病可以多达10余种，且同一人可先后误诊几种疾病。误诊最多的疾病为肝硬化（44.44%），其次为结核性腹膜炎和肾炎（6.66%）、下肢静脉血栓（5.55%）、皮肤病和缩窄性心包炎（各1.11%）、其他疾病（3.33%）等。BCS可以消化系统以外的主诉而就诊，故临床医师诊治中需要树立整体观念，注意与其他系统疾病鉴别。患者如伴有消化系统症状，则更应引起重视。相比于症状，体征有一定的特征，对该病的诊断及鉴别具有一定意义。

总之，BCS是一种病因及临床表现复杂的疾病，多学科协作有利于诊断和治疗BCS。目前的资料主要来源于各个中心治疗经验的回顾性分析，治疗方案的选择取决于发病原因、病变解剖部位、血栓范围、肝功能、全身总体状况等。

三 特殊类型患者

（一）BCS与妊娠

欧美地区BCS患者以育龄期女性为主，临床上BCS患者在随访期间合并妊娠的情况也并不罕见。其与妊娠有着内在联系，妊娠可引起BCS，而BCS又对母体和胎儿产生不利影响。妊娠女性与非妊娠女性相比较，形成静脉血栓的风险可增加4~5倍。当血栓栓塞发生于肝静脉流出道时，可引发BCS。不同研究中，妊娠相关BCS的发病率各有差异，其原因是"妊娠相关BCS"的定义不同。Darwish等认为妊娠相关BCS是指妊娠期间及生产后3个月内诊断为BCS；而Rautou等将时间延长至产后6个月；Dilawari等认为在妊娠或产褥期间出现BCS相关的症状即定义为妊娠相关BCS。如果妊娠期出现腹水、肝脾大、食管-胃底静脉曲张等门静脉高压表现或腹壁、下肢静脉曲张等下腔静脉阻塞表现，应高度怀疑合并BCS。

BCS患者妊娠期间，由于母体新陈代谢增加，大量雌激素在肝内灭活，同时胎儿代谢产物也要在母体肝内解毒，肝脏负担较孕前明显加重。促凝物质增多，抗凝物质减少，以及增大的子宫压迫下腔静脉使回心血流减慢，均可诱发BCS患者血栓再发或蔓延。此外，BCS患者常伴有食管-胃底静脉曲张，合并妊娠时腹压增高，可诱发曲张静脉破裂出血，以致不可控制的失血性休克。

（二）合并不孕症

解剖学上，子宫、输卵管、卵巢等生殖系统的静脉血液注入下腔静脉回流入心脏。下腔静脉阻塞型及混合型BCS患者中，女性生殖系统静脉血液回流障碍，从而影响生殖系统正常的受孕功能。BCS患者长期处于肝淤血状态，肝功能受到影响，肝脏对雌激素的灭活功能下降，继而导致雌激素代谢紊乱。BCS造成不孕症的报道屡见不鲜。有研究显示，不孕症女性BCS患者在接受开通治疗后可成功受孕。许多以不孕症为首发症状的BCS女性患者，经详细的妇产科检查后仍找不到病因，病情迁延最终错过受孕的最佳时间。

（三）合并肝细胞癌

BCS患者在疾病发展的过程中常常合并肝细胞癌（简称肝癌），从而降低患者的生存质量、缩短其生存时间。众所周知，乙型和丙型肝炎病毒慢性感染及酒精性肝炎导致的肝硬化是引起肝细胞癌的最主要病因，而BCS尤其是下腔静脉膜性阻塞（MOIVC）作为肝细胞癌发病的危险因素常被忽视。

BCS合并肝细胞癌的发病率在不同的地区有所差异。日本学者Okuda等发现，157例BCS患者中，合并肝细胞癌有11例（11/157，7.1%），其中10例（10/157，6.4%）肝细胞癌发生在原发性BCS的基础上，另外1例是由肝细胞癌入侵致下腔静脉引起的继发性BCS。法国学者Moucari等报道，97例BCS患者中并发肝细胞癌有11例（11/97，11.2%），其中9例为下腔静脉阻塞，余2例为肝静脉阻塞，单因素分析显示，下腔静脉阻塞与肝细胞癌的发生相关性较强。南非学者Kew等发现，131例下腔静脉膜性阻塞患者中，57例（457/131，3.5%）合并肝细胞癌。在印度，54例下腔静脉膜性阻塞患者中，合并肝细胞癌有6例（6/54，11.1%）；在尼泊尔，150例下腔静脉膜性阻塞患者中，合并肝细胞癌有7例（7/150，4.7%）；在韩国，98例下腔静脉膜性阻塞患者中，合并肝细胞癌有23例（23/98，23.5%）。Gwon等研究显示，下腔静脉膜性阻塞患者的1年、5年肝细胞癌累积发病率分别是7.3%、13.5%，这与乙型、丙型病毒性肝炎性肝硬化导致的肝细胞癌的发病率类似。中国有研究者报道，1 800例BCS患者中20例（20/1 800，1.1%）合并肝细胞癌，远低于国外的发病率。邹文卫等在排除肝炎、肝硬化病史后，发现169例BCS患者中，有9例（9/169，4.4%）并发肝细胞癌。虽然BCS合并肝细胞癌的发病率文献中各有不同，但这些研究都充分强调二者间的内在联系，BCS作为肝细胞癌发生的危险因素不容忽视。

肝细胞癌易在静脉系统形成转移性癌栓；靠近肝静脉和肝段下腔静脉的肝细胞癌亦可直接侵犯静脉血管，破坏血管壁，从而使胶原和基底膜暴露，激发血栓形成；当肝细胞癌邻近第二肝门时可直接压迫肝静脉或肝段下腔静脉。上述情况均可导致肝静脉流出道受阻，引起继发性BCS，但其中癌栓的形成较为常见。国内研究报道的42例BCS合并肝细胞癌的患者中，36例（36/42，85.7%）有下腔静脉癌栓。此外，肝细胞癌患者肝动脉栓塞化疗术（TACE）后亦可并发BCS，可能是病灶栓塞后水肿从而压迫下腔静脉所致，再加上受压后血液流速缓慢，患者术后制动等更易诱发血栓形成。

在BCS长期的病程中，部分患者发生肝细胞癌后，会出现消瘦、乏力、食欲缺乏、肝痛、肝脏不规则肿大等临床表现，多数患者亦可无此表现，仅在对BCS复查时，由影像学提示肝实质内占位性病变，或实验室检查甲胎蛋白异常增高。在肝细胞癌引起继发性BCS患者中，早期以肝细胞癌的表现为主。随着肝细胞癌进展，在随访的过程中部分患者可发现BCS。根据患者症状出现的缓急，临床可分为急性和慢性。前者病程多在1~2个月以内，腹痛或腹胀突然发生，随后出现肝大或形成大量腹水，肝功能伴有不同程度的损害，病情严重的患者还会出现肝衰竭甚至休克，部分患者也可自然缓解，转为慢性BCS。后者病程为数月或数年，症状和体征缓慢出现，开始感上腹部不适或腹胀，随后逐渐出现腹水或肝大等，病程长者可有脾大，食管-胃底静脉曲张，甚至呕血和黑便。

（朱荣涛　魏常华）

参考文献

［1］　李震，汪忠镐.布-加综合征治疗现状[J].中国血管外科杂志（电子版），2017，9（1）：1-3.

［2］　刘磊，叶青，韩涛.肝后性门静脉高压症的诊断与治疗[J].临床肝胆病杂志，2019，35（1）：24-28.

［3］　张小明.布-加综合征的治疗现状和争议[J].中国血管外科杂志（电子版），2015，7（3）：131-133，136.

［4］　QI X，HAN G，GUO X，et al. Review article：the aetiology of primary Budd-Chiari syndrome-differences between the West and China[J]. Aliment Pharmacol Ther，2016，44（11/12）：1152-1167.

［5］　SELJO S，PLESSLER A，HOEKSTRA J，et al. Good long-term outcome of Budd-Chiari syndrome with a step-wise management[J]. Hepatology，2013，57（5）：1962-1968.

［6］　ZHOU P L，REN J Z，HAN X W，et al. Initial imaging analysis of Budd-Chiari syndrome in Henan province of China：most cases have combined inferior vena cava and hepatic veins involvement[J]. PLoS One，2014，9（1）：e85135.

巴德-基亚里综合征诊断性穿刺造影技术

巴德-基亚里综合征（BCS）是由肝静脉和/或肝后段下腔静脉部分或完全阻塞性病变所引起的一系列综合征。因肝静脉流出道受阻引起肝静脉高压，继而使门静脉回流受阻，临床表现为肝脾大、腹水、食管-胃底静脉曲张出血等门静脉高压症状。如病变累及下腔静脉，则出现下肢静脉曲张、水肿、色素沉着、溃疡等。

随着大量BCS病例的发现、诊疗技术的发展、临床经验的积累，BCS诊断水平显著提高。BCS诊断与鉴别包括症状、体征、实验室检查及影像学检查。影像学检查是诊断BCS的重要依据。常用的影像学检查手段包括超声、CT、MRI和DSA。任何一种检查均应首先以了解肝静脉为中心，无论是否存在下腔静脉狭窄或闭塞，都必须要搞清楚肝静脉是否存在狭窄或者闭塞，以及狭窄或者闭塞是局限性还是广泛性。其次才是了解伴随的异常征象，如肝、脾是否肿大，有无继发血栓和侧支循环等。BCS诊断必须通过检查清楚地了解肝静脉的情况，否则可能导致诊断和治疗不当。

▬ 血管造影诊断

DSA是目前进行血管介入诊断治疗的主要手段。应用DSA行静脉造影则是诊断BCS的金标准。血管造影可以清晰地显示病变的部位、范围、性质，为BCS诊断、分型及治疗提供有力的依据。诊断性血管造影包括下腔静脉造影和肝静脉造影。常规行下腔静脉造影后，肝静脉阻塞患者需行逆行肝静脉造影；当肝静脉造影不成功时，可行经皮经肝静脉造影。

▬ 血管造影技术

（一）下腔静脉造影术

1. 经股静脉穿刺下腔静脉造影术 通常取右侧股静脉为穿刺点。穿刺点备皮、消毒、局部麻醉，采用改良式Seldinger技术穿刺右侧股静脉，常规选用5~7F猪尾巴导管，将导管头端送至靠近下腔静脉狭窄或阻塞处远段。下腔静脉闭塞时将导管前端靠近闭塞处；下腔静脉狭窄或通畅时，导管前端置于下腔静脉下端，以便于观察下腔静脉全程和避免因导管超越病变处而漏诊。连接导管测量静脉压力并注入对比剂造影。对比剂用量为30~40ml/次，注射速率为15~18ml/s。投照位置通常取后前位，根据诊断需要，必要时可以增加侧位。主要观察下腔静脉是否通畅及阻塞断、肝静脉及副肝静脉的通畅情况，并可监测相应血管血流动力学特征。造影检查过程中应用肝素生理盐水间断性冲洗导管，造影结束后撤退导管，穿刺点处压迫止血。

2. 经颈内静脉下腔静脉双向造影术　双向造影用于下腔静脉闭塞的病例。对于经股静脉下腔静脉造影未能显示下腔静脉梗阻近心端或显示欠佳，并且导管无法越过狭窄段者，则行下腔静脉双向造影术。右侧颈静脉区常规消毒、铺巾、局部麻醉，穿刺置入5F血管鞘，导丝引导下5F导管经右心房置于下腔静脉狭窄段上方，经静脉插入的导管宜选用端孔导管，因为下腔静脉闭塞上端距右心房的距离多在2cm以内，而猪尾导管的侧孔间距大于2cm，会造成大量对比剂快速进入右心房而下腔静脉显影不佳。在进行双向造影时，需同时连接位于闭塞上、下端的两根导管并同时注射对比剂。对比剂注射速率为20ml/s，总量为40ml。由于投照位置、角度，隔膜形态，解剖位置等因素影响，下腔静脉单向造影可以仅行正位投照，而双向造影应做正、侧位投照，否则可能出现不能显示隔膜的负影，甚至出现无梗阻的假象。行双向下腔静脉DSA，可显示下腔静脉阻程度及阻塞段长度（图8-1）。

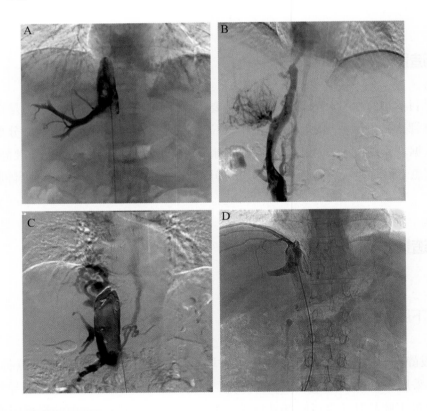

图8-1　经颈内静脉下腔静脉双向造影
　　A~C.造影显示下腔静脉肝后段膜性狭窄；D.造影显示完全性阻塞。

（二）肝静脉造影术

1. 经颈静脉途径　对于肝静脉狭窄或阻塞患者，行肝静脉造影以明确病变情况。将猪尾巴导管经颈静脉或股静脉插至下腔静脉肝后段下端，常规行下腔静脉造影，初步判断肝左、右静脉开口位置。选用5~7F带侧孔单弯导管或眼镜蛇（Cobra）导管，经颈静脉途径插管，利用超滑导丝探查狭窄的肝静脉或副肝静脉开口并行选择性造影。注射对比剂后观察肝静脉或副肝静脉狭窄情况，对比剂用量为15~20ml/次，注射速率为5~8ml/s。造影后接测压管对肝静脉压力进行测定。

2. 经股静脉途径　因肝静脉往往与下腔静脉呈锐角，经颈静脉有利于顺利进入肝静脉。当经颈静脉探查失败或副肝静脉与下腔静脉远端呈钝角时，可考虑经股静脉进入下腔静脉探查肝静脉。采用Cobra管或单钩管，于膈下沿下腔静脉右侧壁滑动，进入肝右、中、左静脉，在$L_{2~3}$水平进入副肝静脉。插管完成后行DSA。

（三）经皮肝穿刺肝静脉造影术

适用于下腔静脉造影时肝静脉和副肝静脉均未显影，经反复寻找仍未找到，又经颈静脉插管亦证实肝静脉开口闭塞时，则采用经皮肝穿刺肝静脉造影。穿刺点选择腋中线7~8肋间，常规消毒、铺巾、局部麻醉。超声引导下经皮肝穿刺其中扩张最粗的一支肝静脉，引入外套管及4F导管进行造影观察；也可直接在DSA透视下行肝静脉穿刺。穿刺成功后将20~40ml对比剂在6~8s内行DSA，以明确其阻塞段远端、肝静脉及副肝静脉的通畅情况。造影结束后，将鞘管回撤1~2cm，见不再向外滴血时，拔出穿刺针，局部压迫或右侧卧位半小时后改为平卧，24小时内密切注意患者的穿刺部位和生命体征。经皮经肝静脉造影可清楚地显示肝内静脉的联系、肝静脉流出道阻塞与扩张情况及侧支循环与下腔静脉的关系，是了解闭塞肝静脉情况的最可靠方法。经皮经肝穿刺肝静脉造影时，要尽量选择细针穿刺造影，必须要用粗针或套管针穿刺置入导丝时，应在细针穿刺造影成功的基础上用粗针或套管针穿刺置入导丝；应避免反复穿刺；有大量腹水时，应先通过补蛋白、利尿、腹水引流等方法处理好腹水后再行穿刺。

（四）经皮脾穿刺门静脉造影术

经皮脾穿刺门静脉造影术（pereutanous transsplenic portovenography，PTPV）的目的在于确定脾门静脉主干是否通畅，明确脾门静脉口径或阻塞部位，从影像中了解有无离肝血流及门–体静脉之间的侧支循环形成，在造影的同时，可测定脾髓压力，它与自由门静脉压是相当的，因此，PTPV不仅可以确立是否存在门静脉高压症，尚可进一步确定门静脉高压症的类型。PTPV对各种类型的门静脉高压症均有诊断和鉴别诊断的价值，可依PTPV所获得的有关门静脉系干支口径、通畅情况、侧支范围及方向、肝血流状态、门静脉高压类型等，拟订相应手术方式。对区域性门静脉高压，PTPV可更直接地显示脾胃区的侧支循环及脾静脉受阻情况。当脾髓压力增高又缺乏肝病征象时，PTPV又排除肝前型门静脉高压症之后，应再做下腔静脉和经皮经肝穿刺肝静脉造影，以证实有下腔静脉和/或肝静脉阻塞等。

需要注意的几个问题：①目前的观点是不主张做单纯以诊断为目的下腔静脉造影，因为下腔静脉造影可以诱发下腔静脉内血栓形成。②经股静脉行下腔静脉造影时，猪尾导管远端应放置于闭塞端下缘处。双向造影应列为常规检查，以了解下腔静脉闭塞两端的形态。③选择性肝静脉造影应在下腔静脉造影后紧接着进行。将下腔静脉造影和肝静脉造影同时进行并视为一体是进行血管造影检查的基本要求和标准化操作步骤。④血管阻塞部位两端应测定静脉压力，一般认为静脉压大于 $5cmH_2O$（ $0.49kPa$ ）可引起血流动力学改变。

三 血管造影显示征象

在造影图像上，对比剂在下腔静脉内随血流向上流动突然受阻、停顿甚至出现反向血流是下腔静脉阻塞的直接征象。严格地说，经股静脉插管途径行单向顺行性造影只能明确下腔静脉阻塞的部位和程度，而不能明确阻塞的性质和范围；下腔静脉双向造影可以显示隔膜的厚度或范围，因此双向下腔静脉造影显示隔膜的负影是极有价值的征象。造影图像显示下腔静脉局部梭形扩张、下腔静脉内血栓形成、下腔静脉瘤形成、侧支循环形成等征象间接提示下腔静脉阻塞。

1. 下腔静脉阻塞的造影表现　按照下腔静脉阻塞部位的形态分为膜性病变和节段性病变。

（1）膜性病变：经股静脉单向造影时可以发现阻塞端的形态呈弧形（天幕，圆顶）、斜形、水平状、笔尖状、鼠尾状、不规则状等（图8-2）。下腔静脉入右心房处部分阻塞，呈圆顶状改变，其中央或侧方有小孔与右心房相通，称为膜性狭窄，其远端下腔静脉扩张；而下腔静脉入右心房处完全阻塞，呈圆顶状改变，称为膜状闭塞，常出现被阻塞的下腔静脉远端扩张并伴肝静脉扩张。

（2）节段性病变：下腔静脉双向造影显示下腔静脉入右心房水平以下可见充盈缺损影，称为节段性狭窄；而下腔静脉造影显示下腔静脉长度不等的完全闭塞，阻塞两端呈圆顶状或锥形改变，称为节段性闭塞。其特点是侧支循环非常丰富，一般分为深、浅两组侧支循环通路。这些侧支血管常见迂曲扩张（图8-3）。

2. 经下腔静脉选择性肝静脉造影时肝静脉阻塞的表现

（1）肝静脉开口处膜性阻塞的造影表现：肝静脉开口处膜性阻塞可发生一支或多支肝静脉，由于导管无法进入肝静脉，需要性破膜穿刺或经皮肝穿刺，造影图像可见阻塞远端肝静脉主干及其分支管腔扩张、肝内交通支形成及肝内、外交通支形成。肝内交通支包括肝静脉之间和肝静脉与副肝静脉之间的交通支形成（图8-4）。大部分患者三支（左、中、

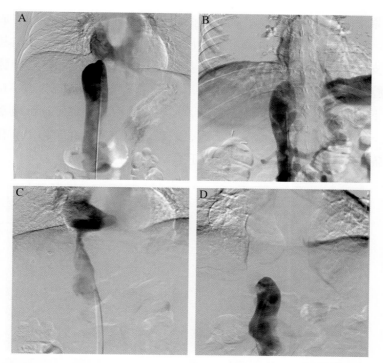

图8-2 阻塞端的形态

A~C. 副肝静脉扩张并肝内侧支循环形成；D. 肝外侧支膈静脉。

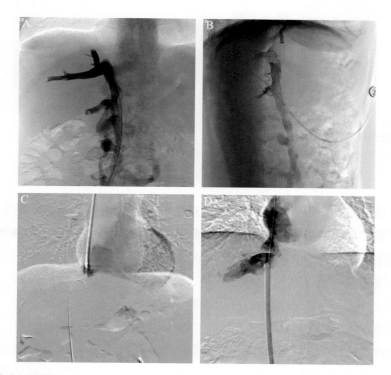

图8-3 节段性病变示意图

A、B. 下腔静脉造影正侧位拍照显示隔膜负影；C、D. 下腔静脉双向造影显示阻塞段范围。

右）肝静脉受累程度并非完全相同，而其中受累程度最轻的一支肝静脉将成为肝脏血液回流的主要途径。随着病程发展，此支肝静脉压力逐渐升高，主干扩张，与其他肝静脉之间形成广泛交通支，肝静脉开口由于受病变累及不能相应扩张，选择性肝静脉造影时呈弹头样（类似于下腔静脉膜性阻塞的天幕样表现），下腔静脉造影时表现为"杯口"征。肝静脉膜性阻塞时，下腔静脉造影肝静脉均不显示，但特殊的间接征象可提示阻塞肝静脉口部的位置，即肝段下腔静脉壁向腔内结节状凸起，表现为侧壁局限性隆起，可有小孔或喷射造成下腔静脉线条状对比剂浅淡，称为"乳头征"。

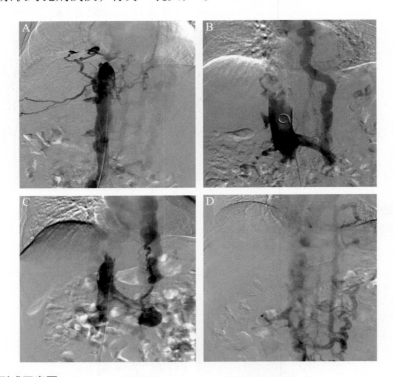

图8-4 交通支形成示意图

　　A~D. 示肝静脉及下腔静脉阻塞并侧支循环形成，通过奇静脉回流。

　　（2）肝静脉开口处节段性闭塞的造影表现：肝静脉开口处节段性闭塞发生率低于膜性闭塞，且经下腔静脉破膜穿刺难度较大，造影图像表现为阻塞近端为笔尖状，闭塞端与下腔静脉侧壁间距大于5mm，闭塞远端肝静脉分支扩张，同样可以看到肝内、外交通支形成。少部分患者三支肝静脉受累程度几乎相同时，肝脏的血液必须形成一回路，此回路可能是右后下肝静脉（副肝静脉）或细小的肝短静脉（图8-5）。随着血流量增加，压力增高，管腔逐渐代偿增粗并向下腔静脉内突出，形成"指压迹"征。

　　（3）肝静脉广泛闭塞的造影表现：肝静脉一支或多支主干全程发生闭塞时，无论是采用经腔静脉穿刺还是采用经皮肝穿刺均无法找到肝静脉主干，只能发现呈网状结构的细小的静脉血管向下腔静脉回流，在下腔静脉管壁上出现多个细小开口。

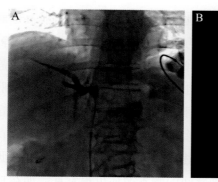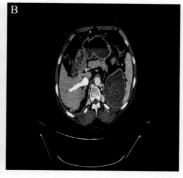

图8-5 肝静脉开口处节段性闭塞的造影表现

  A. 副肝静脉造影; B. CTA显示代偿扩张的肝右后下静脉。

  （4）肝静脉和副肝静脉阻塞的造影表现：副肝静脉是除上组肝左、肝中、肝右静脉之外的下组肝静脉的主干。在上组肝静脉发生阻塞时，副肝静脉是肝中血液回流的重要途径，部分患者的副肝静脉可以完全代偿上组肝静脉的作用（有学者认为直径大于6mm的副肝静脉具有临床意义，直径大于10mm的副肝静脉能完全代偿上组肝静脉的回流）。部分上组肝静脉闭塞的患者可以合并副肝静脉阻塞，表现为副肝静脉和肝静脉分支扩张、血流受阻、副肝静脉与肝静脉之间存在交通支（图8-6）。

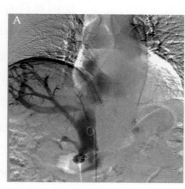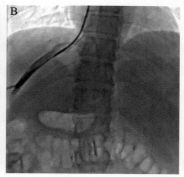

图8-6 肝静脉和副肝静脉阻塞的造影表现

  A. 肝静脉及副肝静脉交通支; B. 经颈静脉途径肝静脉造影。

  3. 经皮肝穿刺肝静脉阻塞的造影表现 ①对比剂滞留在受阻的肝静脉内，肝静脉明显扩张，其近心端呈圆顶状，对比剂也可呈"喷射状"进入下腔静脉。提示肝静脉于下腔静脉开口处膜性狭窄或阻塞。②对比剂经肝内网状侧支循环进入第三肝门部开放的肝短、肝背静脉至下腔静脉，最常见的是经扩张的肝右下静脉回流至下腔静脉。提示肝内侧支循环形成良好并且副肝静脉通畅。③肝静脉与膈静脉形成自然分流，提示肝外侧支循环形成。④对比剂经肝血窦逆行进入门静脉分支并逐级显影门静脉系统。

4. 经皮脾穿刺门静脉造影表现　①门静脉及脾静脉主干：门静脉高压时，门静脉和脾静脉主干均显著增宽，而脾静脉主干增宽更为明显，有的甚至增加到与门静脉相同的口径。许培钦等发现脾静脉主干增加的程度与脾脏增大的程度呈正相关，而与门静脉压力的高低并不一致。肝内门静脉分支可受压变形，粗细不均或扭曲。当有完全性离肝血流时（如在BCS部分病例中主肝静脉完全受阻时，门静脉成为肝血流的流出道），门静脉主干可不显影。②侧支循环：肝内型门静脉高压症时，多以头向胃冠状静脉与奇静脉食管支间的侧支最多见，而在肝后型门静脉高压症时，除上述侧支循环最常见外，尾部的肠系膜下静脉与腹膜后、痔下静脉或肾上腺静脉、腰升静脉间的侧支循环也很常见。如在BCS时，肠系膜下静脉显影较常见。③门静脉血流方向：当门静脉血流向肝时，对比剂由脾窦至脾静脉，再进入门静脉主干及肝内逐级分支，最后至肝窦而显示肝影。当血流完全离肝时，对比剂滞留在脾实质内或脾静脉及侧支内。当血流部分离肝时，大部分对比剂逆肝而流向侧支，肝内门静脉分支显影极差。因此，在很大程度上可依脾静脉、门静脉影像判断门静脉血流方向，对预测疾病的预后和患者对分流术的耐受性及远期疗效有一定临床价值。

四　血管造影分型及临床意义

分型对于指导介入和外科治疗方式的选择有重要的意义。国内外已有不少分型方法。肝静脉阻塞和回流障碍是本症的核心，因此依据血管造影结果可将BCS分为如下4型。

1. Ⅰ型为肝静脉狭窄闭塞　本型是指单纯肝静脉狭窄闭塞，有两个亚型。Ⅰa型：肝静脉主干或开口部狭窄或闭塞，多为膜性或蹼状明显扩张。此类适合肝静脉开通术治疗，能达到治愈的目的。Ⅰb型：肝静脉广泛狭窄或闭塞，常累及主干及分支。此类病变仅适合经颈静脉肝内门体分流术（transjugular intrahepatic portosystemic stent-shunt，TIPS）、门-腔分流术或肠-腔分流术治疗。

2. Ⅱ型为肝静脉并下腔静脉狭窄阻塞　肝静脉的病变常位于开口处，少部分为广泛性；下腔静脉病变多为节段性。因此，必须分别行肝静脉和下腔静脉开通术。合并广泛性肝静脉阻塞者应先行介入性下腔静脉开通术，再行TIPS和外科门-腔或肠-腔分流术。

3. Ⅲ型为下腔静脉狭窄阻塞而肝静脉通畅　因肝静脉开口于下腔静脉病变下方，下腔静脉压力升高造成肝静脉回流障碍，甚至肝静脉成为下腔静脉的侧支循环而出现逆行血流。下腔静脉多为膜性狭窄和阻塞，少数为节段性。此类患者只要行有效的下腔静脉开通术即可治愈。

4. Ⅳ型为罕见的肝小静脉闭塞病　造影显示肝静脉主干并无狭窄闭塞，其末端小静脉扭曲、紊乱。临床上表现为肝脾大、门静脉高压症，穿刺活检显示肝窦明显淤血。尚需排除心脏病引起的下腔静脉回流障碍方可诊断。此类患者可行TIPS治疗。

五　血管造影操作方法

（一）术前准备

1. 术者准备

（1）详细了解患者病史：了解患者一般状况；完善体格检查；完善实验室检查及影像学检查；明确是否检查或治疗的适应证。

（2）术前签字：血管造影为创伤性检查，需向患者本人及家属说明检查的目的、方法和术中及术后可能出现的各种并发症并签署知情同意书。

（3）制定诊断方案：包括检查部位、操作步骤、器械及对比剂的选择等。

2. 患者准备

（1）病史与体检：有无出血史、过敏史等。

（2）实验室检查：血、尿、粪便常规，心、肝、肾功能，电解质，凝血功能，传染病，血型等。术前积极纠正贫血、血小板减少、凝血功能障碍、肝肾功能不全等。

（3）影像学检查：心电图、肺功能、肝脏及下腔静脉CTA或MRA，心、肾及肝脏彩色多普勒超声等。评估患者手术耐受程度及并发症的发生概率。

（4）签署血管造影知情同意书。

（5）穿刺部位皮肤准备，穿刺点皮肤破损及感染的处理。

（6）术前4~6小时禁饮食及适当应用镇静剂。

（7）屏气功能的锻炼。

（8）心理准备。

3. 器械准备

试运行机器确保正常运转；消毒各类器械及敷料；静脉穿刺系统；常规器材，如5F猪尾巴造影导管、Cobra导管、0.035英寸（0.089cm）超滑导丝、超硬导丝、穿刺针、套管鞘等。

4. 药品准备

常用对比剂，如碘海醇、碘克沙醇等碘剂，76%泛影葡胺等；麻醉药物，常用2%利多卡因；辅助药物，包括止吐、镇痛和抗过敏药；急救药品、抗凝血药、扩血管药等。

（二）穿刺方法

1. 经皮股静脉穿刺

患者取平卧位，常规消毒、铺巾。穿刺点选择股动脉内侧，用2%利多卡因局部麻醉。穿刺时要求患者屏气，术者用穿刺针向股静脉缓慢进针，穿刺针尾端接注射器略带负压吸引。当针尖穿过股静脉前壁时，注射器内将看到暗红色静脉血抽出。保持固定针的位置并移除注射器。如果针的尾端继续有静脉血涌出，即可向股静脉内插入合适的导引导丝，在无阻力顺利插入20~30cm后，可插入导管鞘。穿刺困难者可采用透视下定位及彩色多普勒超声进行引导。

2. **经皮颈内静脉穿刺**　患者取仰卧位，头部转向对侧，颈部较短者，颈部垫高以使头后仰。常规消毒、铺巾。颈内静脉穿刺的皮肤进针点应选择在胸锁乳突肌中上1/3的后缘。用2%利多卡因局部麻醉。穿刺时针尖指向同侧胸锁关节，与冠状面角度为15°~30°，进针深度为3~5cm，针尾与5ml注射器相接。穿此时，术者用装有生理盐水的注射器边穿刺边回抽，以保持一定负压，一旦顺利回抽暗红色血液即可插入导丝，并在透视下观察是否顺利到达右心房。如是，说明穿刺成功。如果穿刺不成功，再次穿刺时应该将穿刺针平移，始终沿身体纵轴方向穿刺。如果多次穿刺不成功，应即刻经股静插管进入颈内静脉进行引导。有条件者可在B超引导下进行穿刺。

3. **经皮肝穿刺**　患者平卧于检查床，常规消毒、铺巾。选用16号肝静脉穿刺针或Chiba针，或选用聚乙烯套管针，自右腋中线第8或第9肋间隙或透视定位。用2%利多卡因局部麻醉后将针尖内上方与皮肤呈60°角刺入肝脏（或右中线第8或第9肋间隙向胸10锥体高度进针），一般进针6~10cm后，立即抽出金属内芯，缓慢退出鞘管，如见血液涌出即注入对比剂5ml，透视下观察。如肝静脉显影即表明穿刺成功，肝静脉显影的特征为向第二肝门走行的管状影。

4. **经皮脾穿刺**　患者仰卧在X射线检查台上，左臂举向头部，检查并标出脾脏的大小及位置，穿刺部位通常在脾脏的中点，即第9或第10肋间与腋中线交叉点上。常规消毒、铺巾，以1%普鲁卡因或2%利多卡因做局部麻醉后，用尖刀在皮丘做3mm的皮肤切口，采用聚乙烯套管穿刺针，向脾脏刺入5~6cm，此时嘱患者屏气，然后立即抽出金属内芯。如见血液由套管针流出，可先注入5ml对比剂，观察电视屏幕，如见对比剂很快沿血管流失或见血管显影，即表明穿刺满意。测定脾髓压力后，将76%泛影葡胺注射液40ml于6~8秒内注入脾脏行DSA。造影完毕，将穿刺针退出1cm，留置5分钟，再退出1cm，5分钟后拔出穿刺针，局部加压半小时，然后敷料包扎，嘱患者左侧卧位。24小时内仍应注意患者全身和局部变化。

（三）术后处理

1. 术后严密观察患者生命体征变化，如血压、心率、中心静脉压等。

2. 穿刺点加压包扎，术后24小时严格限制下肢活动，预防出血。

3. 预防性使用抗生素48小时。

4. 血栓形成通常由导管导致，还与血管内膜损伤程度、血管痉挛及患者凝血功能有关。使用肝素可降低血栓形成的风险。

5. 严密观察患者有无迟发性过敏反应并及时处理。

（孙玉岭　张弛弦）

参考文献

［1］ 李天晓，许培钦，韩新巍，等.经皮肝穿刺肝静脉造影对Budd-Chiari综合征的诊断价值[J].中华放射学杂志，1995，29：319-322.

［2］ 史青苗，袁新，李娟，等.布-加综合征的介入治疗研究进展[J].中华介入放射学电子杂志，2019，7（3）：251-254.

［3］ FU-LIANG HE F L, LEI WANG L, HONG-WEI ZHAO H W, et al. Transjugular intrahepatic portosystemic shunt for severe jaundice in patients with acute Budd-Chiari syndrome[J]. World J Gastroenterol, 2015, 21（08）: 2413-2418.

［4］ PENGLI ZHOU P L, JIANZHUANG REN J Z, XINWEI HAN X W, et al. Initial imaging analysis of Budd-Chiari syndrome in Henan province of China: most cases have combined inferior vena cava and hepatic veins involvement[J]. PLoS ONE, 20174, 9（1）: e85135.

［5］ YU-FEI FU Y F, NING WEI N, QIAN WU Q. Use of accessory hepatic vein intervention in the treatment of Budd-Chiari syndrome[J]. Cardiovasc Intervent Radiol, 2015, 38（6）: 1508-1514.

［6］ ZHANG F, WANG C C, LI Y W. The outcomes of interventional treatment for Budd-Chiari syndrome: systematic review and meta-analysis[J]. Abdom Imaging, 2015, 40（3）: 601-608.

［7］ ZHOU P L, WU G, HAN X W, et al. Detection and characterization of Budd-Chiari syndrome with inferior vena cava obstruction: Comparison of fixed and flexible delayed scan time of computed tomography venography[J]. Eur J Radiol, 2017, 91: 52-56.

巴德-基亚里综合征（BCS）是肝脏血液流出道梗阻所致，病变部位涉及肝静脉及肝后下腔静脉，并对门静脉系统的血流动力学产生影响，其复杂的病变类型及多样化的临床表现给疾病诊断带来了极大难度。虽然目前临床医师对本病的认识有所提高，但仍存在一定的误诊率。

肝静脉回流障碍是BCS的关键所在，所有的诊断和治疗均应围绕此关键进行。随着影像学技术及介入诊疗技术的发展，BCS诊断取得了突破性的进展。

第九章

巴德-基亚里综合征的诊断和鉴别诊断

临床表现

BCS是肝静脉主干和/或下腔静脉肝段阻塞或狭窄而最终发展为门静脉高压的一种综合征。作为一种肝脏血管异常的疾病，BCS是临床表现为肝静脉流出道梗阻的各种异质性疾病症状的综合体。梗阻的部位可以从小肝静脉一直到下腔静脉与右心房连接处。BCS临床表现复杂，有时甚至起病隐匿，没有特别多的"线索"可寻，所以临床上应该不放过任何"蛛丝马迹"，特别是那些不具备常见肝硬化病因的患者出现门静脉高压征象时，一定要警惕BCS。BCS可以无症状或症状轻微，而有症状者又表现为非典型的大量腹水及高度胸腹壁静脉曲张。

急性或暴发性BCS约占7%。其特点为突然出现的肝功能损伤、腹水、腹痛，且经常伴有肾衰竭。典型的表现包括继发于三支肝静脉主干阻塞的全肝大。慢性或亚急性BCS分别约占45%和48%，是最常见的临床类型。这种类型发作比较慢，大多数患者很少有症状。患者经常有肝功能损伤的表现。无症状型经常是被偶然发现，这种类型的患者往往伴随多发的静脉慢性闭塞，通过大量的侧支循环来代偿。

BCS的临床诊断比较困难，如出现以下临床表现应考虑BCS：①突然出现的腹水伴有肝脏体积增大及上腹部疼痛；②腹水蛋白含量较高而肝功能损伤并不严重；③已确诊的血栓形成性疾病的患者出现肝功能损伤；④暴发性肝衰竭伴随肝脏体积增大和腹水；⑤无法解释的慢性肝病。

影像学表现

BCS患者的肝功能及腹水化验没有明显特异性，而影像学诊断BCS有着特殊的优势。BCS的影像学特征包括：①直接征象，肝静脉和/或下腔静脉闭塞或受压及静脉侧支循环形成；②间接征象，延迟期结节形成和形态学上的尾状叶肥大改变。

（一）彩色多普勒超声

彩色多普勒超声检查是无创且经济的检查手段，其诊断准确率达90%以上，能够显示肝静脉和下腔静脉局部管腔内血流变化、频谱形态、血流速度，以及有无狭窄或阻塞，并了解病变范围，广泛应用于临床，是目前首选的初诊工具。

BCS在超声下表现多样：①肝静脉近段或肝后段狭窄或闭塞可表现为腔内有膜性或实质性阻塞物，狭窄处血流变细，闭塞时血流消失，远段血流淤滞扩张，扩张的肝静脉血流方向异常或速度减慢；②下腔静脉近心段（肝后段）狭窄或闭塞，表现为局部管腔变细、消失；③肝内侧支循环形成，肝静脉正常走向消失，可在肝静脉间或与副肝静脉、尾状叶小静脉间侧支循环形成。因为与BCS相关的先天隔膜被认为是肝癌的高危因素，所以BCS患者的硬化结节有发展成为肝癌结节的风险，这些结节类似于局灶性结节增生，经常表现为等回声，与周围肝脏无法分清。在超声造影条件下，这些结节也表现为高增强，与肝癌结节无法区分，这种情况给诊断带来困难。

彩色多普勒超声作为临床出现较早的诊察手段有着非常重要的意义，其优点是机器成本相对较低，检查费用低廉，基层医院易于普及，可作为可疑病例的重要初筛手段；缺点是对于操作者有着相对较高的要求，只有具有丰富临床经验的操作者，才能发现病变所在，从而避免漏诊和误诊。但有些时候单靠彩色多普勒技术对于狭窄部位、具体范围及类型难以确定，尚需联合其他检查手段。

（二）计算机断层扫描

对于超声诊断困难的病例，可以考虑进一步行CT或MRI检查。强化CT影像的典型表现应该是肝实质的不规则增强，常提示灌注异常，但这并不是BCS特异性的临床表现，应和其他肝脏血管异常的疾病相鉴别。CT对于血管病变的发现有时并不如超声精确，尤其是合并晚期肝硬化患者，其CT检查常发现肝静脉显示不清。随着CT增强扫描技术的进步及多种后处理技术的运用成熟，CT诊断BCS的正确率不断提高。BCS的CT影像可表现为代偿性肥大的尾状叶压迫下腔静脉至下腔静脉狭窄甚至闭塞，冠状位/矢状位重建可显示下腔静脉膜状或节段性狭窄或闭塞，同时伴随肝脾大、腹水及侧支静脉开放。

CT扫描还可以发现肝脏的其他早期病变，如肝硬化、肝内继发结节等，而其对侧支循环处理重建所得图像则是DSA无法取代的。CT检查对于BCS诊断有一定优势，特别是彩色多普勒超声初筛可疑患者可以进一步行CT确诊。

（三）磁共振成像

MRI是一种无创检查，是对血管和血流信号特征显示的一种技术，适用范围广、实用性强。随着MRI三维增强血管造影的应用，加上其具有组织分辨率高、无辐射、多序列成像等优势，目前已成为BCS治疗前最重要的检查方法之一。MRI能显示肝静脉、下腔静脉等血管的结构及肝内侧支循环，它的应用明显提高了BCS的诊断率。MRI检查不仅用以明确BCS诊断，还主要在于评估累及血管的部位、范围、程度和形态，为介入治疗提供必要的参考信息。MRI对于BCS诊断有着重要意义，相对于彩色多普勒超声及CT有其特殊性，可以达到互补的作用。

（四）数字减影血管造影

数字减影血管造影（DSA）是有创检查，由于其操作本身就可以引起继发性血栓形成，有可能加重BCS临床症状，因此并不作为BCS的首选检查方法。但同时DSA对血管的选择性高，可以明确下腔静脉及肝静脉阻塞的位置，因此是BCS治疗的第一选择。

血管造影检查至今仍被认为是诊断BCS的金标准。目前的观点是不主张做单纯以诊断为目的下腔静脉造影，因为下腔静脉造影可以诱发下腔静脉内血栓形成。经股静脉行下腔静脉造影时，猪尾导管的远端应放置于闭塞端下缘处。双向造影应列为常规，以了解下腔静脉闭塞两端的形态。肝静脉造影应在下腔静脉后紧接着进行。经颈静脉穿刺插管逆行破膜穿刺应作为首选。经颈静脉穿刺破膜未能成功时，应做经皮肝穿刺肝静脉造影。将下腔静脉造影和肝静脉造影同时进行并视为一体是进行血管造影检查的基本要求和标准化操作步骤。血管造影检查的同时，还应进行下腔静脉、肝静脉扩张或放置支架前后测压。

综上所述，虽然各种影像学检查是互补的，但有学者认为，在BCS的影像学诊断中彩色多普勒超声是必不可少的影像学检查，DSA是治疗前的必要检查。笔者团队临床实践中执行的原则是先进行超声检查初筛，对于疑似或初步确诊者进行无创CT或MRI进一步确诊，而有创的DSA放到最后，在进行DSA同时可以给予进一步介入治疗干预措施。

▤ 病理学表现

肝穿刺活组织检查是有创检查，当影像学检查能明确肝静脉流出道受阻时，患者的肝组织并不需要做肝穿刺活组织检查。但是活组织检查可以发现局限于肝内小静脉阻塞。BCS的病理学表现有小叶中央纤维化和坏死区，而这些改变在肝窦阻塞综合征、右心衰竭和缩窄性心包炎中也能看到。临床实践中，影像学检查往往能够达到临床确诊，只有诊断比较困难的患者才有可能利用病理检查来确诊。

BCS诊断很大程度上依赖医学影像学检查，各种影像学检查都有优缺点，不同类型的BCS又有不同的病变特点，应遵循优势互补原则。超声检查与DSA、CT血管造影相比较，具有无辐射的优点，无论是患者还是医护人员都可免受X射线的放射损害。超声设备将进一步小型化，向三维、四维成像模式发展。血管内超声、内窥镜超声、术中超声等将与血管外科技术相互推动、共同发展。血管造影计算机断层成像（angiographic computed tomog-raphy，ACT）是应用在数字平板血管造影系统上的一个创新技术。它采用平板C臂的旋转采集技术可实现血管造影和CT软组织可视化功能。与旋转DSA相比平板血管造影CT成像技术（flat-detector angiographic CT，FACT）能够显示更精细的血管结构，可同时显示肝静脉、腔静脉和明显强化的软组织。MRI的各种组织分辨率将进一步提高，扫描速度将进一步加快，其敏感度、特异度和准确度的提高将会为BCS早期诊断提供更多的解剖、病理、血流动力学及生理、生化、器官功能等信息。MRI与超声相结合实现无创伤、无辐射损伤的诊断与治疗结合，最终很可能取代以X射线为基础的放射性诊疗手段（如DSA、CT等）。

四　鉴别诊断

BCS的临床表现复杂，可以同时具有多器官系统的症状、体征，如腹胀、腹水、脾大等门静脉高压症的表现；黄疸、右上腹隐痛等肝炎的表现；下肢静脉曲张、水肿等下肢静脉病变的表现；月经失调、精索静脉曲张、不孕症等生殖系统的表现。在诊断时，既容易因某一方面的突出表现（如腹水）而误诊为相关疾病（如肝硬化）；又易因复杂的临床表现而造成诊断困难。在我国，肝炎发病率较高，从而导致医师对门静脉高压症的认识常限于肝炎后或血吸虫病性肝硬化引起的肝内型门静脉高压症，忽视了BCS引起的肝后型门静脉高压症。另一方面，对于下肢水肿、静脉曲张、色素沉着等，医师往往只考虑下肢静脉本身的病变。其结果，有可能将BCS误诊为肝硬化或大隐静脉曲张等疾病；对BCS的基本病理变化认识不足，以及对手术的目的不明确。以上因素易导致BCS的误诊，所以诊断中应注意鉴别。临床上必须将BCS与其他原因引起的肝大、门静脉高压症相鉴别。影像学检查发现有肝静脉血流阻塞的病因可明确诊断。

（一）肝硬化

肝硬化是各种慢性肝病进展至以肝弥漫性纤维化，假小叶形成，肝内、外血管增殖为特征的病理阶段，代偿期无明显临床症状，失代偿期以门静脉高压和肝功能严重损伤为特征，患者常因并发腹水、消化道出血、脓毒症、肝性脑病、肝肾综合征、癌变等导致多脏器功能衰竭而死亡。引起肝硬化的常见病因有：乙型肝炎病毒和丙型肝炎病毒感染；酒精性肝病；非酒精性脂肪性肝病；自身免疫性肝病，包括原发性胆汁性肝硬化、自身免疫性肝炎、原发性硬化性胆管炎等；遗传、代谢性疾病，主要包括肝豆状核变性、血色病、肝淀粉样变、遗传性高胆红素血症、α1-抗胰蛋白酶缺乏症、急性间歇性朴啉病（又称为肝性卟啉病）等；药物或化学毒物等；寄生虫感染，主要有血吸虫病、华支睾吸虫病等；循环障碍所致，常见的有BCS和右心衰竭；不能明确病因的肝硬化。

病毒性肝炎后肝硬化失代偿为BCS最常见的误诊类型。由于肝炎病毒感染的普遍存在，我国BCS多为B型，欧美多为C型。而BCS患者也可出现肝病面容，体检可发现肝掌、蜘蛛痣，一些慢性病例在多年后也常常发展成为淤血性肝硬化，出现转氨酶升高、低蛋白血，并有腹水、黄疸等，故极易误诊。须注意BCS患者虽然肝炎病毒标志物可呈阳性，但症状（腹水、消化道出血等）重而肝损害轻。血浆蛋白减少不严重，球蛋白升高并不多见。

腹部B超是诊断肝硬化的简便影像学检查方法。门静脉高压症表现为脾大、门静脉扩张、门腔侧支开放、腹水等。超声检查可发现门静脉血流速率降低和门静脉血流反向等改变。超声检查与操作者经验关系较大，检查结果易受操作者主观判断影响。

肝脏硬度测定（LSM）或瞬时弹性成像（TE）是无创诊断肝纤维化及早期肝硬化最简便的方法。Fibroscan（FS）、Fibrotouch（FT）是临床常用LSM测定工具，病因不同的肝纤维化、肝硬化，其LSM的临界值（cut off值）也不同。

CT可以用于肝纤维化及肝硬化的评估，但对肝纤维化诊断灵敏度低，对肝硬化诊断有较高的灵敏度与特异度。三维血管重建清楚显示门静脉系统血管及血栓情况，并可计算肝脏、脾脏体积。

MRI及磁共振弹性成像（MRE）可用于肝纤维化及肝硬化的评估。肝硬化MRI影像学特征与CT检查所见相似。MRE是近年来发展的一种无创肝纤维化分期诊断方法，可用于腹水和肥胖患者或代谢综合征患者。但是，MRE成本较高，且对早期肝硬化、肝纤维化分期诊断的价值仍需要临床研究，目前尚不适作为我国慢性肝病患者肝纤维化常规监测的手段。

肝静脉压力梯度（HVPG）测定在肝硬化分期、并发症发生和治疗目标评估中具有重要价值。HVPG正常参考值范围为3~5mmHg（1mmHg≈0.133kPa）。HVPG 6~10mmHg为轻度门静脉高压症，可无食管-胃底静脉曲张或轻度的食管-胃底静脉曲张；HVPG>10mmHg，为显著门静脉高压，可有明显的食管-胃底静脉曲张；HVPG 12~16mmHg时，出现腹水、食管-胃底静脉曲张出血的风险增加，1年病死率为10%~30%；HVPG>16mmHg，病死率增加；HVPG>22mmHg，可出现难控制或反复发生的失代偿期肝硬化并发症，如顽固性腹水、难控制食管-胃底静脉曲张出血、肝功能严重障碍，无肝移植1年病死率为60%~100%。HVPG为有创检测，对设备及操作者的技术水平有一定要求，且成本较高，在临床难以常规应用。目前，应用无创指标（包括血清生物标志物、LSM、CT及MRI）和人工智能大数据评估HVPG的研究成为热点。

肝组织活检是诊断与评价不同病因致早期肝硬化及肝硬化炎症活动程度的"金标准"，

能反映肝脏全貌。肝硬化在组织学上定义为纤维间隔分隔包绕肝小叶致小叶结构紊乱，肝细胞结节性再生，假小叶形成。致肝硬化病因清除或抑制，炎症病变消退，部分肝硬化在组织学上可呈现一定程度的逆转。BCS肝活检病理检查主要有肝窦扩张、肝淤血和纤维化等表现；而肝炎后肝硬化则为结节性增生，以及单个肝细胞坏死和碎屑样坏死。临床上有长期慢性肝病史，早期肝大，晚期缩小，肝轮廓改变，不光整，常呈波浪状，均提示肝炎后肝硬化。影像学检查见肝静脉、下腔静脉流通，MRI可见肝硬化再生结节。肝硬化的诊断需综合考虑病因、病史、临床表现、并发症、治疗过程、检验、影像学及组织学等检查。

（二）肝癌

肝细胞癌（hepatocellular carcinoma，HCC）简称肝癌，是严重影响我国人民身体健康的一种恶性肿瘤，每年新发病例逾30万，占全球总数的一半以上。恶性肿瘤死亡排名中，肝癌在男性和女性分别占第三位和第五位。在我国，肝癌的高危人群主要指慢性乙型肝炎病毒及丙型肝炎病毒感染者（不仅限于其中的肝硬化患者），预防和筛查也应围绕此高危人群展开。应当指出，对于慢性乙型肝炎病毒感染者，自然或经抗病毒治疗HbsAg转阴但已经发生肝纤维化甚至肝硬化者，仍应归为肝癌的高危人群。对于因高摄入黄曲霉毒素、水污染、肝脏代谢病、酗酒等所致的非病毒性肝硬化，以及肥胖、糖尿病和脂肪肝等人群，作为地区性或特定高危人群对待。

肝癌的诊断可分为影像学诊断与病理学诊断两部分。目前，经腹壁超声是最简单易行且最经济的肝癌检查手段。虽然对比剂的应用大大提高了超声对肝肿瘤诊断的敏感度和特异度，但目前在检出病灶的准确性方面尚不及增强CT和MRI。CT是目前肝癌应用最广泛的影像学检查手段。近年来，多层螺旋CT的应用更强化了其在肝脏病灶检查方面的作用。对于肝癌的检查，尤应重视是否存在动脉期高血供及门静脉/延迟期低血供病灶。MRI可以通过病灶的T_1、T_2加权成像及脂肪抑制技术、灌注技术、扩散加权成像技术等提供肝肿瘤的多种信息，对直径>1cm的病灶定性较CT有明显优势。结合磁共振对比剂的应用，其敏感度明显优于螺旋CT增强扫描。而对于一些由于各种原因不适于接受放射线检查、不能接受碘类对比剂注射的患者，MRI更具有无可替代的优势。近年来，MRI肝特异性对比剂（如钆塞酸二钠）在肝脏小病灶和不典型病灶检出和诊断方面凸显优势。

近年来由于CT、MRI等各种影像设备的性能不断提高及在临床上的广泛应用，原发性肝癌的诊断有时过度依赖影像学检查结果。BCS门静脉血栓形成很容易被判断为癌栓，门静脉分支血栓使对比剂进入相应的肝实质出现障碍，造成CT扫描结果在某一叶出现片状低密度区，误导诊断。但BCS的病变区密度虽低却较均匀，更像局灶性脂肪变性，不完全符合肝癌的特点。如果读片者熟悉肝癌血液供应的特点，则更有助于鉴别。鉴别诊断关键在于，BCS血清肿瘤标志物不升高，肝穿刺病理检查可见肝实质内有散在小出血区，但肝细胞索排列正常，无异型核。

肝癌患者若存在慢性肝病史，常表现为肝功能异常，乙型病毒性肝炎系列指标阳性，肝体积增大，质地不均，肝静脉、下腔静脉及肝门静脉通畅。临床上有甲胎蛋白阳性，肝功能异常，慢性肝病史，影像学检查见肝内弥漫性多发性大小不等的结节，晚期可见肝门静脉和肝静脉内瘤栓，但肝的主要静脉通畅。病理学检查是诊断肝癌的金标准，是影像学表现不典型患者获得明确诊断的有效途径之一，也是获得较准确的肿瘤生物学行为评价指标的最佳方式。准确而详细的病理学检查，可以为进一步个体化治疗方案的制定提供可靠的依据。

（三）结核

1. 结核性腹膜炎　结核性腹膜炎的腹水化验与BCS有相似之处，蛋白含量均较高。但这类患者常合并肠系膜淋巴结结核，在CT检查有典型的表现，即增强扫描显示明显的多个环状强化结节影，围绕系膜根部分布。

2. 肝结核　CT检查有时在肝脏内可以发现钙化等高密度影，可同时伴有局部脂肪变性或门静脉分支栓塞形成的肝内低密度灶，患者也可能有发热。且胸片常常发现肺内浸润灶或纤维化，接诊医师更易联想到肝结核。

（四）寄生虫病

BCS有时会被误诊为寄生虫病，也可能因寄生虫病造成BCS而被漏诊，即只诊断了寄生虫病，漏诊了BCS，故需鉴别如下寄生虫疾病。

1. 血吸虫病　因其典型的腹胀、腹水和全身消瘦等症状，酷似BCS，故而很难与BCS鉴别。巨脾是一特征，而BCS患者的脾脏呈轻、中度肿大甚至不肿大。肝活检病理常见肝细胞萎缩、脂肪变性和非特异性变性；肝小叶有塌陷和纤维隔形成，但结节形成较肝炎性肝硬化少。

2. 肝吸虫病　由中华分支睾吸虫（肝吸虫）引起。不少学者认为与肝硬化有一定关系。长期重复感染者，最后形成门静脉性肝硬化。因长期胆汁淤滞，偶可发生胆汁性肝硬化。与BCS类似，一般起病缓慢，首先出现消化道症状，伴随肝区隐痛不适、肝脾大；重者出现消瘦、水肿、贫血等。晚期形成肝硬化，出现腹壁和食管静脉曲张、脾大、腹水等门静脉高压表现，肝功能受损造成低白蛋白血症、全身水肿、黄疸甚至肝性脑病等。

3. 肝包虫病　常因患者来自疫区，肝内又发现囊状或其他低密度病变，并伴有双下肢水肿、腹水、脾大等表现而造成误诊。近年来因高清晰度的多层螺旋CT问世，BCS被误诊为肝包虫病者的情况较之前减少。

（五）心脏病

1. 缩窄性心包炎　因其常伴随上腹痛、肝大、腹水等症状常造成临床误诊。但BCS患者无呼吸困难、发绀、颈静脉怒张、心动过速、心音遥远、奇脉、肝颈静脉回流征阳性等，故而较易鉴别。

2. 右心衰竭 因有胸水、腹水、肝脾大、肝区触痛等而易误诊。此类患者多有心脏病史且反复发作，同时有全心扩大、肝颈静脉回流征阳性。控制心力衰竭后症状减轻，特点是肝脏缩小，腹水减少或消失。而BCS患者影像学检查常发现心影减小，仅用药物治疗肝脏不会缩小，腹水很难减少或消失。

3. 心包积液 常因患者心电图有异常而被发现，且合并多腔隙积液而误诊。结合影像学检查多易鉴别。

（六）下肢静脉曲张

下肢静脉曲张是血管外科的一种常见病，发病率高，近年来，在各种内外因素的共同作用下，该病患者数明显增加，导致临床发病率呈逐年上升趋势。有报道其发病率在女性为25%~30%，男性为10%~20%。本病的特点是有家族遗传倾向和后天危险因素（如长时间站立、肥胖、妊娠、便秘、慢性咳嗽等）。女性患者可在妊娠后发生或加重，生产3个或3个以上孩子的女性发病率增高。下肢浅表静脉隆起、迂曲为患者主要临床表现，绝大多数患者还伴有皮肤萎缩、溃疡、静脉炎等症状。下肢静脉曲张疾病呈进行性加重状态，随病情加重会诱发慢性溃疡、血栓性静脉炎等并发症，不仅会降低患者双下肢活动耐量，还会影响其日常生活能力。

下肢静脉曲张常被误诊为单纯性下肢静脉曲张而行外科或硬化剂治疗。但BCS常为双下肢同时出现静脉曲张，伴水肿、皮肤色素沉着甚至溃烂，脐以下体表曲张静脉血流方向为自下而上（离心流向）。而下肢静脉倒流病是一种很常见的因不健康的职业习惯引发的疾病。下肢静脉血回流入心脏时需要对抗重力作用。正常情况下，小腿肌肉的肌泵作用、下肢静脉瓣膜的防倒流作用、心脏的舒张作用和呼吸的负压吸引作用四方面同时工作，使静脉血液顺利回流。BCS患者常无静脉瓣膜功能障碍，无深静脉逆流。

（七）其他或病因不明

肝硬化患者脾大的同时可伴有脾功能亢进。BCS患者脾大时，肝脏也明显肿大，这点与肝硬化的脾大明显不同。

1. 顽固性腹水 腹水是肝硬化失代偿期常见的并发症之一，其中顽固性腹水的发病率为5%~10%，顽固性腹水的发生与多种因素相关，发病机制主要是肝脏合成白蛋白减少，门静脉高压致血管内压增高，同时细菌和细菌产物易位，细菌及代谢毒物作用于局部内脏血管致其扩张，有效动脉血容量减少，肾素-血管紧张素-醛固酮系统激活，肾脏血管收缩，导致肾脏灌注不足和严重的水钠潴留，导致BCS患者腹水体征常很突出，而且腹水增长迅速。

2. **上消化道出血**　呕血、黑便、食管-胃底静脉曲张为BCS常有的临床表现。

3. **反复发热**　未发现明显的具体感染病灶，有的由反复抽腹水发生腹水感染造成。

4. **贫血**　BCS病情较轻时，因慢性失血（如间歇性黑便、牙龈出血等），腹水和下肢水肿不明显时，易被误诊为贫血。

5. **白塞病**　白塞病是一种涉及全身不同部位的大中小动脉和静脉的血管炎性疾病。其涉及器官、系统之多类似于BCS。少数患者有大动脉和大静脉的狭窄、闭塞和血栓形成。累及肠道时出现腹痛、腹泻、出血，可以反复发作。累及肝静脉和/或下腔静脉时可出现下肢水肿。与BCS鉴别要点有：复发性口腔溃疡，全身动脉同时受累，很少有大量腹水者。

6. **肾病**　肝硬化失代偿期患者因门静脉高压可出现一系列并发症，肝肾综合征是其临床常见且难治的并发症之一。肝硬化患者激素和神经体液系统等激活及交感神经系统活性增强，从而使水钠潴留，肾小球滤过率下降而出现肾功能受损。肾损伤是进展期肝硬化患者的常见并发症，约占所有肝硬化住院患者的19%。肝硬化患者肾损伤可由不同病因所致，不同病因所致的肾损伤治疗方案也不同。肾损伤的病因主要分为结构性肾病（急性肾小球肾炎）、间质性肾炎及与血流动力学变化（尤其是进展性肝硬化）相关的功能性肾衰竭。在临床实践中，准确判断肾损伤的病因以制定合理的治疗方案较为困难。

因下肢水肿、腹胀、腹水均是BCS可出现的症状，故常被误诊为肾小球肾病综合征、慢性肾炎、狼疮性肾病等。BCS患者由于肾静脉淤血，尿中可出现蛋白，但蛋白尿、低蛋白血的严重程度均不及肾病综合征。BCS腹水检查蛋白含量高，多属渗出液。另一方面，进展性肾病常有全身或肾脏局部的高凝状态，狼疮性肾病等有血管炎症，再加很多因素使血液黏滞度增加，很容易因静脉血栓形成导致BCS。

7. **系统性红斑狼疮**　其多系统受累的临床表现，以及实验室检查红细胞、白细胞、血细胞均降低，尿蛋白阳性等，很容易与BCS误诊。

8. **不孕症**　因BCS患者的肝功能受损害，造成激素代谢紊乱，以不孕为临床表现。

9. **肝小静脉闭塞病**　肝小静脉闭塞病（hepatic venular occlusive disease，HVOD）又称为肝窦阻塞综合征（syndorome，HSOS），该病主要是终末肝小叶静脉的内皮细胞损伤导致的肝细胞萎缩、弥漫性肝纤维化的一种肝脏血管性疾病，为肝循环的非血栓性梗阻。引起该病的原因有多种，1920年就有狗舌草中毒引起肝窦充血和肝小叶中心区域出血性坏死的报道。1953年首先被Hill等报道，后被Bras等命名为HVOD。2002年Deleve等人将其重新更名为HSOS。HVOD的发病机制比较复杂，可能与大剂量烷基化化疗产生有毒的代谢产物、电离辐射、放疗而损伤肝窦内皮细胞和肝细胞有关。近年有研究显示，HVOD的发生还与局部释放细胞因子，诱导内皮细胞黏附分子活化，导致局部细胞损伤和凝血系统的激活有关。后续纤溶途径的激活导致血窦纤维蛋白的纤维化，其次是血管周围肝细胞坏死和VOD/SOS的静脉阻塞特征。

HVOD最典型的临床特征就是黄疸、肝大、腹部右上象限疼痛、腹水和/或不明原因的体重增加。HVOD患者常合并呼吸系统、肾脏、心脏等系统或器官疾病，这提示多器官衰竭，然而这些表现都不是诊断HVOD的特异性指标。依据该病的临床表现，其病程可分急性期、亚急性期和慢性期。急性期会出现肝大、肝脏叩击痛，随着病情的发展，会表现出黄疸、脾大；亚急性期肝脏呈持久性肿大，反复出现腹腔积液；慢性期以门静脉高压为主要表现。HVOD患者实验室检查发现转氨酶升高、高胆红素血症、凝血酶原时间延长、合成功能降低（如低白蛋白），以及体重增加1/3（通常是腹水）、上腹疼痛或肝大、胆红素升高、VOD/SOS等。各种成像技术，如多普勒超声成像、CT或MRI检查对诊断HVOD没有高度的特异度和敏感度，需结合临床综合评估。通过病理确诊需要有以下几种典型病理表现：肝窦内皮细胞肿胀、损伤、脱落，肝窦显著扩张、充血。

近年来，HVOD发病率不断增加，但由于病因复杂，临床表现缺乏特异性，早期诊断困难，治疗手段有限，常导致治疗效果不佳，甚至死亡。HVOD是一种终末肝小静脉中毒性损害病变，虽然也可引起肝静脉流出阻塞，但已肯定是一独立的临床病种。其病因可能与摄食含野百合碱的植物、肝区放射治疗及应用某些化学药物有关。放射学或病理学检查常见肝静脉中小分支内血栓形成，而主干仍通畅。当以肝静脉流出阻塞为主时，腹水征很突出，也就演变成了BCS。

五 诊疗策略

临床上BCS误诊、误治率很高。误诊的主要原因有：BCS的临床表现复杂多变，常同时具有多个器官、系统的症状和体征，不同患者初诊常在不同科室，而各科临床医师对BCS的认识不足，故初诊时易误诊。其基本病变为肝静脉和/或下腔静脉肝段血流受阻，引起肝后型门静脉高压症，并可伴有下腔静脉高压症。肝静脉回流障碍导致肝淤血肿大、肝功能受损、凝血机能改变，由此引起许多器官和系统功能紊乱。由于BCS症状和体征常出现在不同的器官和系统，而且临床表现纷繁复杂，缺乏特异性，使人不易将其与肝静脉回流受阻相联系。

临床中采取正确的诊断思路和方法，则可避免或减少误诊、误治：①注意特征性表现，如出现腹水、脾大的同时，肝脏却明显肿大；下肢浅静脉曲张，常同时有体壁静脉曲张，且血流呈上行性；既有门静脉高压症的表现如腹胀、腹水等，又有下腔静脉高压的表现如下肢水肿、静脉曲张等。肝硬化后期出现门静脉高压症的表现时，肝脏往往缩小，且无下肢浅静脉曲张；肝炎患者主要表现为消化道症状和黄疸，肝脏酶学明显异常，而常无门静脉高压症（如脾大、腹水）和下腔静脉高压症（下肢浅静脉曲张、水肿、溃疡）的表现。大隐静脉曲张及髂、股静脉血栓形成的患者仅出现下肢静脉曲张、水肿、色素沉着，而无肝大、腹水、体壁静脉曲张等。②按原诊断疾病治疗无效者，应进一步寻找原因，考虑BCS的可能性而进一步检查。③合理应用影像学检查，对于可疑病例，及时进行有关影像学检查，如肝静脉、下腔静脉的B型超声、彩色多普勒超声或造影检查，可显示其病理变化和血流情况，帮助确立诊断。尤其是B型超声，无创、安全、准确、经济，是一项有价值的诊断方法。④对诊断不明的患者，不草率进行治疗，可减少误治，减轻患者痛苦。

随着病例的积累，临床医师将对BCS有了更深入的认识，对其诊断与治疗提供更多的循证医学依据。蛋白质组学等医学前沿技术的进步将为BCS人群的研究提供新的切入点。基因组测序技术快速进步及生物信息的发展为寻找BCS的原因、疾病状态提供了精确信息，最终为特定BCS患者制定个性化疾病预防和治疗方案，从而提高对该病的整体诊治水平，这也是精准医学的发展方向。

（朱荣涛　魏常华）

参考文献

［1］ 中华医学会肝病学分会.肝硬化腹水及相关并发症的诊疗指南[J].临床肝胆病杂志，2017，33（10）：1847-1863.

［2］ 中华医学会肝病学分会.肝硬化腹水及相关并发症的诊疗指南[J].实用肝脏病杂志，2018，21（1）：21-31.

［3］ 中华医学会肝病学分会.肝硬化诊治指南[J].中华肝脏病杂志，2019，27（11）：846-865.

［4］ 中华医学会消化病学分会肝胆疾病协作组.吡咯生物碱相关肝窦阻塞综合征诊断和治疗专家共识意见（2017年，南京）[J].中华消化杂志，2017，37（8）：513-522.

［5］ ANGELI P，GINÈES P，WONG F，et al. Diagnosis and management of acute kidney injury in patients with cirrhosis：revised consensus recommendations of the International Club of Ascites[J]. Gut，2015，64（4）：531-537.

［6］ ANGELI P，GINES P，WONG F，et al. Diagnosis and management of acute kidney injury in patients with cirrhosis：revised consensus recommendations of the International Club of Ascites[J]J Hepatol，2015，62（4）：968-974.

［7］ FUKUI H，SAITO H，UENO Y，et al. Evidence-based clinical practice guidelines for liver cirrhosis 2015[J]. J Gastroenterol，2016，51（7）：629-650.

［8］ WONG F，PAPPAS S C，BOYER T D，et al. Terlipressin improves renal function and reverses hepatorenal syndrome in patients with systemic inflammatory response syndrome[J]. Clin Gastroenterol Hepatol，2017，15（2）：266-272.

第
十
章

巴德-基亚里
综合征的分类

目前巴德-基亚里综合征（BCS）定义包含的病变范围很广，包含下腔静脉和/或肝静脉的闭塞或狭窄，闭塞有节段性或膜性之分，膜性的有含孔的膜性阻塞、薄膜者、厚膜者之分。近年来不断有学者提出自己的分类方法。BCS分类主要依据肝静脉流出道与主要血管的相关性，如血栓形成，血管狭窄或纤维膜形成。次要分类依据是与外源性压迫相关的因素，如脓肿、肿瘤或者肝结节。

BCS最初是指症状性的肝静脉阻塞，以后逐渐有更多的下腔静脉的肝段病变伴肝静脉阻塞的报道，所以重新定义为肝静脉流出道受阻。但是这一定义包含的范围很广，包含下腔静脉严重狭窄、含有中孔的膜性阻塞、薄膜者、厚膜者或影响长段的下腔静脉者。以致人们在早期无法区分肝静脉血栓形成（经典的BCS）与起源于下腔静脉狭窄的BCS究竟是一个病还是两个病；肝静脉血栓形成与下腔静脉的膜性阻塞或狭窄有没有关系。随着影像技术的进展，有证据表明后者是由下腔静脉血栓形成引起的。流行病学提示原发于下腔静脉的BCS不同于经典的BCS，临床上这两种病治疗也不同，因此，Okuda提出这完全是两种综合征，建议分为两个综合征，其一为经典的BCS血栓侵犯肝内的肝静脉，其二为闭塞性肝静脉病变主要影响肝段的下腔静脉。他认为病因是一个，但表现与治疗不同，地区分布也不同，由于表现不同，再分为原发性与继发性。

▌ 临床分类

1845年Budd报道了3例因静脉炎引起的肝静脉血栓患者，1899年Chiari又报道了3例。此后即命名为BCS。1959年Parker对164例尸检分析了肝静脉与下腔静脉的关系，他认为下腔静脉的内膜纤维性增厚是由于血栓机化所致，而且下腔静脉血栓者有40%以上同时在肝静脉开口处有严重梗阻，没有一例病变局限于开口处，有4例是膜性的，他认为这是机化的血栓。1997年Vaila报道了86例BCS，开口处短段梗阻有25例，其中半数是血栓原因。

欧美地区很少见到膜性病变，到1985年美国只报道了18例，而南非者约半数膜性者伴肝癌，所以，1990年Ludwig提出不用BCS，并引入一种新的分类方法。此后，Hirooka也提出7种类型11个亚型。为指导临床治疗，中国学者对BCS进行了各种分型。国内最早由汪忠镐教授将BCS分为8型；随后，许培钦将其分为4种类型6个亚型。而介入医师从影像学角度也有不同的分型，如祖茂衡将其分为4大类型8个亚型。部分研究发现200多例BCS患者施行肝段下腔静脉全程显露的根治性手术后发现，并无真正的因下腔静脉狭窄而引起的BCS病例，所谓狭窄实际是肝静脉闭塞导致肝大后压迫下腔静脉所致。该研究提出一种简单的分型：Ⅰ型为下腔静脉病变型，此型可细分为3个亚型，即Ⅰa隔膜型、Ⅰb短段闭塞型

（闭塞段小于5cm），Ⅰc长段闭塞型（闭塞段大于5cm）；Ⅱ型为肝静脉阻塞型，可分为Ⅱa隔膜型、Ⅱb肝静脉广泛闭塞型；Ⅲ型为混合型，即同时存在下腔静脉和肝静脉病变者。

BCS病变部位不同引起的临床表现不一，治疗方法与预后都不同。分型时还应考虑流行病学特点，欧美地区与发展中国家发病类型的不同。

中医分类：根据中医辨证理论可以把BCS分为不同证型。①肝滞血瘀型：症见肝脾大，胸胁疼痛，无腹水，食欲正常，二便调和，舌质暗或有瘀斑，脉弦缓或沉弦。治宜理肝破瘀攻积，软坚散结，复元活血汤加减。②肝瘀脾虚型：症见肝脾大，有不同程度的腹水，腹胀，或有腹泻，舌淡暗或有瘀点，脉缓或沉涩。治宜疏肝破瘀，健脾利水消肿，复元活血汤合五皮饮加减。③肝瘀衄血型：症见肝脾大、腹壁浅静脉怒张，或有腹水，鼻出血或呕吐、便血，血色紫暗。治宜益气化瘀止血可使用血府逐瘀汤加减。④肝瘀风动型：见于BCS兼肝性脑病，患者反应迟钝，有扑翼震颤或抽搐、意识不清或昏迷，舌红暗或有斑点，苔黄燥或无苔少津，脉弦数。治宜化瘀清热，平肝息风，安宫牛黄丸或羚羊钩藤汤加减。

总之，BCS是一种病因及临床表现复杂的疾病，多学科协作有利于诊断和治疗BCS。目前的资料主要来源于各个医疗中心治疗经验的回顾性分析，治疗方案的选择取决于发病原因、病变解剖部位、血栓范围、肝功能、全身总体状况等，而且各个中心的治疗经验对方案的选择影响也很大，对于BCS的病因学研究、介入治疗的适应范围、介入治疗器械的改进、介入和手术联合治疗的适用范围和注意事项、肝移植手术患者的选择及长期临床效果等还有待深入研究。

附：BCS不同的分类方法

1. Okuda分型

（1）原发性：肝静脉血栓形成、阻塞（经典的）；下腔静脉血栓形成、阻塞（阻塞性肝、腔静脉病）；合并型一主要肝静脉阻塞，伴肝静脉开口处阻塞。

（2）继发性：由大静脉受压、肿瘤引起。

（3）其他：略。

2. 李麟荪分型

（1）原发性：Ⅰ型—肝静脉血栓型，即经典型的BCS。Ⅱ型—肝静脉阻塞型，包括Ⅱa—肝静脉狭窄型和Ⅱb—肝静脉完全闭塞型。Ⅲ型—下腔静脉肝段狭窄型，包括Ⅲa—下腔静脉肝段狭窄型和Ⅲb—下腔静肝段无狭窄型。

（2）继发性外压性：由肿瘤引起。

（3）其他：略。

3. 影像学分类

（1）肝静脉阻塞型，亚型有：①肝静脉/副肝静脉膜性阻塞；②肝静脉节段性阻塞；③肝静脉广泛性阻塞；④肝静脉阻塞伴血栓形成。

（2）下腔静脉阻塞型，亚型有：①下腔静脉膜性带孔阻塞；②下腔静脉膜性阻塞；③下腔静脉节段性阻塞；④下腔静脉阻塞伴血栓形成。

（3）混合型，亚型有：①肝静脉和下腔静脉阻塞；②肝静脉和下腔静脉阻塞伴血栓形成。

4. 祖茂衡分型　Ⅰ型，下腔静脉隔膜型，其中包括膜性完全阻塞和隔膜有孔2个亚型。Ⅱ型，下腔静脉节段型，再分为下腔静脉节段性闭塞和狭窄2个亚型。Ⅲ型，肝静脉阻塞型，再分为无副肝静脉、有副肝静脉2个亚型。Ⅳ型，混合型，包括肝静脉和下腔静脉阻塞，无副肝静脉亚型及肝静脉和下腔静脉阻塞，有副肝静脉2个亚型。

5. 许培欣分类　Ⅰa型，下腔静脉膜性阻塞（MOIVC），膜下无血栓。主肝静脉通畅或部分通畅。Ⅰb型，MOIVC，隔膜下有血栓，主肝静脉通畅或部分通畅。Ⅱ型，下腔静脉节段性狭窄，主肝静脉节段性闭塞。Ⅲa型，下腔静脉节段性闭塞（<2cm），主肝静脉闭塞，肝右后下静脉代偿性扩张。ⅢB型，下腔静脉节段性闭塞（>2cm），主肝静脉闭塞，第三肝门无扩张代偿静脉。Ⅳ型，以上任意型合并上腔静脉闭塞或狭窄。

6. 汪忠镐分类　Ⅰ型，下腔静脉膜性阻塞，但隔膜带有小孔，也称为膜性狭窄。Ⅱ型，下腔静脉膜性完全阻塞。Ⅲ型，下腔静脉短段狭窄。Ⅳ型，下腔静脉短段闭塞。Ⅴ型，下腔静脉长段狭窄。Ⅵ型，下腔静脉长段闭塞。Ⅶ型，肝静脉开口部闭塞。Ⅷ型，肝静脉广泛闭塞。

7. 张小明分型　Ⅰ型为下腔静脉病变型，此型可细分为3个亚型，即Ⅰa隔膜型、Ⅰb短段闭塞型（闭塞段小于5cm）、Ⅰc长段闭塞型（闭塞段大于5cm）。Ⅱ型为肝静脉阻塞型，可分为Ⅱa隔膜型、Ⅱb肝静脉广泛闭塞型。Ⅲ型为混合型，即同时存在下腔静脉和肝静脉病变者。

▤ 侧支循环下病理生理学分类

疾病分型必须考虑以下情况：正确确定病变的定义，相应的病因与流行病学特点，符合病理学与解剖学的改变，有利于选择检查方法，能指导治疗方案，简单而便于记忆，参照历来分型规则，照顾已形成的历史事实。BCS分型对治疗方式的选择有帮助，一般推荐采用简单实用的分型法，即分为肝静脉阻塞型、下腔静脉阻塞型及混合型，以便制定个体化的手术方案。无论从外科角度看还是从影像学角度看，上述分型均存在缺陷，均未考虑病理生理变化对BCS分型的影响，为此笔者提出了基于病理生理变化的BCS分型方法。

由于BCS患者常存在丰富的肝内、外侧支循环，如肝静脉交通支、副肝静脉开放、门–体交通支形成、下腔静脉属支开放扩张等，这些侧支循环在缓解下腔静脉及门静脉高压状态上具有重要意义，这将影响病情进展及治疗方法的选择，在分类中应发挥重要作用。

临床上，几乎所有BCS患者的临床表现及影像学检查均可见到不同程度的肝内、外侧支循环形成，这些侧支循环起着引流门静脉及下腔静脉血液，从而缓解肝脏及体循环淤血的作用。这些侧支循环形成来自于机体自身的代偿性改变，但侧支循环形成的具体机制，目前尚不明确。肝内侧支循环主要为肝静脉间交通支的建立及副肝静脉的开放扩张，肝外侧支循环则主要为门－体交通支及体循环之间交通支的广泛形成。这些侧支循环在很大程度上缓解了门静脉、下腔静脉高压淤血状态，达到自我减压的效果，对BCS患者而言有着极重要的意义，并为疾病的诊断及治疗提供重要指导意义。

BCS的主要病理生理因素在于肝静脉流出道梗阻，即主肝静脉和／或肝后段下腔静脉阻塞，其中肝静脉阻塞可引起门静脉系统压力升高，高压状态可导致门体之间侧支循环的大量开放及建立，包括食管－胃底交通支、前腹壁交通支、腹膜后交通支等，这与其他原因引起的门静脉高压症有着共同之处，其主要目的均在于将门静脉系统的血液引流入体循环系统，从而缓解门静脉压力。与其他原因所致门静脉高压症不同的是，BCS患者除了在门体间形成侧支循环外，还在肝内形成大量的侧支循环（即肝静脉间交通支建立及副肝静脉开放），这种机制使得阻塞的肝静脉引流区域的肝脏血液，通过其他肝静脉或副肝静脉流出肝脏，极大地缓解了肝淤血状态。

BCS患者由于肝内、外侧支循环的广泛建立而形成了一些较为独特的特点，其门体间侧支循环形成与其他原因所致门静脉高压症类似，而肝内侧支循环中肝静脉间交通支建立、副肝静脉开放扩张及肝外侧支循环中体静脉系统侧支血管的建立尤为独特，也产生了一些具有特征性的影像学表现及临床特点，这些特点在BCS的分类诊断中具有重要价值。肝内侧支循环形成往往仅能通过影像学检查发现，缺乏相应的体征，而肝外侧支循环形成不但能在影像学检查上显示出来，往往也存在相应的体征。对于BCS而言，虽然其诊断需证实存在肝静脉和／或下腔静脉阻塞，但是在肝静脉和／或下腔静脉梗阻诊断较为困难时，肝内、外侧支循环的广泛形成作为BCS较为独有的特征，可以在很大程度上作为支持BCS诊断的重要佐证，并在一定程度上为BCS的分型提供依据。

（朱荣涛）

参考文献

[1] 李麟荪.评布-加综合征定义与分型[J].介入放射学杂志，2007，16（2）：75-78.

[2] 孙玉岭，马秀现，许培钦，等.布-加综合征的分期治疗[J].中华普通外科杂志，2010，25（3）：202-204.

[3] 张小明.布-加综合征外科治疗方法选择与评价[J].临床外科杂志，2009，17（5）：295-297.

［4］ 中国医师协会腔内血管学专业委员会腔静脉阻塞专家委员会.布－加综合征亚型分型的专家共识[J].临床肝胆病杂志，2017，33（7）：1229-1235.

［5］ OKUDA K，KAGE M，SHRESTHA S M. Proposal of a new nomenclature for budd-chiari syndrome：hepatic vein thrombosis versus thrombosis of the inferior vena cava at its hepatic portion[J]. Hepatology，1998，28（5）：1191-1198.

［6］ SUN Y L，MA X X，FENG L S et al. Compensation by collateral circulation determines invasive therapeutic indications for patients with Budd-Chiari syndrome[J]. Gut，2012，61（12）：1779-1780.

第十一章

巴德−基亚里综合征侧支循环形成的意义及临床应用

巴德−基亚里综合征（BCS）是发生于肝静脉至下腔静脉入右心房口处的任何部位的任何性质的阻塞，兼有食管静脉曲张、下肢浅静脉曲张、胸腹壁静脉曲张等侧支循环形成。广泛侧支循环形成是BCS典型的病理生理学特征之一，因为这些侧支循环的存在，慢性BCS患者往往无任何症状甚至自然痊愈。越来越多的研究表明，侧支循环形成在影响治疗策略制定方面扮演着重要的角色。

■ 侧支循环的病理特征

（一）肝内侧支循环

慢性型患者影像学检查多发现肝内"蛛网征"。当肝静脉血流受阻后，门静脉可成为肝静脉血液的流出道，有时可见肝静脉和门静脉之间形成短路及肝静脉之间的侧支循环形成（图11-1）。

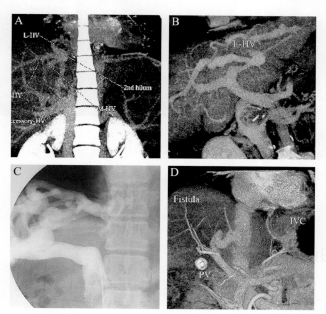

图11-1　BCS患者肝内侧支循环形成
　　A. "蛛网征"和主肝静脉间侧支循环形成；B. 门静脉和肝静脉间侧支循环形成；C. 闭塞的下腔静脉通过肝内侧支连接；D. 门静脉和下腔静脉在肝内形成侧支。

（二）肝外侧支循环

肝静脉是肝血流的唯一正常流出道。当肝静脉出口部阻塞后，肝静脉压力升高，血液逆流至门静脉，门静脉成为肝血流的流出道。门静脉压力增高后，在门-奇静脉及门-体静脉其他吻合处出现自然分流。前者形成的食管、贲门部的静脉曲张是BCS上消化道出血的主要原因。此外，心包膈静脉和肝被膜下血管交通支也可分流肝静脉的血液，部分可经被膜血管逆流入心包膈静脉，然后经上腔静脉流入心脏。下腔静脉血流受阻后，肾静脉和肾上腺静脉血流及腰静脉可经异常扩张的腰升静脉至奇静脉、半奇静脉流入上腔静脉。胸腹壁怒张的深、浅静脉均是下肢血流流入上腔静脉的通道（图11-2）。

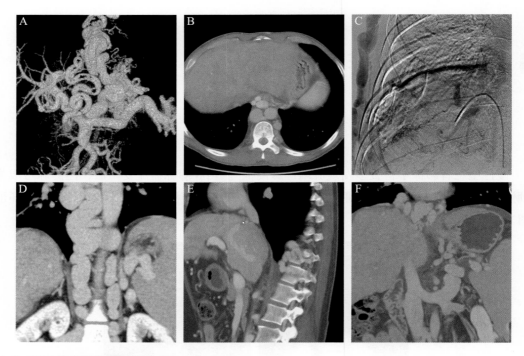

图11-2　BCS患者肝外侧支循环形成
　　A. 食管旁静脉；B. 明显增粗的奇静脉和半奇静脉；C. 胸腹壁静脉曲张；D、E. 腰升静脉和椎旁静脉丛；F. 肾下-肝膈-心包侧支循环形成。

■ 侧支循环的评估

（一）侧支循环的评估结果

孙玉岭研究团队为探讨BCS患者肝内、外侧支循环和病理生理学分型在选择治疗策略中的作用，回顾性地总结和分析1998年3月—2011年10月郑州大学第一附属医院174例BCS患者的影像学特征，根据影像学和临床资料进行病理生理学分型，制定治疗策略。研究结果表明，患者均有不同程度肝内、外侧支循环形成。根据侧支循环和临床表现，患者被分成6个亚型。其中12例（6.9%）患者未接受任何侵入性治疗，38例患者行介入治疗，21例患者行手术治疗。103例患者采用分期治疗策略。103例患者中，介入治疗61例，手术治疗13例，除1例外均以解除下腔静脉高压为治疗目的；29例患者接受了二期治疗，其中25例患者同时行介入和手术治疗，4例患者行手术治疗。所有治疗的并发症和死亡率分别为14.3%和1.1%，而介入治疗并发症和死亡率低于手术治疗（4.4%与25.6%，$P<0.01$）。所有患者平均随访41个月，4例患者接受二期治疗，12例患者接受下腔静脉/主肝静脉再通。另外，2例患者死于肝细胞肝癌，3例患者死于人工血管血栓形成。由此得出结论：根据肝内、外侧支循环对患者的代偿情况，制定BCS的病理生理分型可有效指导BCS患者治疗策略的选择。对于侧支循环代偿完全的患者不必进行侵入性治疗，只有当病情出现恶化时，才应采取积极措施。

（二）病理生理学分型

肝内、外侧支循环形成在一定程度上减轻了下腔静脉高压和门静脉高压。根据侧支循环对血流动力学的影响，将BCS分为6个亚型（表11-1）。此分型中，临床资料是治疗适应证的重要因素，包括：①影响患者日常生活的临床症状；②生化检测持续异常；③严重食管、腹壁静脉曲张；④不孕不育；⑤下腔静脉和/或主肝静脉压力持续升高。根据不同的病理生理分型，患者接受不同的治疗。

表 11-1　BCS 的病理学分型及治疗策略的选择

病理学分型	病理生理学分型	临床表现	判断标准	治疗策略
肝静脉阻塞型	完全代偿	无PHT	临床资料	随访[a]
	不完全代偿	PHT	临床资料	门体分流、门肺分流
下腔静脉和肝静脉阻塞型	PHT完全代偿，IVCHT不完全代偿	IVCHT，无PHT	临床资料	PTA；根治术；旁路术
	PHT不完全代偿，IVCHT完全代偿	PHT，无IVCHT	临床资料	PTA+门体分流；肠-房、肠-颈和脾-房分流
	PHT和IVCHT均完全代偿	无PHT，无IVCHT	临床资料	随访[a]
	PHT和IVCHT均无完全代偿	IVCHT和PHT	临床资料	IVCHT一期治疗，必要时PHT[b]二期治疗

注：a随访内容包括临床表现和定期生化检测；b治疗策略为BCS的分期治疗。PHT=门静脉高压，IVCHT=下腔静脉高压，PTA=经皮球囊开通术。

三 侧支循环的临床意义

（一）侧支循环

BCS是由下腔静脉和/或主肝静脉阻塞引起的疾病。常规手术创伤大，风险高，特别是同时合并主肝静脉和下腔静脉阻塞患者，腔-房、肠-房、肠-颈、脾-房分流等术式围手术期死亡率高，长期生存率低。对于慢性患者，主肝静脉阻塞不仅导致肝纤维化，同时也会导致肝内、外侧支循环形成。这些侧支形成可使疾病发展隐匿甚至数年内不发生任何症状，说明侧支循环在指导BCS治疗时的重要临床意义。根据侧支循环的代偿情况，对下腔静脉和主肝静脉阻塞患者采用分期治疗的结果也显示侧支循环在治疗策略中具有重要意义。这提示我们重新考虑BCS治疗的适应证，并探索侧支代偿在BCS治疗中扮演的角色。因此，临床上可根据侧支循环的代偿情况，评定BCS的病理生理学分型，并根据不同的分型制定治疗策略。

（二）侵入性治疗策略的选择

侵入性治疗的适应证包括：①显著的临床表现和生化检测异常；②一期治疗后12周未见临床症状或生化实验结果明显改善。若无以上情况，则无侵入性治疗的适应证。

治疗方式包括手术治疗和/或介入治疗。根据侧支循环的代偿情况，笔者将患者分成不同的亚型，并给予不同的治疗（表11-1和图11-3）。另外，同时有下腔静脉高压和门静脉高压症状的患者，接受分期治疗。

一期治疗：根据临床资料，笔者优先治疗IVCHT。一期治疗后，所有患者接受抗凝治疗，包括低分子肝素或华法林，以达到国际标准化比值（international normalized ratio，INR）。出院后，使用华法林或阿司匹林以维持抗凝治疗。

二期治疗：对一期治疗后患者的临床表现和生化检测结果进行综合评估，决定是否进行二期治疗。所有接受一期治疗后症状、体征或生化指标未见明显改善者，均考虑二期治疗。为充分观察一期治疗后的效果，一般情况下，二期治疗在一期治疗后12周进行。

（三）侧支循环的临床应用

在过去数十年中，侧支循环形成一直是BCS的重要的间接诊断依据。因为这些侧支循环的存在，BCS患者往往无任何症状并会自然痊愈。研究表明，侧支循环形成在影响治疗策略制定方面扮演着重要的角色。笔者在临床研究中，根据患者肝内、外侧支循环代偿情况进行病理生理学分型并采取相应的治疗策略，获得了满意的临床效果，证实侧支循环的代偿情况可决定BCS侵入性治疗的适应证。

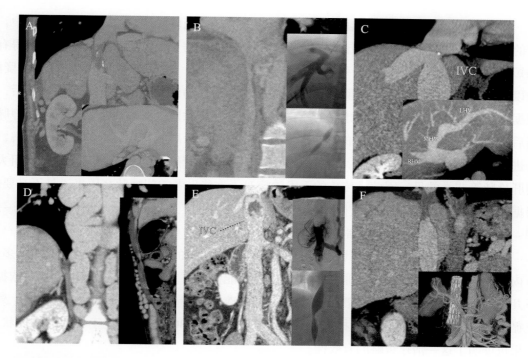

图11-3　根据BCS患者肝内、外侧支进行不同的治疗选择

A. 此患者下腔静脉梗阻并血栓形成、肝膈心包侧支循环形成；增粗的奇静脉和半奇静脉及主干静脉间侧支循环形成；B. 此患者由于主肝静脉闭塞，下腔静脉因肝大受压变细；肝静脉造影并球囊扩张成形术；C. 此患者MOIVC并肝右静脉增粗；主肝静脉间侧支循环形成；D. 此患者腹膜后侧支循环形成；胸腹壁曲张静脉；E. 此患者下腔静脉阻塞并血栓形成，肝内侧支不明显；下腔静脉造影并球囊扩张成形术；F. 此患者下腔静脉和主肝静脉闭塞，侧支循环形成不明显；一期行下腔静脉球囊扩张成形并支架置入术，二期行肠腔分流术。

　　由于大多数BCS患者就诊前均接受过不同程度的治疗，因此了解BCS的自然病史非常困难。然而，肝静脉慢性阻塞往往伴随广泛的侧支循环形成，侧支的代偿作用可使患者甚至不出现任何症状和体征。若不出现任何症状，治疗显而易见是不必要的。在笔者174例BCS患者的临床研究中，随访发现12例患者中11例在未接受任何治疗的情况下均保持较好的状态。临床实践证明，当下腔静脉压和自由肝静脉压低于12.9mmHg且患者没有明显的症状和体征时，这些BCS患者通过肝内、外侧支循环形成获得了充分的入肝血流的旁路回流代偿，可有效缓解下腔静脉高压和门静脉高压。

　　然而，丰富的侧支循环形成只出现在一部分BCS患者中，肝脏的病理表现、病史和侧支静脉直径差别较大。因此，下腔静脉高压和/或门静脉高压的代偿情况是多样的。笔者研究中BCS患者分为6个亚型，有充分侧支循环者无须侵入性治疗，其余有不完全侧支循环者则经历不同形式的侵入性治疗。尽管研究结果表明了仅应用抗凝治疗的可能性，甚至曾有严重临床表现的患者也可能自然恢复，但是疾病也可能进展而出现腹水、上消化道出血甚至肝衰竭等。在笔者的随访中，就发生了4例患者病情的恶化，因此定期随访是判断疾病进展的有效手段。

下腔静脉和主肝静脉同时阻塞的混合型BCS治疗相当棘手。在过去的临床实践中，治疗的首选是直接解除门静脉高压。肠-房、肠-颈和脾-房分流术等手术治疗可以获得有效的短期疗效，但是围手术期的死亡率和并发症发生率高。因此，这种治疗是值得怀疑的。与以往不同，笔者的研究将解除下腔静脉高压作为治疗的优先点，在下腔静脉再通后，再根据临床表现和生化检查，考虑是否有必要二期治疗解除门静脉高压。因为在下腔静脉再通后，有些患者可以形成充分的门-体侧支代偿，门静脉高压症状可以得到有效缓解，不必进一步治疗。在这些患者中，肝内、外侧支循环如食管周围静脉、被膜下静脉和粗大的副肝静脉等非常常见。因此，传统的手术治疗对于这些患者的门静脉高压来说是不必要的。根据肝内、外侧支循环和病理生理学分型选择BCS的治疗策略可有效规避肠-房、肠-颈、脾-房分流术等高风险手术，临床效果满意。

笔者在临床研究中发现，代偿情况的判断是治疗选择的关键。因为患者临床症状多变、肝内侧支循环形成不均一，而肝活检组织学又不能作为可靠的预后指标。笔者主要依据以下几个方面来综合评估患者情况：①临床表现的改善；②生化检查的改善；③肝内、外侧支循环形成情况。根据以上指标进行综合分析，大多数BCS患者均处于较好的身体状态，结果也证明了这一治疗策略的有效性。

因为BCS复杂的病理生理改变，过去的几十年内出现了多种BCS分型方法。根据侧支循环的代偿情况，可以将BCS患者分为6个病理生理学亚型。根据病理生理学分型采取不同的治疗策略从而获得了满意的长期临床效果。同时，结果还表明，侧支循环的代偿情况决定了BCS患者是否行侵入性治疗。

（魏常华　梁若鹏）

参考文献

［1］ 孙玉岭，马秀现，许培钦，等.布-加综合征的分期治疗[J].中华普通外科杂志，2010，25（3）：202-204.

［2］ 孙玉岭，许培钦，马秀现，等.布-加综合征围手术期的危险因素分析[J].中国普通外科杂志，2009，18（6）：561-563.

［3］ 孙玉岭.布-加综合征外科治疗的选择与进展[J].中华普通外科学杂志，2011，05（2）：89-92.

［4］ 许培钦，孙玉岭.布-加综合征治疗进展[J].中国实用外科杂志，2009，29（5）：446-449.

［5］ FU Y1, SUN Y L, MA X X, et al. Necessity and indications of invasive treatment for Budd-Chiari syndrome[J]. Hepatobiliary Pancreat Dis Int, 2011, 10（3）：254-260.

[6] LIU L, QI X S, ZHAO Y, et al. Budd-Chiari syndrome: current perspectives and controversies[J]. Eur Rev Med Pharmacol Sci, 2016, 20: 3273-3281.

[7] SUN Y L, FU Y, ZHOU L, et al. Staged management of Budd-Chiari syndrome caused by co-obstruction of the inferior vena cava and main hepatic veins[J]. Hepatobiliary Pancreat Dis Int, 2013, 12 (3): 2711-285.

[8] SUN Y L, MA X X, FENG L S, et al. Compensation by collateral circulation determines invasive therapeutic indications for patients with Budd-Chiari syndrome[J]. Gut, 2012, 61 (12): 1779-1780.

[9] XU P Q, MA X X, YE X X, et al. Surgical treatment of 1360 cases of Budd-Chiari syndrome: 20-year experience[J]. Hepatobiliary Pancreat Dis Int, 2004, 3 (3): 391-394.

[10] ZHANG F, WANG C C, LI Y W. The outcomes of interventional treatment for Budd-Chiari syndrome: systematic review and meta-analysis[J]. Abdom Imaging, 2015, 40: 601-608.

第十二章

巴德-基亚里综合征侵入性治疗的适应证

在临床上，巴德-基亚里综合征（BCS）患者多表现为慢性病程，少有因肝静脉和/或下腔静脉阻塞而引起急性病程导致患者死亡，这可能与患者肝内外形成广泛的侧支循环有着密切关系。其中，肝内侧支循环主要为肝静脉间交通支的建立及副肝静脉的开放扩张，肝外侧支循环则主要为门-体交通支及体循环之间交通支的广泛形成。这些侧支循环在很大程度上缓解了门静脉、下腔静脉高压淤血状态，达到自我减压的效果，对BCS患者而言有着极重要的意义，并为疾病的诊断及治疗提供重要指导意义。

侧支循环形成的原因、特征及意义

临床上，几乎所有BCS患者的临床表现及影像学检查均可见到不同程度的肝内、外侧支循环形成，这些侧支循环起着引流门静脉及下腔静脉血液，从而缓解肝脏及体循环淤血的作用。这些侧支循环的形成来源自机体自身的代偿性改变，但关于侧支循环形成的具体机制，目前尚不明确。综合国内外相关的研究，通常认为这很可能与门静脉、下腔静脉高压状态及各种促进侧支血管形成的因子表达水平增高有关（图12-1）。

BCS的主要病理生理因素在于肝静脉流出道梗阻，即主肝静脉和/或肝后段下腔静脉阻塞，其中肝静脉阻塞可引起门静脉系统压力升高，高压状态可导致门体之间侧支循环的大量开放及建立，包括食管-胃底交通支、前腹壁交通支、腹膜后交通支等，这与其他原因引起的门静脉高压症有着共同之处，其主要目的均在于将门静脉系统的血液引流入体循环系统，从而缓解门静脉压力。与其他原因所致门静脉高压症不同的是，BCS患者除了在门体间形成侧支循环外，还在肝内形成大量的侧支循环（即肝静脉间交通支建立及副肝静脉开放），这种机制使得阻塞的肝静脉引流区域的肝脏血液通过其他肝静脉或副肝静脉流出肝脏，从而极大地缓解了肝淤血状态，延缓了淤血性肝硬化及其他并发症的发生。这种类似的机制同样存在于下腔静脉阻塞时，BCS肝后段下腔静脉阻塞可引起下腔静脉高压，此时体内大量的体循环交通支由于高压作用而开放扩张，如腰升静脉、胸背部的体壁静脉等，这些侧支循环的作用在于将下腔静脉阻塞水平以下的血液引流至上腔静脉或右心房，从而达到缓解下腔静脉压力、改善体循环淤血的目的。

BCS患者肝内、外侧支循环形成的另一大因素是各种促血管生成因子表达水平升高。与高压状态所致的侧支气管开放扩张、迂曲增粗不同，肝静脉间交通支等新生血管的建立离

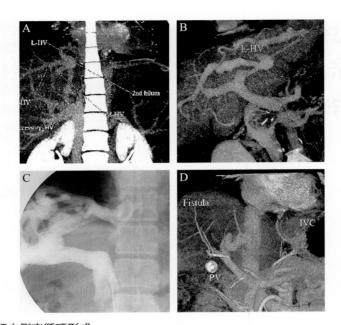

图 12-1　BCS 患者肝内侧支循环形成
A. "蛛网征"和主肝静脉间侧支循环形成；B. 示门静脉和肝静脉间侧支循环形成；C. 示闭塞的下腔静脉通过肝内侧支连接；D. 示门静脉和下腔静脉在肝内形成侧支。

不开促血管生成因子的高水平表达，这些因子包括 VEGF、血管生成素、黏附因子等，其中尤以 VEGF 最为重要。VEGF 是目前发现的活性和专属性最强的血管生成因子，能特异性刺激内皮细胞增生，与生理性及病理性血管生成关系密切。VEGF 可通过与血管内皮细胞上两种特异性受体结合，产生强烈的促进血管内皮细胞增生及大量新生血管形成的作用，因此，VEGF 在 BCS 侧支循环形成过程中起了重要作用。对于肝硬化门静脉高压症患者，VEGF 很可能参与了内脏高动力循环的形成，使门静脉压力持续维持在高水平状态，因此 VEGF 究竟是起着保护作用，还是促使疾病恶化目前尚不清楚。可以认为，VEGF 在 BCS 患者肝脏中的高表达对机体可能是有益的，广泛新生的侧支血管不但在一定程度上缓解了肝淤血，同时也有利于受损的肝细胞摄取更多的营养物质，从而减弱肝脏的病理损害，延缓了 BCS 病程。

　　BCS 患者由于肝内、外侧支循环的广泛建立而形成了一些较为独特的特点，其门-体间侧支循环形成与其他原因所致门静脉高压症类似，而肝内侧支循环中肝静脉间交通支建立、副肝静脉开放扩张及肝外侧支循环中体静脉系统侧支血管的建立尤为独特，也产生了一些具有特征性的影像学表现及临床特点，这些特点在 BCS 诊断中具有重要价值。正常情况下，肝脏的血液回流主要靠 3 支主肝静脉，此外尚有一些直接汇入下腔静脉小的血管，即副肝静脉，这主要包括肝尾叶静脉及肝右后叶静脉。对于健康人体或其他原因所致的肝病，副肝静脉并不存在特殊价值，但对于存在肝静脉流出道梗阻尤其是肝静脉梗阻的 BCS 患者而言，副肝静脉则起着举足轻重的作用。在许多 BCS 患者中均可见到肝尾叶静脉明显扩张，尾状叶体积显著增大，并与其他肝静脉相互交通，从而将肝尾叶以外其他部分的肝脏血液引流至下腔静脉。大量临床实践研究发现，BCS患者肝内侧支循环类型极为丰富，多伴有肝静脉交通支建立及副肝静脉代偿扩张。因此，对于BCS患者而言，无论一支主肝静脉闭塞还是主肝静脉广泛性闭塞，肝静脉引流区域的血液均可经过肝静脉间交通支、肝静脉与副肝静脉间交通支进入下腔静脉，从而在很大程度上缓解肝淤血状态，而我们也将肝内侧支循环视为BCS有别于其他肝病的特征性表现。

BCS患者的肝外侧支循环（即门−体静脉交通支和体静脉交通支）在CT血管造影、血管造影等影像检查上也可见到许多具有特征性的改变，如食管−胃底静脉曲张、腰升静脉迂曲增粗，甚至在下腔静脉梗阻处周围可见多支粗大的旁路血管。此外，BCS患者还存在一些较为特殊的分流形式，如自发性脾−肾分流、自发性肝内门体分流、心包−膈分流等（图12-2）。由于门静脉及下腔静脉高压状态，临床上可观察到BCS患者存在许多相应的体征，如肝静脉梗阻引起的脾大、腹水、腹壁静脉曲张、上消化道出血等，下腔静脉梗阻引起的下肢水肿、足靴区色素沉着或伴有慢性溃疡、精索静脉曲张、腰背部及胸壁浅表静脉曲张等。需要注意的是，肝内侧支循环形成往往仅能通过影像学检查发现，缺乏相应的体征，而肝外侧支循环形成不但能在影像学检查上显示出来，往往也存在相应的体征。对于BCS而言，虽然其诊断需证实存在肝静脉和/或下腔静脉阻塞，但是在肝静脉和/或下腔静脉梗阻诊断较为困难时，肝内、外侧支循环的广泛形成作为BCS较为独有的特征，可以在很大程度上作为支持BCS诊断的一大佐证，并为BCS的分型提供依据。

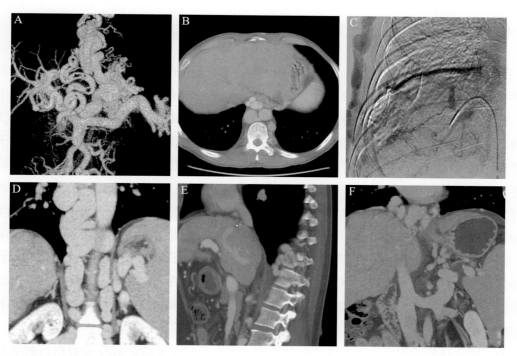

图12-2　BCS患者肝外侧支循环形成
　　A. 食管旁静脉；B. 明显增粗的奇静脉和半奇静脉；C. 胸腹壁曲张静脉；D、E. 腰升静脉和椎旁静脉丛；F. 肾下−肝膈−心包侧支循环形成。

基于侧支循环情况的病理生理学分型

BCS常规手术创伤大、操作技术需求高且伴随风险高。下腔静脉和/或主肝静脉慢性阻塞后肝内、外侧支循环形成不但可使疾病发展隐匿，甚至可在数年内不发生任何症状。这不但表明了侧支循环在指导BCS治疗方面重要的临床意义，同时亦提示临床医师应重新考虑BCS治疗的适应证，并探索侧支代偿在BCS治疗中的作用。

BCS病理生理变化复杂，过去几十年内出现了多种分型方法。侧支循环的存在一直是BCS的重要诊断证据。由于大多数患者就诊前接受过不同程度的治疗，所以了解BCS的自然病史较为困难。且由于丰富的侧支循环形成只见于部分BCS患者，加之肝脏的病理表现、病史和侧支静脉的数量、直径及流速差别较大，下腔静脉高压和门静脉高压的代偿情况是多种多样的，此时不能简单按照肝脏活检所提示的组织学损害作为可靠的干预及预后指标。

笔者根据多年的BCS治疗研究发现，侧支循环形成在影响治疗策略制定方面有重要的作用。笔者根据本院BCS团队多年的治疗经验，基于患者肝内、外侧支循环代偿情况，总结归纳了BCS患者的病理生理学分型，制定了6个病理生理亚型（见上章表11-1），并尝试基于此分型，适配BCS患者的侵入性治疗策略。

侵入性治疗的适应证

关于BCS的治疗时机，目前国内外多数学者较为认可的原则是一经确诊，即应及时给予手术或介入治疗，以缓解甚至解除进行性加重的肝功能损害。然而笔者在临床实践中发现，有许多BCS患者在确诊时并不存在明显的门静脉高压和/或下腔静脉高压的症状，实验室检查也未见明显的肝功能异常，这很可能得益于患者丰富的肝内、外侧支循环。对于此类患者，如果能选用一种安全、有效、微创的方法及早治疗固然是正确的，但是，有许多患者往往需要外科手术才能达到治疗BCS的目的，手术往往又会带来较大的创伤及各种术后并发症。此外，部分BCS患者还存在下腔静脉和主肝静脉同时堵塞等棘手情况。此类患者的临床表现复杂，目前并无诊疗金标准。传统治疗中将直接解除门静脉高压（如腔-房、肠-房、脾-房等分流术）作为首选的治疗方式，但经验告诉我们，这些术式围手术期病死率高且长期生存率较低。此时我们不得不面临一个难题：在患者无明显临床症状及肝功能异常但手术治疗又会带来较大创伤的情况下，是否仍需要坚持BCS一经确诊，即应早日给予治疗的原则？

为了解决这些问题，笔者在既往的研究中，重点观察了下腔静脉压和自由肝静脉压与下腔静脉、主肝静脉有关的指标。但是对于只有主肝静脉病变的患者，肝静脉楔压和肝静脉压梯度的测量在技术上存在困难。因此，仅仅依靠临床症状和生化检查来进行门静脉高压代偿的直接评估并不可靠。为了获取代偿情况的综合评估，内镜和上消化道造影可以帮助了解可能存在的静脉曲张出血，与此同时，临床资料的综合评定应同时考虑其优势及劣势。

在BCS的长期诊疗中，针对并存门静脉高压和下腔静脉高压的患者，笔者改良并提出了分期治疗的方法，即两期治疗法。首先选取一期治疗，即解决IVCHT的手术和/或介入治疗。其目的在于解除IVCHT，并定期随访。根据肝内、外侧支循环对患者临床表现和肝功能改善情况，决定是否需要行下一期治疗。二期治疗通常在一期治疗12周后进行，其目的是改善门静脉高压。结果表明，仅行一期治疗的患者往往较行二期治疗的患者侧支循环形成更为常见，这使得一期治疗后患者更容易被完全代偿而不需要侵入性治疗。

为验证上述观点，笔者BCS治疗团队前期进行了纳入174例BCS患者的临床研究（表12-1、图12-3）。根据病理生理学分型及侧支循环代偿情况，笔者将完全代偿的两组（肝静脉阻塞组及下腔静脉和肝静脉阻塞组）合并，把BCS患者分成5组，分别接受不同的处理。①完全代偿组：接受非侵入性治疗（表12-2），本组12例患者虽然下腔静脉和/或主肝静脉存在病理损伤，但是由于肝内、外侧支循环的充分代偿，无须侵入性治疗。②门静脉高压不完全代偿组：本组13例影像学检查显示肝大和主肝静脉阻塞而无代偿副肝静脉，导致下腔静脉变细。5例患者接受主肝静脉血管成形术，其余患者接受门体分流术，未见围手术期死亡，但有1例出现淋巴瘘，1例出现肝性脑病。③下腔静脉高压不完全代偿但门静脉高压完全代偿组：共40例，其中33例患者行经皮经腔内血管成形术。33例中3例同时行支架置入术。另外，2例行手术切除，5例因长节段阻塞行腔-房分流术。1例患者出现术后再出血，行二次手术；2例患者出现胸水，通过内科治疗治愈。④门静脉高压不完全代偿而下腔静脉高压完全代偿共6例患者。患者均有充分的腹膜后和胸腹壁静脉侧支，下腔静脉高压完全代偿。其中，1例患者行门体分流术，5例行脾-房分流术。术后3例患者出现胸水，通过内科治疗治愈。⑤门静脉高压和下腔静脉高压不完全代偿组：共103例，影像学检查均显示门静脉高压和下腔静脉高压。

表12-1　174例BCS患者的临床特征

特征	数值
性别（女/男）	67/107
年龄/平均数（区间）（岁）	37（19~76）
贫血/n（%）	47（27.0）
腹部饱胀感/n（%）	136（78.2）
腹水/n（%）	71（40.8）
腹壁静脉曲张/n（%）	126（72.4）
肝大/n（%）	51（29.3）

特征	数值
脾大 /n（%）	132（75.9）
胸水 /n（%）	13（7.4）
轻度、中度、重度食管静脉曲张 /n（%）	25/71/41（14.3/40.8/23.6）
下肢水肿、色素沉着、溃疡 /n（%）	57/76/15（32.8/43.7/8.6）
曲张静脉出血 /n（%）	13（7~5）
血清胆红素 / 中位数（范围）（μmol/L）	26（7~354）
ALAT/ 中位数（范围）（μmol/L）	33（9~435）
低蛋白血症 /（g/L）	89（51.1）
Child-Pugh A、B、C级 /n（%）	44/102/28（25.2/58.6/16.1）

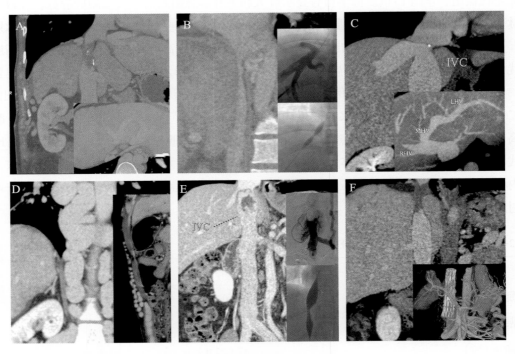

图 12-3　根据 BCS 患者肝内、外侧支进行不同的治疗选择

A. 此患者下腔静脉梗阻并血栓形成并肝膈 – 心包侧支循环形成；增粗的奇静脉和半奇静脉及主干静脉间侧支循环形成；B. 此患者由于主肝静脉闭塞，下腔静脉因肝大受压变细，肝静脉造影并球囊扩张成形术；C. 此患者 MOIVC 并肝右静脉增粗，主肝静脉间侧支循环形成；D. 此患者腹膜后侧支循环形成，胸腹壁曲张静脉；E. 此患者下腔静脉阻塞并血栓形成，肝内侧支不明显，下腔静脉造影并球囊扩张成形术；F. 此患者下腔静脉和主肝静脉闭塞，侧支循环形成不明显，一期行下腔静脉球囊扩张成形并支架置入术，二期行肠 – 腔分流术。

表 12-2　B 组 12 例 BCS 的临床资料

编号	性别	年龄/岁	病史/月	影像学特点	GI 静脉曲张	肝功能分级	临床表现	压力/mmHg	随访时间/月	结果
1	男	35	7	IVC 膜性阻塞并血栓形成，两支 MHV 闭塞，肝内、外侧支循环形成	轻度	A 级	无	IVC 13.5 MHV 13.5	34	良好*
2	女	35	3	MHV 闭塞，AHV 代偿增粗并肝内侧支循环形成	无	A 级	无	IVC 10 AHV 12	9	肠瘘#
3	男	31	24	IVC 长节段闭塞病血栓形成，MHV 闭塞，肝内及肝膈-心包侧支循环形成	中度	A 级	轻度下肢水肿	IVC 16	12	良好
4	男	67	276	IVC 节段闭塞，两支 MHV 闭塞，MHV 间及胸腹壁静脉曲张	中度	A 级	无	IVC 12.4 MHV 12.4	23	良好
5	女	23	48	IVC 膜性阻塞并血栓形成，两支 MHV 闭塞，肝内、外侧支循环形成	无	A 级	无	IVC 17 MHV 17	54	良好
6	女	30	5	IVC 膜性阻塞并血栓形成，两支 MHV 闭塞，肝内、外侧支循环形成	轻度	A 级	轻度乏力	IVC 11 MHV 13	63	良好

编号	性别	年龄/岁	病史/月	影像学特点	GI静脉曲张	肝功能分级	临床表现	压力/mmHg	随访时间/月	结果
7	男	43	43	IVC长节段闭塞，通常肝右静脉与闭塞的左中静脉间侧支循环形成	中度	A级	无	IVC 9 MHV 9	34	良好
8	男	52	112	IVC和MHV节段闭塞，AHV增粗，胸腹壁静脉曲张	重度	A级	轻度乏力	IVC 14 AHV 14	25	良好
9	女	32	9	IVC膜性闭塞并血栓形成，两支MHV闭塞，肝内、外侧支循环形成	中度	A级	无	IVC 13 MHV 13	39	良好
10	女	28	45	两支MHV闭塞，AHV增粗，肝内广泛侧支循环形成	中度	A级	无	IVC 12 AHV 13	4	良好
11	男	49	22	IVC和MHV节段闭塞，AHV增粗，胸腹壁静脉曲张	中度	A级	无	IVC 14 AHV 14	11	良好
12	女	76	246	IVC节段闭塞病血栓形成，MHV闭塞，肝内、外侧支循环形成	轻度	A级	轻度下肢水肿	IVC 16 AHV 16	38	良好

注：IVC=下腔静脉，MHV=主肝静脉，AHV=副肝静脉，GI=胃肠道。*本例IVC膜性梗阻并血栓形成的急性BCS患者因大量腹水和下肢水肿行12天溶栓治疗后症状消失，未行其他特殊治疗。#该患者随访9个月后因腹水量增加等病情进展而行肠－腔分流术，术后患者症状和体征消失。

根据上文的观点，这些患者选择分期治疗。103例中，74例仅行一期治疗。这些患者均有副肝静脉通往下腔静脉。其中，53例为下腔静脉膜性和短节段阻塞，行球囊扩张术；8例下腔静脉长节段阻塞行血管成形术加支架置入术；3例合并下腔静脉血栓者行手术切除。另10例下腔静脉长节段阻塞患者中，3例行腔–腔分流，4例行腔–房分流，2例行脾切加脾–腔分流术，1例因有完全代偿的肝外侧支循环而采用肠–房分流术。

29例BCS患者行二期治疗。这些患者有广泛的下腔静脉和主肝静脉阻塞而肝内外侧支循环形成不丰富。这些患者的治疗如下。①介入治疗作为一期治疗，手术治疗作为二期治疗：8例BCS行下腔静脉球囊血管成形术伴或不伴支架置入术作为一期治疗，2个月后行肠–腔分流术。②手术治疗作为一期治疗，介入作为二期治疗：17例行腔–腔或腔–房分流术，因主肝静脉完全闭塞导致持续性腹水，因此二期再行经皮血管形成术。其中6例经历腔–房分流术，9周后再行球囊扩张成形并金属支架植入术；其余因主肝静脉阻塞行球囊扩张肝静脉成形术。③一期及二期均为手术治疗：4例在第三肝门处有不完全代偿。在腔–房分流术后，门静脉高压持续存在且3个月后仍存在中等量腹水，因此于二期治疗行肠–腔分流术。总体并发症发生率和死亡率为14.9%和1.1%。其中，2例患者因胸腔出血行紧急手术。2例患者分别因肝衰竭（门静脉高压、下腔静脉高压完全无代偿）。行腔–腔、腔–房旁路术和MODS（一期腔–房旁路术、二期肠–腔分流术）死亡，其他并发症包括肺不张、切口感染、门静脉血栓形成各1例，淋巴漏3例，胸水9例，均治愈。介入治疗后的发病率和死亡率均明显低于手术治疗（4.4%与25.6%，$P<0.05$）。

这些患者的有效随访时间为4~132个月（平均41个月）。其中2例患者接受了二期治疗，12例患者接受了下腔静脉/主肝静脉再通术，2例因肝癌死亡，3例行肝移植后死亡。47例患者术后3~6年肝脏活检结果显示效果好，样本均来自于分期治疗后的患者，结果显示轻度到中度肝纤维化，但未发现充血坏死，治疗前后比较可见患者肝纤维化程度明显改善。

我们的新治疗策略显示（表12-3~表12-6），对于有丰富侧支代偿的BCS患者，侵入性治疗的指征应更加严格（图12-4）。因为BCS患者的临床症状多变且肝活检往往会提供非特异性信息，因此监测疾病的进展非常必要。对于下腔静脉高压合并门静脉高压患者，分期治疗能够取得良好的治疗效果，另外，笔者提出的BCS病理生理学分型可以很好地指导临床治疗，效果满意。鉴于本病在临床治疗中的复杂性，国内同道应积极建立共识，在强调安全、微创的同时，建立规范化、标准化的分类，以进一步指导BCS的规范化治疗。

表12-3　174例BCS患者的治疗情况

	治疗策略	治疗措施	例数	Pathology	并发症/例
无侵入性治疗	N		12	MM，SM，MS，SS，SL	N
PHT不完全代偿	BA of MHV		5	SPM，SPS	2
	MCS		8	SPL	

	治疗策略	治疗措施	例数	Pathology	并发症/例
PHT 完全代偿，IVCHT 不完全代偿		BA of IVC	30	MM，SM，MS，SS，SL	4
		BA of IVC+Stenting	3		
		RRM	2		
		CAB	5		
PHT 不完全代偿，IVCHT 完全代偿		MCS	1	MM，SM，MS，SS，SL	3
		SAS	5		
PHT 和 IVCHT 均无完全代偿	一期治疗	BA of IVC	53	MM，SM，MS，SS，SL	1
		BA of IVC+Stenting	8	SM，SS，LM，SL	0
		RRM	3	MM，SM	1
		CCB/CAB	7	SS，SL，LS	2[a]
		MCS	1	SL	0
		SAS/SJS	2	SL，LL	1
	二期治疗	BA of IVC+Stenting for OST，MCS forTST	8	SS，SL	2
		CCB/CAB 一期治疗，BA of MHV for TST	11	LS，LM	3
		CCB/CAB for OST，BA of MHV+Stenting for TST	6	LS	1
		CAB for OST，MCS for TST	4	LS，LL	2[b]

注：[a]1 例患者死于肝衰竭。[b]1 例患者死于多器官功能衰竭。BA=球囊扩张成形术，RRM=下腔静脉膈膜根治性切除术，CCB/CAB=腔-腔/腔-房旁路术，MCS=肠-腔分流术，SAS/SJS=脾-房/脾-颈架桥术，IVC=下腔静脉，OST=一期治疗，TST=二期治疗。

表 12-4 治疗并发症

并发症	例数
局部血肿	3
切口感染	1

并发症	例数
肺不张	1
肝性脑病	1
淋巴漏	3
门静脉血栓形成	1
髂静脉出血	0
胸腔出血	3*
肝功能不全	3
胸水	9
肝功能不全	2
多器官功能衰竭	1

注: *2例患者因胸腔出血行急诊手术。

表 12-5　一期治疗后 BCS 患者肝功能改善情况

	肝功能分级 / 例		
	A 级	B 级	C 级
治疗前	27	97	9
治疗后	113	20	0
P 值		<0.01	

表 12-6　随访结果

	例数	结果
肝癌进展	2	死亡
移植阻塞	3	死亡
病情恶化	5	二期治疗: 门体分流
反复阻塞	12	血管成形术和/或支架置入
意外	1	死亡
肝大	32	缩小
	16	正常
食管静脉曲张	89	进展
	46	消失

	例数	结果
腹壁静脉曲张	78	进展
	27	消失
脾大	77	进展
	39	正常

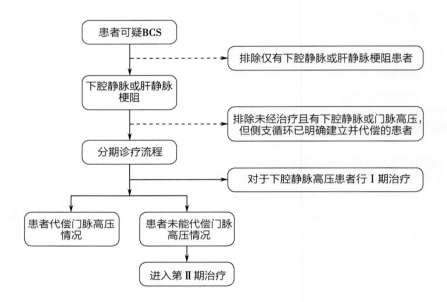

图 12-4　两期法 BCS 侵入性治疗示意图

（孙玉岭　李　健）

参考文献

［1］　BEHERA A，MENAKURU S R，THINGNAM S，et al. Treatment of Budd-Chiari syndrome with inferior vena caval occlusion by mesoatrial shunt[J]. Eur J Surg，2002，168：355-359.

［2］　CHEN H Q，ZHANG F，YE Y Q，et al. Long-term follow-up study and comparison of meso-atrial shunts and meso-cavo-atrial shunts for treatment of combined Budd-Chiari syndrome[J]. J Surg Res，2011，

168（1）: 162-166.

［3］　DANCYGIER H. Clinical hepatology: principles and practice of hepatobiliary diseases[M]. New York: Springer, 2009.

［4］　FU Y, SUN Y L, MA X X, et al. Necessity and indications of invasive treatment for Budd-Chiari syndrome[J]. Hepatobil Pancreat Dis Int, 2011, 10（3）: 254-260.

［5］　JANSSEN H L, GARCIA-PAGAN J C, ELIAS E, et al. Budd-Chiari syndrome: a review by an expert panel[J]. J Hepatol, 2003, 38: 364-371.

［6］　SENZOLO M, CHOLONGITAS E C, PATCH D, et al. Update on the classification, assessment of prognosis and therapy of Budd-Chiari syndrome[J]. Nat Clin Pract Gastroenterol Hepatol, 2005, 2: 182-190.

［7］　SUN Y L, MA X X, XU P Q, et al. Stage management of Budd-Chiari syndrome[J]. Zhonghua Pu Tong Wai Ke Za Zhi, 2010, 25: 202-204.

［8］　TANG T J, BATTS K P, DE GROEN P C, et al. The prognostic value of histology in the assessment of patients with Budd-Chiari syndrome[J]. J Hepatol, 2001, 35: 338-343.

［9］　XU P Q, MA X X, YE X X, et al. Surgical treatment of 1360 cases of Budd-Chiari syndrome: 20-year experience[J]. Hepatobil Pancreat Dis Int, 2004, 3（3）: 391-394.

第十三章

巴德-基亚里综合征的分期治疗

2009年5月，美国肝病研究协会更新了巴德-基亚里综合征（BCS）的治疗指南，提出了一个旨在减少侵入性操作、根据需要再行进一步治疗的策略：①所有BCS患者先行内科保守治疗，包括抗凝（无抗凝禁忌证者）及病因/症状性门静脉高压的治疗；②对于肝静脉或下腔静脉的膜性、短段狭窄或闭塞性病变，应积极行球囊扩张，必要时行支架置入；③对于不适合开通治疗或开通治疗效果不佳者，可考虑行经颈静脉肝内门体分流术（transjugular intrahepatic portosystemic stent-shunt，TIPS）治疗；④TIPS治疗失败者，最终可慎重考虑肝移植。在欧美国家，BCS以高凝状态导致的肝静脉血栓形成所致的肝静脉血液回流障碍多见，下腔静脉阻塞少见，与我国BCS的病变类型有明显差别。目前，国内BCS的治疗已取得了显著进步，但因患者具体情况及各个治疗单位手术方法的局限，治疗后仍有10%~15%的患者短期内出现复发，甚至出现严重并发症。故对BCS治疗的适应证应加以严格规范并予以分级手术管理，对腔内及外科血流重建技术也应加以规范及改进，强调合理有效地应用抗凝血药物，建立可遵循的诊治流程和适合国人的个体化分期治疗，以改善BCS治疗的远期效果。

我国BCS以下腔静脉及肝静脉同时阻塞的混合型最多见，肝静脉阻塞而下腔静脉通畅的肝静脉阻塞型次之，单纯下腔静脉阻塞型较少见。BCS的临床表现可能是暴发性（5%）、急性（20%）、亚急性或慢性（60%）。15%~20%的BCS患者可无症状，这类患者往往只有单一的肝静脉血栓形成或者有大的肝静脉侧支循环形成。而75%~80%的BCS患者有一定的临床表现，最常见的有发热、腹痛、腹胀、腹水、下肢水肿、消化道出血及肝性脑病等。BCS要强调个体化治疗思维，因不同的病因、发病时间长短、目标血管情况、分型等的治疗不同，要根据患者的具体情况，经过仔细评估后选用最合适的治疗方案。所以，采用分期治疗策略，优化外科手术、介入治疗方法，同时配合适当的药物治疗，恰当地分期分阶梯地治疗，争取取得个体化的最好的治疗效果。

▉ 一　分期治疗的不同途径

BCS患者临床表现差异很大，既可以表现为急性暴发性肝衰竭症状，也可以长期无症状，症状轻重主要取决于肝静脉和/或下腔静脉阻塞的范围和急慢性程度，以及剩余肝组织和侧支循环的代偿功能，因此明确BCS不同进展阶段的临床特征对于指导临床治疗是非常有必要的。肝脏在急性期呈肿胀表现，随着代偿的逐渐完全，肝淤血程度逐渐减轻，肝功能可以恢复至正常，但肝脏逐渐由肿胀变为萎缩，表明随着病程的进一步发展，由肝淤血引起的缺血性肝炎所致的肝硬化难以逆转。慢性BCS一个典型表现是常常出现肝脏再生结节，它们常被认为是门静脉灌注减少或缺失，为了维持稳定的肝静脉流出量，肝动脉灌注增强所引发的机体的一种代偿反应。

BCS外科治疗可供选择的治疗方法大致分为根治性矫治术、各种转流减压性手术、各种促进侧支循环的手术、断流术（包括经食管镜硬化剂治疗食管静脉曲张及出血）及肝移植术等。根治性手术创伤大、风险高，较少用。各种转流减压性手术应用较多，汪忠镐报道肠房转流术1年、3年、5年通畅率分别为90.7%、77.1%、61.1%，腔-房转流术1年、3年、5年通畅率分别为97.2%、86.0%、79.8%。Langlet等回顾性分析多个中心的数据，发现各种转流术围手术期病死率为0%~50%，外科开放性手术分流减轻肝淤血带来的益处可能被较高的围手术期病死率抵消。数据表明膜切除术治疗BCS患者的临床成功率在87.7%，为这类患者提供了一个最佳选择。

肝移植是BCS的另一种治疗方法。多数专家认为暴发性BCS应立即考虑肝移植。第一例BCS肝移植是在1974年，报道提示BCS肝移植后1年和3年生存率分别是70%和45%，而欧洲研究者的结论是1、5、10年生存率分别是75%、71%、68%。Orloff等提出的肝移植适应证包括：肝硬化和进展性肝功能失代偿；医师合理地预测患者在1年内死亡；门-腔静脉侧-侧分流术失败，BCS的症状和体征持久反复发作；门静脉、脾静脉和大部分肠系膜上静脉血栓形成导致无法实施分流术，而仅有的通畅血管则可导致同种供肝脉管化和急性暴发性肝衰竭等。

介入治疗BCS依赖于血管异常的类型，包括球囊扩张术、支架置入术、导管溶栓、门体分流术等。随着其操作方法简便、创伤小、疗效确切等优势的发挥，目前已成为BCS的主要治疗方法。目前主要介入治疗手段包括：①经股静脉下腔静脉破膜和球囊扩张术；②经股静脉下腔静脉破膜和球囊扩张术后下腔静脉支架置入术；③顺行经皮经肝静脉再通术；④顺行经皮经肝静脉再通术后肝静脉支架置入术；⑤经皮经颈静脉肝静脉再通术；⑥经皮经颈静脉肝静脉再通术后肝静脉支架置入术；⑦经股静脉下腔静脉置管溶栓术；⑧经股静脉下腔静脉逆行肝静脉再通术；⑨TIPS治疗等。

▦ 分期治疗中的药物应用

非手术治疗对缓解肝静脉流出道梗阻的作用较小，2年生存率<10%。所以，仅当介入或外科治疗无法进行或无法起效时，方可采用内科治疗作为过渡措施。药物治疗主要局限于在以下情况：门静脉高压的控制，腹水的治疗，全身性或导管溶栓，抗凝等。内科治疗往往不充分，常用于外科或者介入治疗后的补充。大多数外科或介入治疗后的患者需要长期的抗凝治疗，以预防血栓形成。

（一）抗凝血药物

抗凝治疗适用于：①有新鲜血栓形成的急性病例，以预防梗阻范围扩大；②作为介入疗法前后的辅助治疗，预防复发或人工血管内血栓形成；③肝移植术后预防移植肝的肝静脉内血栓形成。早期应用肝素静脉滴注或分3次皮下注射，随后改为长期服用维生素K拮抗剂如华法林，首剂20~30mg，次日减半，以后使用维持量5~10mg/d，维持3~6个月，使凝血酶原时间延长至正常值的2~3倍。

（二）溶栓药物

因肝静脉内血凝块形成是一个连续过程，仅很少新鲜血栓能被溶解，故疗效并不确切，在血栓形成72小时内用尿激酶等可能有效。一旦使用此疗法应暂停一切侵入性诊断和治疗手段。全身溶栓治疗成功仅限于个例报道。当一些基础病无法去除时，如在分流术或肝移植后仍存在高凝状态，则需长期抗凝治疗。

三 分期治疗策略的选择

随着对BCS认识的不断深入及治疗理念的改变，虽然个体化治疗理念已经深入人心，但个体化治疗方式选择仍未能达成一致。BCS临床病理复杂且多数患者病情严重，手术创伤大，围手术期高危因素多且分散，并发症多，病死率高。BCS作为一种慢性肝病，患者自身代偿情况可逐步趋于充分，观察随访的方式可能更加有利。BCS的病理改变主要是下腔静脉和主肝静脉闭塞引起的下腔静脉高压（inferior vena cava hypertension，IVCHT）和门静脉高压（portal hypertension，PHT）。因此，纠正导致此两个综合征的血流动力学紊乱是进行治疗选择的根本所在。对于IVCHT和PHT并存的BCS患者，有效缓解PHT是治疗的根本目的，治疗时要考虑在解除IVCHT后能否同时解除PHT。因此，对不同患者分期治疗的选择尤为重要，为治疗策略的关键环节。分期治疗是分时段逐步缓解IVCHT和PHT的方法，如能准确判断两者的代偿情况，不但治疗选择变得简单，而且合理避免了复杂手术带来的并发症和围手术期死亡率高等不利因素。

分期治疗主要适用于混合型BCS病例，IVCHT和PHT同时存在及下腔静脉和门静脉压力梯度是治疗选择的血流动力学依据。分期治疗术前对IVCHT和PHT代偿情况进行准确判断是分期治疗选择的关键。根据影像学资料：①有无主肝静脉直接与下腔静脉相通；②有无侧支与下腔静脉相通；③肝内有无广泛的侧支循环形成；④有无代偿粗大的膈静脉与肝脏相通；⑤有无下腔静脉至心脏的侧支循环形成，结合临床表现采取相应的治疗策略。除了根据患者的影像学资料进行代偿情况判断外，一期治疗后患者的缓解情况，如下腔静脉再通手术后的相关指标的改变（主要是肝功能和患者的临床体征），也可为PHT的代偿进行判断。

对于自身代偿良好且无明显症状的患者，如果强行进行干预，甚至采取隔膜切除术、腔-房转流术、肠-房分流术等创伤较大的外科手术，手术风险极大、并发症较多，治疗结果欠佳。对危重或多次手术复发的BCS患者的个体化治疗更为重要，以此改善该类患者的预后。须特别指出的是，BCS的个体化治疗也包括内科治疗，如严格的抗凝治疗、腹水回输等，其可作为治疗方法，也可以是术前准备的一部分。再如，临床上部分BCS患者，其自身已建立了大量无害的侧支循环，患者也无严重的下腔静脉或PHT症状，肝功能也基本正常。对于该类患者，不必行手术建立人工门体分流，但要避免重体力劳动及无节制的饮食。对此类患者，建议以内科治疗随访观察，或仅对介入治疗较易者施行腔内治疗，应避免破坏侧支循环。

对急危重症者，TIPS也是选择方案之一，BCS行门-腔分流术后肝性脑病发病率明显较肝硬化患者低，而且临床发现，行TIPS治疗时穿刺引流门静脉左支血流可进一步降低肝性脑病的发病率。BCS一经确诊即应及早治疗，但是，由于BCS患者多可形成广泛的肝内、外侧支循环，甚至实现自身代偿，故对于无症状患者无须进行过早干预，可待其病情进展时再行治疗。BCS的治疗应考虑不同患者自身代偿情况及手术创伤情况，在避免较大手术创伤的基础上选择恰当的治疗方式。

Ⅲb型BCS是BCS治疗中的难点，此类患者不但病情笃重，而且缺乏有效的治疗方法。人工血管架桥术是治疗此类型BCS的重要选择，但是，此术式要应用长节段人工移植物，长期通畅率较低，严重影响患者的长期生存。所以，如何合理有效解决上述问题一直是BCS临床治疗的难题。笔者结合多年的治疗经验，提出的分期治疗取得了较好的治疗效果。此类患者一期行肝后腔-房人工血管架桥术，二期肝静脉球囊扩张成形术／金属支架置入术或肠—腔人工血管架桥术，均获得满意临床效果。尤其是二期应用放射介入手段，不但创伤小，而且一旦发生肝静脉再阻塞仍可行肠-腔分流术。分期治疗不但避免了原有手术方法的弊端，而且对复发病例存在进一步治疗的选择余地。

BCS的分期治疗在概念上是完全有别于介入和手术的联合治疗。后者主要是指应用不同的方法同期解决IVCHT和PHT，而分期治疗是在充分考虑患者IVCHT和PHT自然代偿的基础上首先治疗某一主要血流动力学紊乱（多数情况下是IVCHT），然后再根据患者的代偿情况，一期手术或介入治疗后患者的症状、体征和相关生化检查的改善情况，决定是否需要二期治疗。分期治疗明显减轻了手术的创伤，分解了围手术期的危险性，降低围手术期死亡率。分期治疗从病理生理的角度出发，依据患者侧支循环的代偿情况决定手术或介入治疗的必要性、时限性和可行性，更符合患者的实际需要。分期治疗不但严格限制了BCS患者治疗干预的指征，而且似乎也避免了与过去相比过度治疗的嫌疑。分期治疗改变了以往同期解除IVCHT和PHT的治疗选择，并将以往仅仅作为BCS诊断和鉴别诊断的侧支循环形成直接应用到治疗选择依据的高度，进一步加深了对BCS病理生理改变的认识，明显改善患者预后。

（孙玉岭　朱荣涛）

参考文献

［1］　党晓卫，李路豪，李林，等.布–加综合征临床分型在其治疗中的应用价值［J］.中华消化外科杂志，2016，15（7）：696-701.

［2］　孙玉岭，马秀现，许培钦，等.布–加综合征的分期治疗［J］.中华普通外科杂志，2010，25（3）：202-204.

［3］　张小明.布–加综合征的治疗现状和争议［J］.中国血管外科杂志（电子版），2015，7（3）：131-133.

［4］　QI X S，GUO X Z，FAN D M，et al. Difference in Budd–Chiari syndrome between the west and china［J］. Hepatology，2015，62（2）：656.

［5］　SHIN N，KIM Y H，XU H. Redefing Budd–Chiari syndrome：a systematic review［J］. Word J Hepatol，2016，8（16）：691-702.

［6］　ZHANG F，WANG C C，LI Y W. The outcomes of interventional treatment for Budd–Chiari syndrome：systematic review and meta-analysis［J］. Abdominal Imaging，2015，40（3）：601-608.

第二篇

综合实践篇

第十四章 巴德-基亚里综合征的围手术期处理

术前正确评估病情

巴德-基亚里综合征（BCS）的围手术期处理是保证BCS手术成功、提高手术疗效、减少术后并发症和降低手术死亡率的重要因素。术前病情的正确诊断、完善有效的术前准备、加强麻醉和术中管理、严密术后监护、积极防治并发症等，均是围手术期处理的关键。

（一）全面检查，明确诊断

术前详细采集病史，进行体格检查，明确疾病的病因、病理解剖和病理生理改变，及时发现并发症（如贫血、感染、高血压、心血管疾病、糖尿病等），客观评价手术治疗以外的各系统（包括中枢神经系统、呼吸系统、心血管系统、消化系统等）功能状态，正确评估患者对麻醉、手术的耐受力，奠定手术治疗方案的基础。

全面检查，常规包括血、尿、粪便常规，凝血机制，血糖，肝肾功能，生化或血气分析，心电图或动态心电图，胸片，分泌物培养致病菌，心肺功能测定，CT（包含CT血管造影），MRI（包含MRA），BUS（包含DUS），IVCG或HVG（包含DSA）等检查，以便对各系统功能（尤其是重要生命器官功能的正确判断）和对手术耐受力进行客观评价。各种影像学诊断技术，如BUS、CT、MRI、IVCG、HVG对BCS的定位、定性和定量诊断均有很大价值，其中BUS具有无伤、无痛、简易、价廉、可重复或便于动态观察等优点，对BCS诊断、分型和术式选择意义较大。在条件允许的情况下，施术者应在术前亲自观察DUS检查图像，了解病变的部位范围、性质、数量、有无血栓、侧支循环形成情况及其与肝、脾、门静脉的关系。与此同时，CT血管造影及IVC-HVG（尤其是DSA）对了解IVC-HV、周围侧支循环形成和血流动力学改变，可提供重要参考资料。这些对术前疾病的分型和术式选择也起到重要的作用。

（二）正确评估重要脏器的功能

1. 心脏功能判定 麻醉和手术对心脏均有不利影响，如手术、创伤、疼痛可引起交感神经兴奋性增强而致心率快、血压升高；术中出血性血容量减少和血压降低而致冠状动脉灌注不足；吸入麻醉供氧不足、呼吸道不畅或呼吸过度抑制等。低氧血症可引起心肌缺氧；气管插管麻醉引起迷走神经兴奋性增强，可致心率变缓、异位搏动或心搏骤停等，这些均可使心功能受损，重者可导致心力衰竭和心律失常。

美国纽约心脏病学会（NYHA）将心脏储备功能分为4级：Ⅰ级（心功能正常），可进行一般体力劳动，无心悸、气短表现；Ⅱ级（轻度心功能减退），进行一般活动后出现心悸、气短；Ⅲ级（中度心功能减退），轻微体力劳动即出现心悸、气短；Ⅳ级（严重心功能低下），静息状态下即心悸气急、肝大、下肢水肿，甚至有端坐呼吸等心力衰竭表现。其中Ⅰ~Ⅱ级可承受一般手术。Ⅱ级则手术危险性增高，应先由内科治疗，争取在较好状态下施行手术。Ⅳ级时应进行系统内科治疗，改善后再手术；若治疗无效，如胸部X射线片显示心影无缩小则属难治性心力衰竭，心功能储备极差，为手术禁忌证。心脏高度扩张（心胸比>0.7、左心室内径>70mm、心肌肥厚纤维化、顺应性显著降低、射血分数<30%），心脏舒张末压显著升高，则提示手术风险性增高和预后不良。

无症状的冠心病手术风险较小，不需要特殊处理。不稳定型心绞痛介于稳定型心绞痛与心肌梗死之间的心肌缺血改变，手术风险大，不宜行中大型择期手术，应行冠状动脉造影和侵入性治疗，待心肌供血改善后方可施术。冠心病施行手术时，手术范围须有限，术时要短，目的明确，手术宜简单，以解决主要问题为限，避免麻醉手术过程中发生缺氧和低血压等。偶发房性或室性期前收缩，除用镇静剂外，多不需要特殊处理。对于频发多源性室性期前收缩，需先用药物控制后方可手术。阵发性心动过速发作，手术风险大，必须控制异位心律后才能手术。孤立束支传导阻滞而心功能良好和心室率控制好的慢性心房颤动，对手术无影响，但Ⅰ度房室传导阻滞在麻醉手术时需防止迷走神经兴奋而导致阻滞。Ⅱ度或完全性左束支传导阻滞（常伴严重心脏病）是危险信号，手术危险性大，有发生阿-斯综合征或心源性休克可能，一般不宜手术，紧急手术应做好充分准备。心力衰竭患者手术危险性大，非急救手术一般应在心力衰竭控制3~4周后施术为宜。大手术仍应注意防止麻醉手术应激、低氧、休克等诱发心力衰竭。

下列情况手术应暂缓：心力衰竭表现、近3~6个月内有心肌梗死、明显冠状动脉供不足、心肌炎、严重心律失常、Ⅱ~Ⅲ度或完全性左束支传导阻滞等。择期手术宜在心肌梗死6个月后施行。手术诱发的心肌梗死死亡率极常见于术后1周内，术中发生者少见，常表现为血压骤降、心力衰竭、心律失常、心搏骤停，心电图检查可确诊。

2. 肺功能判断肺功能测定 呼吸生理功能的综合系列检查，是判断肺功能可靠的敏感量化指标，是判断患者呼吸功能、运动能力和阐明病理状态（通气障碍、呼困难和呼吸衰竭等）的病理基础。

下列情况预示肺功能可能受损：①年龄≥40岁，有慢性咳嗽、咳痰和轻度体力活动后出现呼吸困难；②年龄≥65岁；③长期吸烟伴呼吸道症状；④过度肥胖；⑤明确有慢性肺病（如矽肺、尘肺、慢性阻塞性肺疾病、慢性支气管炎、哮喘、支气管扩张、阻塞性肺气肿等）或限制性肺病（如肺纤维化、肺不张、胸水、气胸、严重脊柱或胸廓畸形等）；⑥静息下有呼吸困难者，提示患者处于呼吸衰竭状态，难以承受手术。

3. 肝脏储备功能　是指所有正常肝细胞功能的总和，比常规肝功能更确切反映肝功能。血浆白蛋白、血清胆红素、转氨酶、PT等仍是了解肝功能最常用、最基本的检测指标。常用的Child-Pugh分级方法将肝功能损害程度分为3级，有助于评价肝储备功能，对病情判断、手术耐受性危险性预测、术式选择和预后评估有重要参考价值。此外，BSP、ICG、AKBR、RTI及利多卡因清除率等也是确切反映肝储备功能的敏感指标。需要特别注意的是，相比于肝硬化门静脉高压及肝癌患者，B级乃至C级肝功能并不是BCS手术的绝对禁忌证。

4. 肾功能判定　BCS常伴有肝、肾功能损害，术前正确判断肾功能对判断病情、手术耐受性和预后有重要参考意义。①血尿素氮（BUN），BUN是人体蛋白质代谢的终末产物，可敏感地反映肾小球滤过功能，但受感染、发热、脱水、消化道出血和进食高蛋白等因素影响。BUN>20mmol/L为肾功能不全，应进行治疗和监测。②血肌酐（Cr），血Cr是人体肌酸的代谢产物，主要在肝、肾由氨基酸代谢生成。血Cr达到140μmol/L，提示应进行进一步的肾功能检查。血Cr≥600μmol/L，则提示严重肾功能受损。③肌酐清除率（creatinine clearance rate），取晨空腹血和取血前后共4小时全部尿液进行Ccr测定。正常值一般为80~120ml/min。而当肾小球滤过率（glomerular filtration rate，GFR）为40~80ml/min时候，则Ccr/GFR为1.5~2.0。④BUN/Cr（mg/dl），其正常值为10：1。氮质血症时，BUN>8.9mmol/L或25mg/dl）时，BUN/Cr增高为肾前性，降低为肾实质性病变。

（三）糖尿病

糖尿病是累及多系统多器官的全身代谢性疾病，胰岛素绝对或相对缺乏是其病理生理改变的主要环节，动脉和微血管病变是本病突出表现，心血管病变是中老年糖尿病患者的主要致死原因，肾衰竭是幼年型糖尿病患者的重要致死原因。麻醉、手术、创伤、感染、休克、出血等应激状态下，体内胰岛素分泌受抑制，胰岛素拮抗激素分泌增加，分解代谢增强，组织利用糖减少，糖异生增加，进而加重糖尿病的症状及并发症。

糖尿病对患者的危害：①对麻醉、手术耐受力和机体抗感染力降低，从而使得心、脑、肾等重要器官潜在性损伤更为严重；②糖尿病患者穿刺及麻醉和手术应激易引起无痛性心肌梗死、心力衰竭、心搏骤停或体液紊乱等；③心血管舒缩调节功能差，血容量丧失易发生低血压或休克；④营养不良和免疫功能低下，易致感染、败血症和切口愈合功能不良、组织愈合能力差，术后并发症增加，如切口裂开、各种瘘发生和愈合后抗张力减退等；⑤应激反应与代谢紊乱加重，手术可使血糖、皮质激素及肾上腺分泌增加，糖原分解增加、合成减少，从而诱发或加重代谢紊乱和体液紊乱，如营养不良、低蛋白血症、酮症酸中毒、脱水和电解质紊乱（钾、钙、镁、磷丢失）等。

糖尿病围手术期的风险：①空腹血糖≥13.3mmol/L，年龄>65岁，病程>5年，手术时间>90min，糖尿病并发症（高血压、心血管疾病、视网膜病变、肾病、肝病或感染等多器官损害，尤其是病程达到15~20年时）；②手术危险包括酮中毒昏迷、化脓性感染、败血症和肾病等。

因此，糖尿病患者术前应做好全面检查：一般血糖测量周期为三餐前后及睡前每日七次血糖测定（必要时可视情况加测）、糖化血红蛋白测定、尿糖定量定性、尿液分析、BUN和Cr、电解质、肝功能、血气分析、胸片、心电图及眼底等检查，以判断糖尿病严重程度、内环境状态和重要器官功能，为围手术期处理、手术方式和手术时机的选择提供依据。

（四）老年患者手术问题

老年人手术危险性大，并发症和死亡率均较中青年人高。其手术风险高的原因主要有两个方面。首先，随年龄老化，重要生命器官和组织发生退行性变，生理储备功能降低，对麻醉、手术和围手术期承受力与应激性均较差。老年人血管弹性和血压自调力差（血压易过高或过低），心肌萎缩（收缩力差），不应期延长，易导致传导阻滞性心律失常，从而引起心输出量降低，冠状动脉灌注不足，心功能显著减退，麻醉、手术等应激下增加心脏负荷而致并发症。脊柱畸形（后凸），胸廓活动度减退，肺泡数减少，肺弹性降低，气管支气管黏膜萎缩，呼吸道屏障损害，慢性阻塞性肺疾病发生率增加而换气功能显著降低，则低氧血症和术后肺感染增加。肾体积小（质量减少25%~30%），肾小球滤过、肾小管浓缩与稀释功能减退，肾血流量和肌酐清除率显著降低，故手术、创伤、失血、脱水和低血压等易引发肾功能不全。消化道黏膜和平滑肌萎缩，胃肠蠕动减少，消化液分泌减少，营养消化吸收功能减退而致营养不良。肝细胞萎缩、肝功能减退、造血功能衰退，常发生低蛋白血症、贫血、手术耐受力差、免疫和组织修复能力显著降低，致使伤口裂开、吻合口瘘等增加。其次，慢性病发生率高，并发症显著增多，如老年人易并发高血压、冠心病、慢性阻塞性肺疾病、糖尿病、贫血、营养不良或低蛋白血症等。

（五）营养状态的评估

一切生命活动都要耗能，在创伤、手术、感染、疾病或饥饿等应激状态下更要消耗大量热量（增加15%~50%），尤其是术后蛋白质分解比单纯饥饿而又无创伤者大约高5倍，负氮平衡为13~20g/d，相当于每天耗损390~600g/肌肉。大手术或并发感染者，术后每天消耗脂肪300~500g（相当于功能2 700~4 500kcal）。这些均可导致糖、蛋白质和脂肪合成减少而分解剧增且易促发体液紊乱。故机体的营养状态将直接影响手术和术后的恢复，甚至影响预后。

（六）免疫功能低下

临床大多数免疫功能低下多继发于某些疾病，如肿瘤、肝病、BCS、脾功能亢进或脾切除、营养不良、梗阻性黄疸、创伤及免疫抑制剂应用等。以上情况均可使病情变化更特殊或更复杂，常给外科手术带来下列问题：①各种插管（气管插管、静脉置管或中心静脉压管、留置导尿管或胃管等）易致感染，如肺炎、菌血症、泌尿系统感染或反流性食管炎等；②久用皮质激素常伴肾上腺功能不全，手术易致肾上腺危象；③凝血机制障碍；④手术应激、胃肠分泌抑制、胃肠黏膜萎缩、机体高代谢或应用广谱抗生素等，常诱发细菌移位肠源性感染而致脓毒血症和多脏器衰竭；⑤组织愈合力显著降低，伤口易裂开，易产生吻合口瘘；⑥肿瘤易扩散或易致烈性传染病等。

（七）凝血功能的判断

凝血功能的术前检测和评估，对血管手术和预后关系密切。临床常用的凝血功能测定为术后抗凝或溶栓治疗提供依据。除紧急手术外，服用抗凝剂（尤其是长效抗凝剂）的患者，应于术前3~7天停服。用肝素治疗的患者，应于术前6小时停用或术前用鱼精蛋白硫酸盐拮抗。应用香豆素类衍化物时可静脉注射维生素K_1，直至PT测量值恢复正常时方可手术。

附：可靠有效的术前准备

充分的术前准备对BCS患者的手术时机选择和手术至关重要。可靠有效的术前准备可提高患者生理储备能力，纠正病理生理紊乱和一切不利因素，及时诊治并发病，改善全身状态，以提高机体对麻醉手术的耐受性，减少术后并发症，降低术后死亡率，提高手术疗效。

（一）择期手术术前准备

1. 做好患者、家属的思想工作和术前指导　BCS患者常有恐惧心理，从而导致精神紧张、失眠、食欲减退和抵抗力降低等，影响手术的耐受性。医护人员要做好术前谈话工作，使其对疾病和手术有较正确的了解，并指出术后注意事项以利术后康复。对患者亲属，既要谈明手术的必要性和有利条件，也要详细阐述麻醉手术过程的危险、意外和术后可能发生的并发症等情况，使其对围手术期并发症有思想准备，争取其理解、配合，同意手术治疗并在手术、麻醉同意书上签字，存放病历内保存。

2. 改善营养状态　BCS患者常有低蛋白血症、体液异常分布（腹水、胸水和周围水肿）、营养不良和贫血等，易致感染、组织愈合不良、麻醉手术耐受性降低而不利于术后恢复。改善术前营养状态是增强手术安全性和减少术后并发症的关键措施。目前多采用以下方法：

（1）加强营养，改善患者体质：对于能口服的患者，宜采用高热量、高蛋白和高维生素饮食。对于饮食不良者，可行胃肠内营养（EN），即经口或鼻胃管、鼻肠管或空肠营养造口提供患者所需的营养物质。对于体质差、营养不良及胃肠营养吸收困难者，应采用完全胃肠外营养（total parenteral nutrition，TPN）。

1）肝病的营养补给：有严重肝损害的肝硬化等，常导致营养缺乏、蛋白质代谢紊乱；并对某些食品中的蛋白质比较敏感，体内可利用的蛋白池缩小和氨基酸代谢异常[蛋氨酸和苯丙氨酸增多，支链氨基酸（BCAA）降低]，蛋白质耐受性降低（摄入过量蛋白质使血氨升高而致肝性脑病）。在手术、创伤、感染等情况下，肝脏需要提高其代谢功能，为其他组织提供足够底物、辅助因子，合成蛋白质和维持能量平衡，为肝硬化患者提供足够的营养是很重要的。肝硬化患者对将奶类、结晶氨基酸混合液（游离氨含量很低）静脉补给作为供氮来源耐受性较好；对肉类饮食等耐受性较差，易诱发肝性脑病。肝硬化时使用氨基酸应注意供给足够热量和氮，避免氨基酸谱发生不平衡，维持水盐和酸碱平衡，输液量要适宜；水解蛋白溶液（含高达1mg/dl的游离氨）久用可引起肝细胞脂肪浸润、汇管区细胞浸润和淤胆等，故不适于肝硬化患者。

2）肝衰竭：肝病时血浆氨基酸谱改变主要是芳香族氨基酸（AAA）增加，BCAA（如亮氨酸、异亮氨酸和缬氨酸）降低。急性肝衰竭时，除BCAA降低外，其他氨基酸均升高，补充高BCAA可使血氨基酸谱恢复或接近正常，从而逆转HE。

3）急性肾衰竭：当供应足够的热量和必需氨基酸时，身体才能利用尿素合成蛋白质。肾衰竭时不能用水解蛋白（使BUN升高，加重尿毒症），需用肾衰竭营养液、左旋氨基酸、葡萄糖及一定量维生素，可提高存活率。

4）严重应激状态：高BCAA较平衡氨基酸能有效改善氮平衡，较好维持血浆蛋白中半衰期短的蛋白质浓度，BCAA是骨骼肌代谢的必需氨基酸和能源，可调节骨骼肌蛋白的分解和合成，减少肌蛋白分解和恢复氮平衡。

（2）纠正低蛋白血症：高蛋白饮食是简单有效的方法。必要时可用采PTN，可静脉输注白蛋白（10~20g/d）、新鲜血浆（400ml/d）、复方氨基酸（500~1 000ml/d）或有腹水时回输腹水（3 000ml/次，3次/d）或腹水浓缩后回输。

（3）纠正贫血：贫血与组织蛋白过低多同时存在，只有纠正贫血后组织蛋白才能迅速提高。输血是短期内纠正贫血的主要措施，宜少量多次输血、血浆或成分输血。输血量和次数应视病情和心功能而定。对于老年人和心血管疾病患者，输血不宜过多过快，以防发生心力衰竭。

（4）补充各种维生素、纠正电解质紊乱和体液失衡：大量利尿时要注意补钾。应用GIK液可提高细胞内糖原和钾的储备，改善食欲，降低心律失常和洋地黄中毒的发生率。

3. 防治感染　术前积极防治感染，清除体内感染灶，合理应用抗生素，可提高机体抵抗力，防治术后并发症，对心血管手术或大手术和BCS直视根治术的手术成功具有重要意义。

（1）预先用抗生素的原则：①严格无菌技术操作和认真执行无菌操作规程，这是任何抗生素无法取代的。②预先用抗生素的时机：研究表明，只有在细菌污染的组织中含有抗生素时，才有预防感染的作用，但在细菌接种3~4小时后才用抗生素，则无任何预防作用，故抗生素应在细菌接种前或在手术开始前（细菌侵袭组织前）或麻醉诱导时开始静脉注射为最佳时机和最有效，术前几小时或过早预先用抗生素常引起正常菌丛改变和细菌产生耐药性。③在整个污染危险期内，要维持抗生素有效浓度，即血液浓度应大于潜在病原菌的最低抑菌浓度，使抗生素与病原菌充分接触，才能达到预期效果。研究表明，在一次静脉注射大剂量抗生素后，持续静脉滴注或间歇期内注射，可维持血中和切口中的抗生素有效治疗浓度，如抗生素半衰期短而手术时间长者，应重复给药，以保持术中适当抗生素浓度；④预防用药期限要短，目前多主张术前用1次，术后12小时再用1~2次。久用可增加感染、药物毒副作用、出现耐药菌、二重感染或霉菌感染等。

（2）治疗性应用抗生素的原则：

1）正确使用抗生素要根据患者全身情况、诊断、药物性能、致病菌及其对药物的敏感度等选用抗生素，有条件时应及早分离出病原菌，并测定其药敏或联合药敏，供选用或调整抗生素时参考。选用抗生素的标准是具有高效杀菌力、抗菌谱广、高度组织渗透力、维持体内有效浓度时间长、毒副作用小和物美价廉。

2）合理联合用药，其目的是提高疗效、降低毒副作用、延缓或减少耐药发生，更有效、更迅速地控制感染，尤适用于不能控制的严重感染、混合感染、二重感染等。常用抗生素可分4类：Ⅰ类为繁殖期杀菌剂，如青霉素、头孢菌素和万古霉素等；Ⅱ类为静止期杀菌剂，如氨基糖苷类（链霉素、庆大霉素、阿米卡星和卡那霉素等）；Ⅲ类为快速抑菌剂，如氯霉素、林可霉素、四环素等；Ⅳ类为慢效抑菌剂，如磺胺类、环丝氨酸等。Ⅰ+Ⅱ有协同作用，Ⅱ+Ⅲ有累加作用，Ⅰ+Ⅲ则呈拮抗作用。一般不应无根据地随意联合用药，有条件时做联合药敏试验，联用各药应尽可能分开使用。

3）正确合理用药：①投药时间及方式，抗生素半衰期是维持组织内有效药物浓度的关键；短半衰期抗生素仅提供3小时左右有效预防浓度，故应重复用药，间隔时间≤2个半衰期，手术时间长者应重复给药（可于进手术室或开始麻醉时用药，伤口缝合前再用药）。②投药量和种类应根据感染性质、程度和并发症而定，一般可用常量以保证血中有效浓度（超过细菌敏感度十多倍以达治疗目的）。根据情况可选用2~3种抗生素联用，以协同增效、减量减毒、防止或延缓耐药，无效时（一般>72小时）调整用药，有效时最短疗程为3~5天，一般在体温恢复正常或症状消失后3天停药。若同时应用皮质激素者，抗生素剂量应加倍。

4. 有并发症时的术前准备

（1）心脏病患者：尤其是年龄大或老年人常合并冠心病、高血压、心律失常等，术前应针对病因给予适当处理，创造手术条件和时机，选择适当麻醉，应用冠状血管扩张剂，避免缺氧和低血压，严格控制输入液体量和速度，减轻心脏负荷。

心脏大血管手术应尽量在心功能代偿期进行。有肺心病者，应吸氧、强心、利尿等治疗。心力衰竭患者应卧床休息、吸氧、控制盐和液体摄入，交替应用或联用排钾、保钾利尿剂预防低钾血症，疗效差者改用速尿静脉注射。提高心肌代偿能力，可给GIK液、ATP、辅酶A和维生素B_1等。充血性心力衰竭伴心房颤动或心房扑动时，应服地高辛$0.125\sim0.25mg/d$，血清浓度以$\leq1.5\mu g/dl$为宜，疗效差时可静脉滴注多巴胺或多巴酚丁胺以提高心排血量、改善微循环和增加尿量。预防性应用洋地黄具有正性肌力作用，增强心肌收缩力，防止心律失常（心房颤动或心房扑动）和心力衰竭。Ⅱ～Ⅲ度房室传导阻滞、窦房阻滞、三束支传导阻滞（曾有阿-斯综合征者）患者，需经静脉置入暂时起搏器，至术后病情稳定为止。频繁室性期前收缩可静脉滴注利多卡因。频繁房性或结性期前收缩、心房扑动、室上性心中过速或快速心房颤动用洋地黄。久用利尿剂和激素应纠正电解质紊乱，术前用保钾利尿剂（螺内酯），术前2周每日用GIK液（含10%葡萄糖注射液250ml，正规胰岛素8～12U，10%氯化钾液10～15ml）静脉滴注，并用硫酸镁1～1.5g，促使K^+进入细胞内。心肌梗死>6个月，可在密切监护下手术。高血压患者应适当降压（降压不宜过快、幅度不宜过大），以免影响心、脑、肾等重要器官血供；通过药物治疗使术前血压降至麻醉手术要求的"容许水平"，避免术中、术后血压过度升高。正在服抗高血压药控制血压者，不要停药，应持续至手术当日服药。急诊手术选作用快、持续时间短的抗高血压药，如硝普钠50～100mg加入5%葡萄糖注射液500ml中静脉滴注，根据血压变化调整其滴速。

（2）改善肺功能：有急性上呼吸道感染者，应待感染控制后2周方考虑手术。术前应停止吸烟2～4周。有慢性阻塞性肺功能不足者，可口服、静脉注射或静脉滴注氨茶碱，吸入沙丁胺醇（舒喘宁）等药物控制。术前3～4天应训练咳嗽和深呼吸，以改善通气功能，预防术后肺不张；待感染控制后再手术。

（3）糖尿病患者：糖尿病患者的术前准备要充分，重点在控制血糖，纠正水、电解质紊乱和代谢性酸中毒。

外科治疗过程中，中度高血糖是可接受的，过度追求正常血糖存在一定危险。隐性糖尿病或能用饮食控制者，可根据尿糖检验结果决定是否正规应用胰岛素（insulin，RI）。显性糖尿病或原有口服降血糖药或采用中长效RI控制者，可术前停药，根据US测定改用RI静脉滴注。具体停药时间取决于药物半衰期和使用时间，一般于术前3天停用长效和中效降血糖药，改用短效降血糖药或注射RI。既往用长效RI者，术前1天改为RI，以便围手术期及时调整RI用量，防止低血糖休克。短效降血糖药已控制者，治疗不变，手术当日晨停药。手术时间不长，不影响进食者，术前可仍服降血糖药即能达到要求。如用RI治疗者，可于术晨减少用量1/3～2/3，术后再恢复原剂量。较大手术或大手术患者，于术前1～2周改用RI调整糖代谢，如血糖>17mmol/L酮症酸中毒时，采用RI 50U加入生理盐水500ml中静脉滴注，滴速0.5～5U/h，观察控制血糖至理想水平；严重酮中毒时禁忌手术，RI应增至0.1U/（kg·h），使血糖控制在8～15mmd/L和酮体消失后再行手术。

急诊手术时，应尽快纠正脱水、电解质紊乱和酸中毒，快速静脉滴注RI、电解质液和碱性药液，血糖<13.5mmol/L暂不处理，应术中严密观察。血糖≥13.5mmol/L有酮症酸中

毒时，应采用Watt法（RI 50U+生理盐水500ml，据血糖水平以0.5~5U/h的速度静脉滴注）。轻度酮症，血糖>14mmol/L者可输入5%葡萄糖液100ml加15U（100ml/h），24小时总糖量为100g，根据血糖测定结果调整用量至血糖为10mmol/L时，方可手术；严重酮中毒（血酮200mg/dl）和血糖≥28mmol/L者，应行4~6小时必要的准备，如RI 0.3U/kg静脉注射1次，后以0.1U/（kg·h）静脉滴注，2小时后血糖不降则RI剂量加倍，首1小时快速补生理盐水100ml，后为500ml/h。若血糖>28mmol/L、血钠>155mmoL/L或血渗透压>330mmol/L时，应输入0.45%氯化钠注射液。pH<7.0应静脉补5%碳酸氢钠液50~100ml。当血糖降至14mmol/L时，用5%葡萄糖+RI（3g:1U）静脉滴注，并注意补充钾、磷、镁，维持血糖在10~14mmol/L，即可进行手术。

（4）久用激素的术前准备和围手术期处理：有研究表明，超生理量外源性激素使用超过1个月者，停药后其垂体-肾上腺皮质功能需9个月才能恢复正常。所以目前正进行激素治疗，术前9个月内连续超生理量激素治疗1个月以上或者应用激素总量相当于氢化可的松1g以上而ACTH刺激试验不正常者，围手术期均应补充激素。其补充量和时间取决于术前下丘脑-垂体-肾上腺轴的抑制程度和应激程度。

（5）老年人的围手术期处理：重点是做好呼吸、循环功能检测，判断和防止呼吸、循环系统并发症的发生。根据生化、血气分析制定输液方案，定期监测尿量及尿比重，掌握输液量和速度，既要及时补充血容量以防尿少或肾衰竭，又避免输液过量或过速而致心肺并发症，从而达到每日尿量1 000~1 500ml和尿相对密度<1.020，每日液体总入量为2 000ml左右。

（6）纠正凝血机制紊乱：药物、感染所致的血小板或凝血因子暂时缺陷者，应去除病因和等待恢复。维生素K依赖因子缺乏时，应静脉滴注维生素K，先天性或获得性疾病所致的凝血障碍者应行替代治疗。

1）血小板缺陷时可选用富含血小板的血液或浓缩的血小板，后者应在采血时及时分离血小板并于5小时内立即输注，静脉注射后30分钟其功能达高峰。输注的血小板可在体内保留平均最长时间约为1周。故术前应计划好和选择手术时机。

2）凝血因子缺陷替代疗法：①输入保留有各种凝血因子活性的新鲜血浆。②输入含有能耐冷藏的4种维生素K依赖因子的贮存血浆（即采血分离后冷藏>4小时的血浆），但因子Ⅴ、Ⅷ不耐冷藏，贮存血浆不适用于肝病性凝血机制障碍和血友病甲。③输入新鲜冷冻血浆含有所有凝血因子前体物质、纤维结合蛋白，并保留了因子Ⅴ和Ⅷ，对补充凝血因子有重要意义，可用于纠正肝病、血友病甲、去纤维蛋白作用和纤维蛋白溶解时的凝固缺陷。④输入浓缩凝血酶原复合物：含因子Ⅱ、Ⅷ、Ⅸ、Ⅹ，用于治疗血友病乙和先天性或获得性因子Ⅱ、Ⅶ、Ⅹ缺乏；⑤冷沉淀物质：含因子Ⅷ、纤维蛋白原和因子ⅩⅢ，在-20℃以下保存1年，适用于血友病甲、血管性假性血友病、获得性因子ⅩⅢ缺乏和纤维蛋白原缺乏等。

5. 护肝治疗　BCS常因肝淤血、肝硬化和PHT而致肝功能损害。BCS直视根治术或旁路手术，又可加重肝损害。故术前综合护肝治疗对改善肝功能具有重要意义。

（1）加强基础治疗：保持热量、体液和酸碱平衡，维护内环境稳定和重要脏器功能。供给足够热量对维持正氮平衡极为重要。宜高热量、高维生素、易消化饮食，热量为2 000~3 000kcal。无肝性脑病时，给蛋白质100~200g/d，如有并发症宜用要素饮食，含全部左旋必需氨基酸和非必需氨基酸、单糖类、脂肪乳、多种维生素、电解质和微量元素，经鼻饲或口服可提供机体必需的营养。如肝硬化、腹水、营养不良和胃肠功能受损害时，可行TPN，可用适量BCAA合剂。输注大量维生素C、氯化钾和精氨酸盐等，可防治碱中毒。少量多次输新鲜血浆，可补充多种凝血因子以防治出血，可提供调理素以增强机体抗感染能力，提高血细胞比容。少量多次输白蛋白以纠正低蛋白血症。常规补充维生素K_1、维生素C、B族维生素和维生素E等，均是支持疗法中的重要措施。

（2）改善肝功能，增强肝储备能力：术前2周间断吸氧或高压氧治疗，改善全身能量代谢，尤其是改善肝细胞线粒体再生过程，减轻重要脏器（尤其是肝、脑、肾）进一步损害。每日补充GIK液（含葡萄糖、胰岛素、氯化钾）、纤维蛋白降解产物、BCAA（抑制蛋白异常分解）和白蛋白，以促进肝脏蛋白质合成、糖原储备和残肝细胞再生，纠正氨基酸代谢紊乱和防治肝性脑病，但应控制热量在450kcal/(kg·d)、氨基酸在1.5~2g/(kg·d)水平。忌用损肝药物。

（3）纠正血浆氨基酸失衡：维护血-脑脊液屏障正常竞争性抑制，输注特制的以BCAA为主的氨基酸混合液，有助于纠正血浆氨基酸比例（AAA/BCAA）失调，纠正负氮平衡，促进蛋白质合成与储存，提高血浆蛋白含量，改善营养状态，可恢复意识、缓解病情和提高生存率。

（4）积极防治并发症尤其是防治脑水肿、感染、消化道出血、体液紊乱等。

6. 保肾治疗　避免应用肾毒性药物。为积极防治肾衰竭诱因，如避免强烈或持续利尿和大量放腹水，防治消化道出血、感染、低血压、低血容量、水和电解质紊乱等，早期发现、早期治疗，可改善预后。加强支持治疗，低蛋白、高糖、高热量饮食，避免用降低肾血流量的药物（肾上腺素等缩血管药），适当控制输液量（量入为出），严重尿少者补液应为500~1 000ml/d，并补低渗性（5%~10%）甘露醇液，每天500~1 000ml，可防治肾功能不全发生或发展。纠正体液和酸碱平衡失调。输注低分子右旋糖酐、血浆、白蛋白或腹水过滤浓缩回输，可扩大血容量和改善肾血流量，可改善肾功能及增加尿量。适量放腹水（放500ml/次，3次/d），并适量补充蛋白质，可降低腹内压，改善肾血流。透析疗法仅适于肝病是可逆的、肾脏无器质性病变或转为肝再生争取时间的患者，对肝功能恢复无望者，透析不能提高生存率。门-腔分流或脾-肾分流可降低PVP，减轻腹水和改善肾血流。肝移植已用于本病的治疗，原位肝移植肾功能可在2周后逐渐恢复正常。

7. 大量腹水的治疗　BCS患者常因患者一般情况差、肝硬化重、肝肾功能不良、低钠血症、低蛋白血症等而伴大量顽固性腹水，给麻醉和手术治疗带来困难，术前应适当治疗或控制，常需要使腹水逐渐减轻或消退。有腹水而无周围水肿者，每日体重减少以不超过0.5kg为宜，二者兼有者以≤1kg为宜。

（1）限制钠、水摄入量：限钠摄入量是治疗腹水最重要的措施。应无盐饮食，即钠摄入量为0.25~0.5g/d，相当于氯化钠0.6~1.2g，潴留不严重时（尿钠10~50mmol/d）则钠摄入量为0.5~1g/d，相当于氯化钠1.2~2.4g，即低盐饮食。单纯利尿疗效差、体重仍增加和血Na^+<130mmol/L者，应限制水摄入量，每日≤1 000ml。腹水治疗宜先限制钠水入量，连续观3~4天，如体重减少<0.3kg、尿钠排出量<25mmol/L，则应当用利尿剂及其他治疗。

（2）利尿：利尿剂的应用原则是根据作用部位选择药物并观察反应（体重、电解质、尿量、Na^+、K^+等变化），纠正电解质紊乱；先弱后强、先小剂量后大剂量；先单一用药，后联合用药；腹水消退后渐减至停药，忌骤停药。

若腹水反复发作或持续不退，尤其是BCS等正规利尿治疗6周后仍无明显消退者为难治性腹水，此时应加强支持疗法，维持内环境稳定，防治原发病及其并发症，监测24小时出入水量、心率、呼吸频率、血压，定期检测电解质、血BUN及Cr。难治性或顽固性腹水患者，其肾小球滤过率显著降低，抵抗呋塞米（速尿），多有高醛固酮血症、氮质血症、HE、低钾血症、低氯血症、低钠血症、低镁血症、低白蛋白血症、高尿酸血症、肾前列腺素（PG）减少等，应采取综合性治疗措施。

（3）自身腹水回输利用：超滤器、腹水浓缩机或人工肾透析机清除腹水中水分、电解质和小分子物质，使腹水浓缩后经静脉再回输给患者，这样1~12小时内可移除腹水大约5 000ml，将腹水中蛋白质浓缩2~4倍，平均每次能补给患者（35.2±21.3）g白蛋白，可提高血浆胶体渗透压，补充有效血浆容量，增加肾灌注量和肾小球滤过率；减轻腹水对肾血管的压迫，抑制肾素–血管紧张素–醛固酮系统活性，增强肾排水、排钠能力，可纠正稀释性低钠血症；滤出部分尿素，使BUN降低。近期疗效较好，虽然远期疗效不理想，但为BCS手术治疗创造了条件。该疗法不适于感染性腹水及癌性腹水。

8. 特殊手术的准备

（1）体外循环：又称为心肺转流。灌注师术前应详细了解病情、身高、体重、体表面积、血细胞比容、血浆蛋白浓度、血清电解质等，以确定灌注方法，选择适宜的血泵、氧合器、热交换器、心内吸引贮血器、血液滤过器、管道等。术前认真检查转流的基本设施，如电源、气源、人工心肺机等，确保术中工作状态良好。对与手术和患者血液接触的物品，均应彻底灭菌处理，在严格无菌条件下，将管路、氧合器、微滤器利回收血贮血器等进行连接安装。

（2）血管旁路手术：一般术前2~3天流质饮食，口服肠道消毒剂、导泻剂并清洁灌肠，以清除肠道积气、有毒产物和细菌。选取相应口径、长度和质地优良的人工血管，做好消毒灭菌处理，并选好各种相应的针线和必要的特殊器械。

（3）直视根治术：术前巨量胸水或腹水时应持续胸腔或腹腔引流，有条件时可将引流的腹水浓缩后回输。非体外循环下施术者，应备消毒无菌气囊的转流管或Foley球囊导管。所有液体入路均应置于上肢、颈静脉或锁骨下静脉，确保2~3个液体入路。备有血液输血装置，如血液回收器、血液过滤器、抗凝剂、吸引贮血器等，备术中用。

9. 常规术前准备　备胸腹部皮肤；备同型血，术前做药物过敏试验。手术当日晨禁止饮食，留置胃管、尿管，开胸时备胸腔引流管及引流瓶。麻醉前用药由麻醉科医师术前会诊后决定。

10. 术前讨论　由麻醉科、手术室、专科医师、病房或ICU病室护士长参加，于手术前1天召开讨论会。最后确定诊断、手术适应证、手术准备，制定完善的手术方案，研究术中可能发生的问题和处理方法，估计手术预后、术后注意事项、术后可能出现的并发症和处理。

（二）急性型或急诊的术前准备

此多见于急性型BCS或BCS并发上消化道出血，肝静脉肿瘤阻塞或侵及下腔静脉、右心房引起三尖瓣反复堵塞性猝死、心力衰竭或心律失常。肝癌累及肝静脉患者，约2/3癌栓沿肝静脉长入下腔静脉可引起部分或完全性下腔静脉梗阻，亦可沿下腔静脉侵入右心房而致右心衰竭或心律失常，右心房内癌栓或下腔静脉脱落的大块癌栓可堵塞三尖瓣发生猝死或飘浮于右心房与右心室之间。

1. 支持治疗　如腹水时利尿，感染时应用广谱抗生素，自发性腹膜炎时选用青霉素、头孢菌素、喹诺酮类等2~3种药联用静脉滴注或腹腔灌洗（一处引出炎性腹水2 000~3 000ml，另一处灌入含抗生素的林格液或平衡盐溶液2 000ml）。并发胆管感染者可用甲硝唑类；并发泌尿系统感染者可用头孢菌素类、喹诺酮类抗菌药等，为明确诊断、为手术治疗创造条件和争取时间。

2. 抗凝和溶栓治疗　适于急性血栓形成的BCS。可经导管局部给药或全身用药，即用尿激酶或链激酶25万U静脉注射，再以10万~15万U持续静脉滴注12~24小时，在行HVG或IVCG证实血栓溶解后才可停药。可同时用标准剂量肝素治疗。

3. 上消化道出血　静脉输液、输血或输血浆等，迅速补充有效血容量，以纠正出血性休克。采用三腔二囊管压迫止血等有效止血措施，必要时手术止血行门-奇断流，亦可行内镜下食管曲张静脉套扎术、内镜气囊法硬化剂注射疗法等。积极防治肝性脑病，如导泻、清除肠道积血、口服肠道消毒剂和乳果糖、输注支链氨基酸。

4. 改善心功能　心功能差的患者应卧床休息、限制活动和吸氧，以减轻心脏负荷。必要时可采用下列措施：

（1）用于强心剂：首先小剂量洋地黄化量（洋地黄化量1/2~1/3），当强心作用明显时改维持量，防治低钾血症。对不耐受洋地黄药者可选用多巴酚丁胺、氨茶碱或氨力农、米尔利酮等，后者于提高心肌收缩力同时可扩张外周血管、减轻心脏负荷和改善微循环。

（2）应用利尿剂：一般将排钾利尿剂与保钾利尿剂联用，可预防电解质紊乱。用药期间注意观察尿量和血容量等。

（3）应用扩血管剂：扩血管剂有主要作用于小动脉的药、扩张小静脉药（硝酸甘油）和同时具有动、静脉效应药（硝普钠）。

加强术中监护和管理

（一）麻醉选择

均采用气管内插管全身麻醉，有利于保持呼吸道通畅和便于术中呼吸道管理。麻醉为复合麻醉，即以静脉麻醉为主、吸入麻醉为辅，这些都是目前广泛应用的方法，其中以后者简便安全且不受设备限制而广泛应用。应在上肢建立2~3条液体入路（勿在下肢，以便必要时快速输血、输液，并于锁骨下静脉置管监测中心静脉压（CVP），必要时可快速输血。在开胸、阻断下腔静脉（IVC）或体外循环下施术，对呼吸、循环功能影响较大。麻醉和手术期间严密监护患者的呼吸、循环功能，以便及时发现异常现象并及时处理，避免发生严重后果。

基本监测内容如下。

（1）血压、心率、呼吸。除控制性低血压外，一般血压≤90mmHg应通知术者，待充分止血、输血、输液和升压后再进行手术。

（2）呼吸功能监测：应监测潮气量、呼吸频率、吸气末二氧化碳（CO_2）浓度（$P_{ET}CO_2$）、吸入氧浓度、呼吸道压力，注意机械呼吸的氧中断报警和机械故障报警系统，进行动脉血的血气分析、指尖或耳垂血氧饱和度的监测，可持续显示毛细血管血氧情况。血生化、血红蛋白和动静脉血气分析可了解术中血液、呼吸、循环是否满意，以及血液稀释程度和代谢性酸中毒等情况，以便及时纠正，减少术后并发症。

（3）病情危重或心血管手术应进行血流动力学监测：经锁骨下静脉、颈内或颈外静脉等置管监测CVP，CVP是反映心充盈量和血容量的标志，是输血、输液的主要依据；直接监测动脉压（经皮动脉穿刺置管连接换能器或弹簧血压表测动脉压）或有条件者行Swan-Ganz导管监测上腔静脉压（SVCP）、下腔静脉压（IVGP）、右心房压（RAP）、右心室压（RVP）、肺动脉压（RAP/PAWP）、血氧含量和心排血量，对指导围手术期输血、输液和药物治疗有重要意义。

（二）BCS术中特殊管理

1. 下腔静脉阻断期间　术前下腔静脉完全梗阻时，由于梗阻远端侧支循环广泛建立，下腔静脉阻断时间可不受限制。术前下腔静脉部分梗阻时，可进行下腔静脉阻断，除周围侧支循环丰富外，一般阻断时间以15~30分钟为宜，阻断期间应加快上肢输血、输液，维持适当血压，防止回心血量减少而血压下降，要加大供氧，防止心、脑缺血缺氧。术中严密监测出入液量，切忌过多输入液体。

2. 下腔静脉切开直视根治术　对术中出血采用自体血液回收利用和回输，可大大减少术中出血。出血量大时可快速输血，以CVP保持在8~12cmH2O（0.78~1.18kPa）为宜。若CVP太低和血尿少，则提示血容量不足，应加快输血、输液。参考CVP估计失血量和补充量，做到失量与补量基本平衡。

3. 术中输液和严密监控 BCS 具有高血容量和低回心血量的病理特征。当直视根治术基本完成、下腔静脉阻断解除和下腔静脉血液回流入心时，大量淤滞的静脉血突然回流入心，常使心脏前负荷剧增，心脏扩大，CVP 显著升高，可引起心功能不全、心动过缓、休克乃至心脏停搏。因此，应逐步松开阻断钳，逐渐开放转流血管，并注意 CVP 变化，必要时应给予强心利尿药，有时需辅以心脏按压，同时应控制输液量和速度，必要时也可放血以减少血容量。关键在于预防，术中应严密监控输液量和速度（切忌输液量过多），在开放下腔静脉阻断带、恢复下腔静脉血流前或开放转流血管前，先给予强心利尿剂和碱性液体，可有效防止心功能不全的发生。正常排尿时，CVP 以维持正常水平以下为宜。如安放 Swan-Ganz 导管则可及时了解心脏和后负荷情况，及时给予相应处理。一般规律是在开放下腔静脉阻断或转流血管前，先静脉滴注 5% 碳酸氢钠 1～2mmol/kg，对预防急性心力衰竭或肺水肿有利。

4. 体外循环的管理 转流前认真检查管道连接是否正确可靠，将氧合器内预充液输入 200～300ml，开放氧气，缓慢开放 IVG 引流管并调节泵速，勿使氧合器液面过度升降，观察氧合器氧合除泡、动脉血管阻力和腔静脉引流量，无异常即开始血流降温，如根据体表面积或体重向患者提供合理灌注流量，使转流中平均动脉压（MAP）保持在 50～70mmHg。转流中选用适当的通气血流比例，一般为（0.5～1）∶1，避免用纯氧，宜用 O_2、CO_2 混合通气，并反复进行血气分析，有条件时应监测或连续监测混合静脉血的血氧饱和度和氧分压，以期达到最佳通气氧合效果。体外循环辅以不同程度低温可增强心肌保护，提高机体对缺氧的耐受性和手术的安全性。除少数特殊要求外，一般转流中可维持浅低温（34～28℃）；特殊需要时采用深低温（<25℃）。体外循环中降温或复温速度不宜过快，一般变温时血温与体温温差 ≤8℃。加温时血温与循环水温湿差应 <10℃（循环水温最高 ≤42℃），体温降温速度应 ≤1℃/min，升温速度以 1℃/3～5min 为宜。降温过快可引起血细胞淤滞，升温过快则血中溶解气体逸出而致空气栓塞。开始复温时应加大氧流量和灌注流量，适当追加碱性药和应用硝普钠等血管扩张剂。手术完成，心律正常，心跳有力，可逐渐控制腔静脉引流量；降低机体内贮血，再钳夹静脉引流管，停机，逐渐将机内血回输。拔出腔静脉引流管后，根据 ACT 和肝素剂量反应，给鱼精蛋白［与肝素用量之比为（0.6～1）∶1］中和肝素，10 分钟后再测 ACT 以确保肝素完全中和。停机后与人工心肺机和管道仍保持清洁无菌，处于待用状态，以防患者病情突变，待确认病情稳定后方可撤除机器。

5. 体外循环应重视对脑的保护 常温体外循环应保持相对较高流量和血压，以保证脑组织血氧灌注。如有意外情况时，应行全身或头部降温，并用大剂量皮质激素。深低温循环停止时间以 ≤45 分钟较安全，如在病灶切除停止循环较长时，可在恢复体外循环情况下，施行肝静脉重建术，亦可将手术最困难部分安排在停止循环期间施行。

6. 术中操作注意事项和意外防治

（1）经右心房手指破膜：荷包缝合大小要适宜，过小可致心房撕裂性难以控制性大出血。荷包区必须够大，不用钳夹，心房壁法做 2 个荷包缝合（外荷包可提高手术安全度）。

当手指伸深入右心房时，勿误穿右心房壁或三尖瓣处，以在心包内下腔静脉中扪及示指为宜。手指破膜时应向各个方向施压性扩张，以充分撕裂膜基部，同时用手指撕破肝静脉闭锁膜。若膜厚破膜困难者；可经股静脉插入带内芯的球囊导管或在下腔静脉破膜器联合作用下，对隔膜施行穿破扩张术。若仍有困难者切勿勉强，否则易穿破下腔静脉或心包，对于膜闭锁伴有血栓形成者，破膜术应属禁忌。

（2）下腔静脉切开直视根治术：应从下腔静脉后外侧切开下腔静脉鞘和膈肌，切开的游离缘应充分缝扎止血，以防术后切开大量淋巴液或血液渗出。下腔静脉侧支循环撕裂处，应"8"字缝扎止血。对于下腔静脉有血栓者，应先切开心包，于心包内阻断下腔静脉，完整摘除血栓，勿使之破裂或残留，以防下腔静脉血栓脱落造成肺栓塞。然后再于下腔静脉内完成直视根治术。复合型病变术中应仔细探查下腔静脉－肝静脉，确保同时彻底清除下腔静脉、肝静脉阻塞病灶（如切膜、取栓和纠正狭窄、畸形或缺损），任何疏忽或残留梗阻病灶（尤其是存在于肝静脉内），将严重影响术后疗效。术毕，应再次手术探查下腔静脉－肝静脉通畅情况，肝静脉的下腔静脉开口处至少要看到2个孔出血。重建下腔静脉，保持肝静脉通畅是一个重要问题，术中必须矫正下腔静脉狭窄畸形或闭塞，重建和恢复下腔静脉正常血流通道是终止恶性病理循环、恢复正常解剖生理状态的关键。

（3）人工血管旁路手术：BCS时PHT、门静脉、肠系膜上静脉、SV、下腔静脉和心房壁薄脆，周围侧支循环和淋巴管丰富，游离这些血管常可致大出血而使手术失败。故游离血管时，应切开充血水肿增厚的后腹膜和静脉鞘，行鞘内游离血管，充分游离静脉前壁和两侧壁的静脉干。若遇出血时，宜用手指压迫止血，清洁术野后用心耳钳钳夹出血血管，小出血点用指压上、下两端，用无损伤针线缝扎出血点即可止血。人工血管较硬，端侧吻合时要非常小心操作，并需备大小不同的几把Satinsky钳。当吻合不当，尤其是血管损伤大出血时，可置换较大心耳钳以显露和处理出血点。一旦吻合血管发生多处撕裂而难以修复时，可取大网膜中较大的静脉行片修补血管。血管转流完成后，自人工血管两端各插一针头，由腹端针头注入肝素－盐水，由胸端针头排出大造血管内气体。此依次松开静脉端和右心房的阻断钳，人工血管内有血液流入心脏即拔去针头，针头漏血点干纱布压迫或蚊式钳稍施钳夹即可止血。血管转流后，若PVP不降或肝脾不缩小，需检查2个吻合口和人工血管全程有无血栓形成或成角畸形，如有不通或血栓形成时，应拆下复通并重新吻合。如人工血管过长扭曲时，应复位裁短；过短时需加接同一口径的人工血管以适当延长。为防止转流血管开放后大量静脉血回心引起右心衰竭，术中应控制输液量，要事先给强心利尿剂和碱性液体等以防心功能不全。

（4）术中大出血：多见于体外循环导管安置、下腔静脉切开根治术、经下腔静脉肝组织切除术、补片腔静脉成形术、下腔静脉缝合或钳夹下腔静脉的Satinsky钳松脱等，稍有不慎或疏忽均可发生大出血，必须有充分准备：充分备血、无创缝线、纤维蛋白原、各种止血纱布等应急物。有时体外循环后，由于原有肝功能损害，即使肝素已被中和，仍有难以控制的广泛渗血，术中应耐心仔细止血。

（5）术中抗凝与止血：BCS直视根治术、介入放射治疗或各种转流术需用人工血管和暂时阻断血流，在血管阻断前常需按0.5mg/kg注入肝素或在阻断血管远端及转流的人工血管内注入肝素-盐水，以预防血栓形成和吻合口栓塞。BCS由于IVCHT和PHT所致的丰富侧支循环，出血和渗血较多，手术须严密止血，以防术后出血。

（6）术中异常出血（凝血功能障碍）的原因和处理

1）肝功能异常和凝血机制障碍：凝血因子（纤维蛋白原、凝血酶原等）由肝脏合成，严重肝病（尤其是肝硬化）时多数凝血因子均降低，其中维生素K依赖因子（F2、F7、F9、F10）尤为缺乏。当术前未纠正或无临床症状被遗漏，可因手术、出血、血小板和凝血因子消耗而导致异常出血，这可用输注血小板和浓缩凝血酶原复合物来治疗。

2）大量输入库存血液所致出血：库存血中凝血因子及血小板活力降低。血液冷藏7~10天，因子V和Ⅷ活力丧失50%。血小板冷藏数小时后功能基本丧失，24小时后输入体内虽然有10%在血中短时存活，但活力完全丧失。库存血具有稀释作用，即每输500ml血仅有37%参与凝血，输入1 500ml血仅有5%参与凝血。故输入库存血越多，为维持凝血功能所需额外补偿的血小板和凝血因子量就越大，对正活动出血或肝功能不良者需要量则更大。库存血纤溶活性增高，纤维蛋白降解产物增加，浓缩红细胞含血小板和凝血因子更少，故大量输血更易致出血。因此，每输入3~5U库存血，可输入鲜血。对于已产生的异常出血，应输注冷冻血浆和浓缩的血小板，使凝血功能测值达到"最低要求"，出血症状改善后可逐渐停止。如盲目输用库存血，则出血反而加重。

3）输入大量晶体液和胶体液：使扩容量超过患者血容量20%~30%，则血小板和凝血因子浓度被稀释至原先的60%以下。如原发于这些已处在临界值状态，则更容易导致出血。处理方法同大量输注库存血。

4）弥散性血管内凝血：严重创伤、广泛手术、严重感染、输注异型血、肿瘤广泛转移、化疗后癌组织广泛坏死或术中大量出血、休克等致病因素作用，可激活凝血系统，导致过量凝血酶产生，使血凝增高，微循环内血小板聚集而纤维蛋白沉积，导致弥散性血管内凝血，使大量血小板和凝血因子消耗；继发纤溶产生的纤维蛋白降解产物具有抗凝作用，导致广泛大量出血。

弥散性血管内凝血的处理原则是：尽早在抗休克、抗弥散性血管内凝血同时施行紧急病灶清除术；纠正体液和酸碱平衡紊乱；及早应用肝素（0.5~1mg/kg，静脉滴注，4~6次/d），以CT（试管法）延长至15~30分钟宜，病情好转后渐减量。临床出血停止和弥散性血管内凝血实验室检查恢复正常时停药。现主张小剂量短程肝素疗法，成人每次20~40mg，3~4次/d，持续1~3天，具有相同疗效。双嘧达莫（作用是抗血小板凝集）80~160mg/d，4次/d，静脉滴注。抗凝血酶Ⅲ（AT-Ⅲ）可提高肝素抗凝作用，可与肝素联用。在抗凝基础上补给新鲜血、血浆、血小板、纤维蛋白原等凝血因子。在弥散性血管内凝血后期（继发性纤溶），可于抗凝治疗的同时应用抗纤溶药物。

（7）肺栓塞：多见于BCS根治术残存于下腔静脉内血栓脱落、MOIVC伴血栓时手指破膜或介入放射治疗（经皮球囊开通术/支架置入术）、人工血管旁路术或恢复血流前血管内未排尽的气体栓塞等。预防是关键，术中应完整地彻底清除下腔静脉内血栓，勿使血栓破碎或残留；缝合下腔静脉前应少量放血冲出残栓或阻断时新形成的血栓；末2针缝闭血管吻合口前用肝素–盐水冲洗血管残腔，以排出残存气体或新形成的血栓。

三 术后处理

（一）常规监护

1. 患者处理　ICU接收患者后应迅速对患者各生理参数的监测资料进行仔细检查和核对，并立即查血常规、红细胞压积、血气分析和生化等。监护医师应在短时间内对下列问题做出判断和处理：有无出血、休克、肺动脉栓塞等早期并发症；决定输液种类（全血、血浆和液体）、量和速度；判定与处理低钾血症、低镁血症等电解质和酸碱平衡紊乱；监测、调整和处理呼吸、循环功能等。及早正确处理这些问题，常使患者早期情况迅速稳定。

（1）全面监测生命体征：连续进行心电监测，观察记录心率、心律、呼吸、血压，不定时测CVP，每1小时记录意识、瞳孔、心音、呼吸音、呼吸机通气模式及工作参数、胸导管引流量、尿量、血液及体液出入量平衡计算结果。术后应保持血压稳定、CVP 5~10cmH$_2$O，尿量>30ml/h。若低于相应的值，表示血容量不足，应立即查因处理。除外麻醉因素，若患者意识不清或烦躁，应考虑脑损伤，其常由缺血缺氧、栓塞、CO$_2$过高或过低等所致，应做出相应处理。

（2）定时进行血常规、尿常规、红细胞压积、血气分析和血清电解质测定。应用呼吸机者应反复进行血气分析，根据病情调节呼吸机工作参数。对于重症或术前有肝、肾功能损害者，应定时观察记录尿比重、尿电解质排出情况。

（3）呼吸系统管理：拔出气管插管后，禁饮食6小时以防误吸。使用间断喷雾或持续湿化吸氧，以防声门水肿。指导并鼓励患者咳嗽排痰，对防治坠积性肺炎、肺不张甚为重要。对于咳痰无力而啰音明显者，应间断经鼻导管气管内插管吸痰，防止肺不张和肺部感染，每次吸痰数秒，间歇进行。加强呼吸道护理，及时清除呼吸道分泌物，注意无菌操作，保护口腔清洁。使用呼吸机辅助呼吸时，呼吸机管道应定期消毒，要防止通气不足（缺氧、呼吸性酸中毒）或过度（呼吸性碱中毒），应经常进行血气分析以调整参数。待恢复情况满意时，可撤机拔管。

2. 管道护理

（1）胸腔引流管：须密封于水平面下2cm，观察引流液颜色、性质和量。若引流液为血性，引流量>200ml/h，应注意内出血，如连续3小时不减少或出现血块，应开胸止血。一般留置48~72小时，当引流液减少至<50ml/12h，水封瓶水柱波动变小，可拔管。

（2）尿引流管：须注意观察尿引流量、颜色、相对密度和酸碱度，术后以保持尿量较合适。BCS根治术或转流术后尿量较多；应注意补钾，一般按每500ml尿补充氯化钾1g，并应及时测血钾以指导治疗。

（3）胃管管理：可自然引流或负压吸引，保持管道通畅，引出胃肠液体和气体，防止腹胀而影响呼吸。对于危重患者，可定时经胃管注含铝凝胶等，预防应激性溃疡的发生。

（二）常规治疗

1. 加强支持治疗

（1）饮食管理：所有开胸非消化道患者，手术当日均应禁食，次日可随意进食。消化道手术或开腹手术者，可视情况依据加速康复外科（enhanced recovery after surgery，ERAS）理念进行饮食，由流质饮食逐渐恢复至普食。

（2）维持体液和酸碱平衡：成人手术当日液体入量为32ml/kg或1 500ml/m^2（一般成人体表面积为1.6m^2）。术后第1日入量在原来基础上增加50%。48小时后根据尿量和各种引流量适当增加。术后每日补氯化钾3~5g，据生化检测结果调整电解质液体及K$^+$的入量，使Na$^+$、K$^+$、Cl$^-$和pH维持在正常范围。在利尿和血液稀释后可发生低镁血症，应常规每日静脉滴注硫酸镁1~3g。

（3）纠正贫血和低蛋白血症：可少量多次输血或血液制品，使血红蛋白≥130g/L和血浆白蛋白≥35g/U。

（4）加强营养支持治疗同术前准备。

2. 应用抗生素防治感染　术中、术后可按需应用抗生素以预防感染。宜选用青霉素类或头孢类抗生素；经腹手术者应联用抗厌氧菌类抗生素，可分次静脉注射。如发生切口感染或血行感染，应根据细菌对药物敏感程度选择有效广谱抗生素。

3. 应用激素　目的在于提高机体应激能力，减轻早期创伤反应，预防心、肺、脑、肾等脏器水肿，减轻术后发热和渗出，增强食欲，使患者顺利度过创伤期，可适当应用皮质激素。

4. 特殊情况下的处理

（1）糖尿病：为防止糖尿病术后并发症（如切口不愈合、感染、酮症酸中毒或高渗性昏迷），术后常需用胰岛素。需要注意的是，胰岛素不能骤停，应逐渐减量至日需量<20U、尿糖±~+时，可恢复非胰岛素治疗。在应用胰岛素期间，应补氯化钾，大于日需钾量。

（2）心脏病：术后受低钾血症、低血容量、低氧血症、酸碱平衡紊乱、高热、心功能障碍、手术创伤、传导阻滞、年老或某些药物毒性影响，常可发生心律失常、心力衰竭和心搏骤停等，危及患者生命，应及早发现和立即处理。

1）室上性心动过速，心率>160/min，律齐，P波消失是其特征。此时应严密监护，及时处理，如去除病因，血钾>4mmol/L时可静脉注射毛花苷C（西地兰）0.2mg，无不良反应时1小时后再给0.1~0.2mg，成人量为0.6~0.8mg/d。伴低血压时，用甲氧明20mg或去氧肾上腺素10mg稀释成10ml缓慢静脉注射。若血压升高而心率不降，应立即用维拉帕米或胺碘酮等药。

2）心房扑动或快速心房颤动：心电图P波消失，代以F或f波，心律失常。可用普罗帕酮（心律平）35～70mg，缓慢静脉注射即可控制，后改静脉滴注或口服，可同时用毛花苷C（西地兰）等强心药。

3）频发室性期前收缩或阵发性室性心动过速：应纠正缺氧、碱中毒、低钾血症或洋地黄中毒。用利多卡因1～2mg/kg静脉注射，无效时15分钟后重复用药。心律恢复后2～4mg/kg静脉滴注，1次/h。上述治疗无效时，改用美西律100mg缓慢静脉注射，无效时10分钟后重复用药，常于2～5分钟后见效，后用1～3mg/min持续静脉滴注；其口服量为150mg/6h。怀疑洋地黄中毒所致者，首选苯妥英钠1～3mg/kg缓慢静脉注射。

4）心动过缓：立即停用抑制心脏传导和心肌兴奋药（钾、洋地黄、胺碘酮类）。用异丙肾上腺素0.1～0.2mg静脉注射，待心率加快后用0.5～1mg/100ml静脉滴注，心率大于120次/min时逐渐减少滴数。高钾血症时，应静脉滴注碳酸氢钠、氯化钙、高渗糖加胰岛素和排钾利尿剂等，存在Ⅱ度房室传导阻滞者，应常规行心外膜心脏起搏，静脉注射异丙肾上腺素和地塞米松。

（3）术后镇痛：术后镇痛很重要，不仅能减轻患者的痛苦，更重要的是通过镇痛可加深呼吸、促进咳嗽排痰和及早下床活动，大大减少肺并发症。

（三）专科治疗

1. **护肝治疗**　同术前准备有关部分。
2. **保肾治疗**　同术前准备有关部分。
3. **抗凝治疗**　是血管外科常用的治疗方法，是保证手术成功的措施之一，尤其是静脉手术、人工血管重建、心瓣膜移植、血管血栓摘除和各种血管手术的术中或术后预防血栓形成等。抗凝治疗是不可少的，必须严格掌握其适应证、禁忌证，根据监测指标随时调整抗凝血药的剂量和用药间隔，并注意防治其并发症。抗凝治疗禁忌证：出血性疾病（血友病等），有出血倾向的疾病（肝肾疾病或功能不全、维生素K和维生素C缺乏），消化道或呼吸道出血，脑出血，妊娠早期、晚期或产后，大手术后出血等。
4. **严密观察血管通畅情况**　观察肢体躯干血运、血管曲张消长情况，以及肝脾大和腹水消长情况。超声血管检测或血管造影可明确有无血管阻塞、原因、部位、范围和性质。血栓形成早期可施行溶栓治疗，中晚期或必要时手术探查取栓。深静脉血栓形成、肺动脉栓塞或动脉血栓形成等，不适于取栓。有手术禁忌的动脉栓塞、血管术后血栓形成、动脉静脉取栓时或取栓后的辅助治疗等，可行溶栓治疗。其关键是抓紧时机，溶栓治疗越早效果越佳，一般血栓形成5天内溶栓疗效较好。常用的溶栓药有链激酶、尿激酶等。

四 术后并发症的防治

（一）出血

术后出血最常见的原因是术中止血不完善、结扎线切割松脱、血管缝合不良漏血、人工血管网孔渗血等手术操作不良，其次是凝血机制异常、血液稀释、血小板数量和质量异常、术中大量输血、BCS的肝功能损害、术后高血压、体外循环时血小板及纤维蛋白原破坏或弥散性血管内凝血等。应查找原因和对因处理。

一般术后3小时内胸腔引流管引流量<150ml/h者，有可能保守治疗止血；若术后出血量>150ml/h，先要确定是否有止血-凝血机制异常，如切口或静脉穿刺处渗血、引流管或瓶内无血块，则提示凝血机制异常，应急测凝血因子，根据测定结果施行成分输血或补充相应凝血因子；无监测条件者可补充血浆以控制出血。如切口或穿刺处无明显渗血、胸导管或引流瓶内有较多血块和凝血机制检测正常，则提示有外科活动性出血。如成人失血>200ml/h且持续3小时，或某1小时出血量>400ml，则应再次开胸止血。开胸前应补足血容量，清除血块以防继发纤溶或感染，彻底止血。如渗血较多，可用干纱布或热盐水纱布垫压迫渗血创面，静脉滴注纤维蛋白原1.5~3g或纤维蛋白原加凝血酶局部涂抹有良效。在无菌条件下亦可大量回输自体引流血（含多种血凝成分），并补充钙剂、纤维蛋白原和血小板。如体外循环由于血小板、纤维蛋白原等凝血因子破坏（尤其是转流时间>1小时则损害更严重），鱼精蛋白剂量不够或效价减低，以及肝素中利不全等，可致凝血机制障碍，此时应追加适量鱼精蛋白以防"肝素反跳"或肝素中和不充分（尤其是肝素中和前未测ACT或未做肝素效价滴定者）。肝素在人体内半衰期为60~120分钟，故术后3小时内出血一般与肝素作用无关，可应用止血剂、抗纤溶剂、钙剂和纤维蛋白原。应根据ACT测定结果及时补充鱼精蛋白。每输入100ml库存血，常规补充氯化钙1g。

（二）低血压或休克

常见于显性或隐性失血所致的血容量不足，其次为心功能不全。测血压、尿量、CVP和右心房压（LAF）等有利于判断低血压的原因和处理低血压。BCS直视根治术或人工血管转流后，由于大量静脉淤血回心，常致心功能不全性低血压，特点是CVP或LAP过高，应给予强心剂，需快速洋地黄化，如洋地黄类药疗效不佳或有禁忌证，可给予多巴胺。

（三）急性右心衰竭

BCS具有高血容量、低回心血量的特点，可导致门静脉及下腔静脉血流区域广泛淤血。当下腔静脉-肝静脉阻塞解除后，大量淤滞的血液回流入心，心脏前负荷突然剧增，心脏扩大，可导致急性右心衰竭。患者表现为心悸、气短、焦虑不安、脉细弱、动脉压下降、CVP升高、周围循环不良、尿少等。关键在于预防，术中解除梗阻后，控制液体输入量和速度；加大供氧，纠正贫血，使血细胞比容达到30%~35%以提高携氧能力，静脉滴注碳酸氢钠以纠正缺氧和酸中毒；立即给予强心利尿剂，如毛花苷C（西地兰）0.4mg加入50%葡萄糖注射液60ml静脉注射，呋塞米（速尿）40~100mg静脉注射。多巴胺可增强心肌收缩力，增加心排血量，升高血压，扩张肾脏和外周血管。通常血管扩张剂（硝普钠、硝酸甘油、酚妥拉明）与正性肌力药物（洋地黄类、拟交感胺类、磷酸二酯酶抑制剂、胰高血糖素、钙剂等）联合应用在降低心室后负荷（减轻心脏负担）、增强心肌收缩力、提高心排血量和改善组织灌注方面，效果更好。降低后负荷的常用药为硝普钠，用量为0.5~5μg/(kg·min)，剂量逐渐增加，到肢体变暖、尿量增加，连用2~3天改用酚妥拉明静脉滴注。术后应限制液体入量（小于2 500ml/d），以CVP维持在10~16cmH$_2$O（0.98~1.57kPa）为宜；效果差时可用硝酸甘油或硝普钠扩张血管。无心力衰竭而心率大于120次/min，须根据CVP调整输入液量并应用利尿剂。

（四）急性心包压塞

急性心包压塞多见于心包或心房切开止血不彻底、凝血机制紊乱、MOIVC强行破膜而穿破下腔静脉等，其次是引流管挤压不及时或大剂量应用钙剂、维生素K$_1$等止血剂，在心包内形成血凝块不能排出而压迫心脏，阻碍心脏舒张和充盈，导致心排血量降低。患者表现为术后胸导管引流量由较多突然变少或引流停止，出现气急、烦躁、呼吸和心率加快、面色灰黄，脉弱肢冷，尿少，血压低，脉压小，CVP升高等，心音低，心浊音界扩大，X射线片显示心影扩大或纵隔增宽，应用促心肌收缩药无作用。急性心包压塞是一种危重症，若延误处理可导致患者心搏骤停甚至死亡。应立即开胸止血：紧急经原切口开胸，清除心包内积血，去除血块，血压上升后再插管麻醉和彻底止血。

（五）心搏骤停

心搏骤停是心血管手术后最严重的并发症，多见于原有器质性心脏病、急性心肌缺血、缺氧、手术创伤、心功能损害、严重电解质紊乱（低钾或高钾血症）或碱中毒、心律失常、低温、迷走神经反射、低血压、休克或急性心包压塞等病史的患者。患者常表现为突然意识丧失、呼吸停止、心音消失，以及颈、股动脉搏动消失等。此时，需要立即施行心肺复苏。一般心停搏30秒后患者即出现呼吸停止、皮肤灰紫、瞳孔散大及全身抽搐。心音和颈动脉搏动消失是心停搏的特征，不必等心电图确诊，切勿延误抢救而使脑、心等生命中枢遭受不可逆性损害。如遇心搏骤停，应当立即心脏按压建立人工循环，同时行人工呼吸、供氧和保持呼吸道通畅，建立抢救药物的静脉通道，电击除颤和恢复室上性心律。心脏按压的有效指征：能触及大动脉（颈、股动脉）搏动、收缩压>60mmHg。末梢皮肤转红、心肌张力增加或心肌变红、瞳孔缩小（对光反射存在）、自主呼吸和意识恢复。若巨大心脏、血胸、心包压塞或胸外按压10分钟后心脏不复跳，应迅速开胸行心脏按压，对于术后患者可经原手术切口入胸（尽量缩短开胸时间）。

复苏成功后的监测与处理：①及时有效地脑复苏和保护脑细胞，全身和脑局部降温（戴冰帽、颈部大血管冰敷），及早脱水浴疗防治脑水肿［呋塞米（速尿）或甘露醇与白蛋白并用］，尽早应用皮质激素（地塞米松40~60mg/d，分4~6次静脉注射），加强全身支持治疗（纠正水、电解质和酸碱平衡失调，静脉补给足够营养，充分供氧）。②加强呼吸道管理，及时清除呼吸道分泌物，保持呼吸道通畅，保证气体交换和充分供氧，必要时辅助呼吸机控制呼吸，防止缺氧和呼吸道并发症，全身应用广谱抗生素，以防治肺部感染。③确保循环功能稳定是一切复苏措施生效的先决条件，复苏后必须严密监测循环功能，继续用多巴胺等正性心肌药维持心率、血压，稳定后再减量，应用GIK液、纤维蛋白降解产物。④防治原发病和并发症，后期复苏应按计划周密进行，开始处理原发疾病（感染、电解质紊乱等），重点监测与预防肺、肾、脑、心的功能衰竭，任一并发症的出现常使整个复苏工作失败。故头部应降温至28℃以保护中枢神经系统。应用扩血管药减轻心负荷及改善组织灌注，加强呼吸管理，防止缺氧和呼吸道并发症的发生，纠正酸中毒和适当用利尿剂以防止肾衰竭的发生，这些均是预防并发症的重要措施。

（六）肺栓塞

BCS术后栓塞主要是血栓栓塞，大栓子通过心脏时被冲击破碎为小血栓，栓塞血管后可分裂为更小血栓而栓塞外周部分，主肺动脉至中等肺动脉广泛栓塞，使肺动脉大部分血流急性阻断而致肺动脉高压（骤升），右心室急性扩张和右心衰竭表现（周围静脉曲张、肝淤血），心排血量减少，脑和冠状动脉血流量减少，发生缺氧、呼吸困难、心率增加、血压下降或休克等，多死于栓塞后2小时，死亡率较高。

早期诊断的关键：①重视引起栓塞的各种原因和诱因；②临床表现：急性大块肺栓塞时常突发呼吸困难、咳嗽、剧烈胸痛、咯血、烦躁、虚脱（面色苍白和大汗），发绀、颈静脉怒张、心率快、呼吸浅速、两肺哮鸣音、奔马律、三尖瓣关闭不全的收缩期杂音、肺动脉瓣第二音亢进和分裂（肺动脉高压）和右心房高压（颈静脉怒张和肝颈反流症阳性），患者常来不及抢救而心搏骤停死亡。急性肺梗死多见于肺栓塞后12~36小时，患者表现为发热、气促、咯血、胸部刺痛（向肩部及上肢放射）伴胸膜摩擦音或胸水，广泛肺栓塞时呈现发绀。急性外周肺栓塞表现有胸闷、气促、心悸、烦躁、胸骨后压迫感、局部哮鸣音。胸片、CT、肺动脉造影等有助于诊断。

肺栓塞的治疗主要有如下几个方面。

1. **一般措施** 严密监测血压、心率、呼吸、CVP、BT、CT、PT，面罩或鼻导管吸氧，烦躁者肌内注射地西泮（安定）5~10mg。

2. **危象（肺动脉高压危象）的处理**

（1）给足量强力镇静麻醉剂，首选芬太尼，它对心、肺血管影响比吗啡小。

（2）应用肌肉松弛剂，使患者肌肉处于完全松弛状态。

（3）机械控制呼吸：给高浓度氧或纯氧，并轻度过度换气，使$PaCO_2$为25~35mmHg。

（4）应用血管扩张剂：血管扩张剂在循环稳定12小时后逐渐停用，复发者可立即再用。

（5）冰帽护脑：若缺氧明显时，宜用冰帽将患者体温降至34~35℃。

（6）定时翻身、按压、震动胸廓、吸痰，保持患者呼吸道通畅，防治肺并发症。

（7）右心功能不全时用强心剂。

3. **溶栓治疗及抗凝治疗** 同前述。

4. **手术疗法** 适于内科积极治疗无效、顽固性低血压、忌用抗凝剂、反复发作、肺栓塞范围>50%、肺动脉压>25mmHg（3.33kPa）、心排血量减少、血压<100mmHg者，常用开胸手术肺栓子摘除术或DSA介入下血栓取出术。

（七）急性肾衰竭

急性肾衰竭是心血管大手术后死亡率极高的严重并发症，大多数属肾前型肾衰竭。常由下列因素所致：术后长时间心血管功能低下，体外循环转流中灌注压低，术中低温或非搏动性灌注，肾缺血>1小时，微栓子致肾小动脉栓塞或痉挛，血液破坏血中游离血红蛋白>2 000mg/L而堵塞肾小管，BCS严重肝硬化伴肾功能损害和大量腹水，低心排血量综合征，大量应用缩血管药，血容量不足，严重心律失常或心搏骤停复苏后，肾毒药（抗生素等）等损害，低氧血症，下腔静脉阻断时间过长等。

若上述任一因素存在，一旦出现尿少、尿钠降低，BUN或Cr升高，须考虑早期肾衰竭。一旦尿量持续<0.5ml/（kg·min），尿比重<1.015，有上皮细胞和颗粒管型，尿钠>40mmol/L，血钾>5.5mmol/L，Cr>353.6μmmol/L，BUN>21.4mmol/L，尿渗透压：血渗透压<1∶1，尿Cr∶血Cr<20∶1，尿BUN∶血BUN<10∶1，则为肾衰竭。其治疗要点是利尿、排钾、纠正酸中毒、清除蛋白质代谢产物和控制液体输入量。

（八）术后感染

主要有发热和白细胞升高，切口感染者局部红、肿、痛，胸腔感染可形成脓胸，血管周围感染时可形成感染性血栓，管腔阻塞栓子脱落后远处栓塞或并发败血症。感染灶位于血管缝合处，常发生吻合口破裂出血或感染性假性血管瘤。若为腹部移植的人工血管感染，常引起发热、腹痛、腹胀、血管血栓形成，可致肠道出血、坏死、败血症、血栓感染性门静脉炎、远处栓塞或急剧腹水。若为呼吸道感染，可引起肺炎。血和分泌物细菌培养（连续3次培养阳性率达85%）可确诊。

其治疗要点为：①感染灶未波及心血管或移植的大造血管时，应根据经验或细菌药敏试验选用有效的抗生素，量要大，疗程要足，待体温恢复正常3天和血培养阴性时，方可停药。局部感染者，局部充分引流可控制感染。②感染波及心血管或置入的大造血管时，处理极为棘手，尤其是并发裂漏、出血或感染性血栓形成者，应为急症手术。术前需备血充足，静脉注射大剂量广谱抗生素，阻断移植血管的近端和远端，切除移植血管并清除赘生物等。③循环系统、呼吸系统、泌尿系统、口咽、切口、纵隔或胸腔等，是最常见的感染部位，应当选用高效广谱抗生素。对于切口、纵隔或胸腔感染，应及时置管引流。④血培养致病菌阳性者，应拔出所有留置的动脉、静脉、泌尿道、呼吸道或消化道插管和导管，拔出的导管或插管应行细菌培养。对需要监护治疗的插管，应在无菌条件下插入新管。对于应用大剂量高效广谱抗生素1周后，患者菌血症或临床症状无改善者，应及时手术拆除感染假体（补片、瓣膜、人工血管等），彻底清除感染组织，术后继续用高效大剂量抗生素4~5周，并加强营养。

（九）血胸

血胸多见于术中止血不彻底、吻合口瘘、胸腔闭式引流管放置不当或引流不畅、术后凝血机制障碍或抗凝治疗、体外循环术后凝血障碍等。少量出血可严密观察，穿刺置管引流。出血量较大者应及时开胸止血和行闭式胸腔引流。抗凝治疗引起者，应监测有关指标，及时调整抗凝血药物和剂量。

（十）胸水和乳糜胸

胸水和乳糜胸可见于BCS直视根治术，是游离下腔静脉时，断面大量毛细血管或淋巴管损伤性漏出所致，日漏出量为1 000~2 000ml。其预防方法是术中下腔静脉周围游离断面"8"字缝扎彻底止血及缝闭损伤的淋巴管。

（十一）腹水

一般BCS根治术后腹水多可自行消失。少数患者因合并严重肝硬化、低蛋白血症、肾功能不全和营养不良等，或术前腹水未控制而术后肝功能损害无改善，常致腹水顽固难消，尤其是肝静脉阻塞未解除时术后腹水甚至会进一步加重。若肝静脉阻塞未纠正而IVG通畅时，施行门-腔静脉侧侧分流术即可使腹水消失。

（十二）乳糜腹

BCS时，下腔静脉-肝静脉阻塞引起大量血浆溢入肝淋巴间隙和腹腔淋巴系统，可使扩张高压的淋巴管胀裂，术中损伤扩张的淋巴管，应用人工血管行腔-房或门-房转流术时游离腹膜后下腔静脉或门静脉系统血管时损伤扩张的淋巴管或乳糜池等，常致乳糜腹。饮食宜低盐、低脂、高蛋白、高糖，少量多次输血、血浆和水解蛋白，补充维生素，加强利尿，腹腔穿刺引流2周，进食中长链三酰甘油可减少引流量，少数小淋巴管损伤可逐渐愈合。治疗无效、较大淋巴管或乳糜池损伤时，尤其是大量乳糜液产生而非手术治疗不能控制者，应手术缝扎破裂的淋巴管、乳糜池或"8"字缝扎游离血管周围的解剖断面，即可控制乳糜腹。

（十三）血栓形成和栓塞

血栓形成和栓塞是血管手术（尤其是人工血管旁路手术）常见的并发症，常引起严重后果和致命性脑或肺栓塞。常由手术操作不当、远端血管输出道的病变未根除、血流缓慢或高凝状态所致，其中手术操作不当是最常见的原因，如缝合违背操作的基本原则，血管内膜损伤粗糙，内膜斑块脱落，吻合口边缘内翻、扭曲、狭窄、受压，远端血管输出道狭窄、阻塞或血栓形成。其次是血管阻断时间延长（大于10分钟），血流减慢或淤滞、组织缺氧或代谢性酸中毒，引起组织损伤、细胞坏死、儿茶酚胺和凝血活素释放，促发高凝状态，从而使血小板聚集于损伤粗糙的血管内膜和吻合口处，使凝血成分在局部聚集而形成血栓，阻塞血管或脱落引起肺、脑或肠系膜血管等栓塞，出现肺栓塞的胸部症状、脑栓塞的中枢神经症状和肠系膜血管栓塞的肠缺血坏死或绞窄性肠梗阻。

本病关键在于预防：掌握血管外科精良的基本技术操作，如勿损伤血管内膜、切除粗糙的内膜、防止血管扭曲受压或成角畸形、保持吻合口的外翻合及内膜光滑平整、防止吻合口狭窄等，均是非常重要的方法。阻断血流时间需>10分钟时，应在阻断血管远端腔内注入肝素20~40mg，预防继发性血栓形成。在旁路或转流的移植血管（尤其是人工血管）内灌充肝素-盐水（10U/ml），术后要酌情选用抗凝剂或抗血小板聚集药进行正规治疗。

彩色多普勒超声或血管造影检查可确诊血管血栓形成或血管栓塞。一旦确诊，早期可行溶栓治疗，中晚期或必要时手术探查取栓。溶栓治疗越早疗效越佳，一般血栓形成5天内溶栓疗效较好。血栓形成>5天应手术探查：对于新形成的血栓可用Fogarty气囊导管或吸引法取除血块，无效时可切开取栓；移植血管扭曲成角时，要手术纠正畸形，如人工血管过长扭曲，应复位裁短，过短需加接同一口径人工血管以使之适当延长，吻合口狭窄应重新吻合，移植血管全段栓塞应重新更换人工血管重做血管吻合，输出道血管狭窄或阻塞必须根治等。

（孙玉岭　梁若鹏）

参考文献

[1] BOISSINOT M, LIPPERT E, GIRODON F, et al. Latent myeloproliferative disorder revealed by the JAK2-V617F mutation and endogenous megakaryocytic colonies in patients with splanchnic vein thrombosis[J]. Blood, 2006, 108: 3223-3224.

[2] CAZALS-HATEM D, VILGRAIN V, GENIN P, et al. Arterial and portal circulation and parenchymal changes in Budd-Chiari syndrome: a study in 17 explanted livers[J]. Hepatology, 2003, 37: 510-519.

[3] DELEVE L D, VALLA D C, GARCIA-TSAO G, American Association for the Study Liver Diseases[J]. Hepatology, 2009, 49: 1729-1764.

[4] EAPEN C E, VELISSARIS D, HEYDTMANN M, et al. Favourable medium-term outcome following hepatic vein recanalisation and/or transjugular intrahepatic portosystemic shunt for Budd Chiari syndrome[J]. Gut, 2006, 55: 878-884.

[5] FU Y, SUN Y L, MA X X, et al. Necessity and indications of invasive treatment for Budd-Chiari syndrome[J]. Hepatobiliary Pancreat Dis Int, 2011, 10: 254-260.

[6] GARCIA-PAGÁN JC, HEYDTMANN M, RAFFA S, et al. TIPS for Budd-Chiari syndrome: long-term results and prognostics factors in 124 patients[J]. Gastroenterology, 2008, 135: 808-815.

[7] HAN G H, QI X S, ZHANG W, et al, Percutaneous recanalization for Budd-Chiari syndrome: an 11-year retrospective study on patency and survival in 177 Chinese patients from a single center[J]. Radiology, 2013, 266: 657-667.

[8] VALLA DC. Prognosis in Budd Chiari syndrome after re-establishing hepatic venous drainage[J]. Gut, 2006, 55: 761-763.

[9] ZHANG X, LI Q. Medical progress: etiology, treatment, and classification of Budd·Chiari syndrome[J]. Chin Med J, 2007, 120: 159-191.

第十五章

巴德–基亚里综合征的转流术治疗

巴德–基亚里综合征（BCS）的外科治疗方法很多，主要有根治性病变隔膜切除术、转流术、分流术及联合手术。其主要目的有：①解除梗阻，恢复肝静脉和下腔静脉血流；②分（转）流减压，缓解肝和下腔静脉系统淤血状态；③控制出血，缓解脾亢；④保护肝脏，消除腹水。BCS一旦确立诊断，应及时治疗。

根据不同的病变类型和患者的血流动力学变化特征，选用适宜的手术方式，其治疗原则如下。

Ⅰ型：Ⅰa型首选介入球囊扩张（或加支架置入）术，对病变隔膜厚韧、斜膜及介入治疗不成功或治疗后复发的病例，应选用根治性病变隔膜切除术或转流术；Ⅰb型首选根治性病变隔膜切除术或转流术。

Ⅱ型：根据患者血流动力学变化特征，可选用不同的转流术，如肠–腔、脾–腔分流术或改良脾–肺固定术。

Ⅲ型：Ⅲa型选用介入球囊扩张加支架置入术、根治性病变隔膜切除术或转流术；Ⅲb型选用脾–颈架桥术、脾–房架桥术或联合手术。

Ⅳ型：除缓解肝静脉和/或下腔静脉高压状态外，也应做解除或缓解上腔静脉高压的转流术。

BCS属外科疾病，其外科治疗可分间接手术（姑息减压或转流术）和直接手术（病因病灶根治性清除）2种疗法。间接手术疗法始于20世纪60年代，盛行于70年代和80年代，在国内外曾广泛开展。间接手术疗法主要采用下腔静脉–上腔静脉或下腔静脉–右心房间旁路转流术达到下腔静脉–门静脉系统减压目的，包括肾下–肝上下腔静脉转流术、腔–房转流术、门–房转流术、肠–房转流术、髂–肠–房转流术、腔–肠–房转流术、腔–奇转流术、脾静脉–半奇静脉转流术、脾–房转流术、脾静脉–左下叶肺静脉转流术。

■ 脾静脉–半奇静脉转流术

（一）解剖要点

为了能准确分离半奇静脉，颈部局部解剖的组成应予以明确。

（二）适应证

1. 下腔静脉完全阻塞或者全程瘢痕性狭窄，而主肝静脉完全闭塞又缺乏第三肝门部有效代偿的重症BCS，无法行传统的门体分流术。

2. Kimura手术复发。

3. Ⅲb型BCS伴有脾大、脾功能亢进。

4. Ⅲb型BCS由于特殊原因不能做门静脉系统与右心房转流。

5. 曾做过Kimura手术复发患者。

（三）禁忌证

1. 有胸骨正中切开史。

2. 伴上腔静脉阻塞综合征。

3. 胸骨后甲状腺肿或者胸腺肿大及严重的胸廓畸形者。

4. 脾静脉血栓形成或者脾静脉炎、脾周围炎及脾静脉变异等。

5. 颈部炎症、严重瘢痕及甲状腺肿等有碍手术进行者。

（四）术前准备

1. 胸部CT检查，了解前上纵隔情况。

2. 经皮脾穿刺脾静脉、门静脉造影，了解脾静脉及门静脉情况。

3. 备胸骨锯以应急需。

4. 备隧道器，以便术中做胸骨后隧道。

5. 备Gore-Tex人工血管及CV-5缝线。其余同后径路门-腔-房联合转流术的术前准备。

（五）手术步骤

1. 左肋缘下斜切口经剑突下至对侧肋软骨缘下进腹腔。吸尽腹水，常规探查上腹脏器，测量自由门静脉压力。

2. 自横结肠上缘集束切断、结扎大网膜，相继游离、切断、结扎脾胃、脾结肠和脾肾韧带。

3. 紧靠脾门切断、结扎脾动脉主干，保护胰尾免受损伤，尽可能多地保留脾静脉，以便吻合并缩短所用人工血管的长度。

4. 切除脾脏后，充分游离胰腺体尾部，集束结扎、切断胃胰皱襞，结扎胃冠状静脉主干及胃支和食管支，然后将胰尾部及其后的脾动、静脉向上牵引，经小网膜切口至剑突下。

5. 游离半奇静脉，横断后，结扎颅侧端，近心端备与人工血管吻合。

6. 用隧道器自剑突向上做胸骨后隧道。将人工血管自胸骨上窝的胸骨切迹之后，经隧道引向腹部剑突之下。测量脾静脉断端至半奇静脉断端的距离，将人工血管剪接后，使颈、腹段带支持环，而中间部即胸骨后段无支持环，以便术后由节律性心搏压迫无环部，形成唧筒效应，对预防人工血管内血栓形成有良好的作用。

7. 从胰尾部分离出脾静脉残端1.5cm，用无创血管钳钳夹后，以Gore缝线做人工血管与脾静脉间断褥式外翻缝合。将人工血管向上拉直，确认无扭曲后，与半奇静脉做端端吻合。

8. 吻合完成，用充有肝素盐水的注射器，接细针头，刺入人工血管，注入肝素盐水20ml，拔出针头，放开脾静脉夹持钳，待气体排尽后，开放半奇静脉阻断钳，转流即完成。复测自由门静脉压力，保留网膜血管内的导管并引出体外固定于腹部皮肤。将带蒂大网膜引入胸骨后隧道，包裹人工血管，放置引流管，清点器物，依层关闭腹腔及颈部切口（图15-1）。

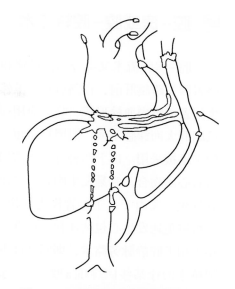

图15-1　脾静脉-半奇静脉转流术

（六）术中注意事项

1. 如果脾静脉严重粘连、管腔狭窄或血栓形成，应改变手术方式，行肠系膜上静脉-半奇静脉或肠系膜上静脉-右心房人工血管架桥术。

2. 预防脾静脉损伤。由于脾静脉增粗、周围粘连及侧支血管形成，游离或结扎脾动脉或游离脾脏时，可能会误伤脾静脉。因此，术中要耐心、细致地规范手术操作。一旦误伤脾静脉，切忌用止血钳盲目钳夹，应以小纱布或手指压迫止血，待积血清除后，用无创伤缝合线进行修补、止血。

3. 修剪人工血管前，一定要将胰体尾部充分游离，精确测量半奇静脉断端与脾静脉残端间的距离，修剪的人工血管要做间断褥式外翻缝合，不宜行单纯缝合或连续缝合。人工血管不能过长或扭曲，也不能过短产生张力。

4. 胰体尾部经小网膜裂口牵向剑突后，应以缝线妥善固定于膈肌边缘，以防回缩使吻合口产生张力。

5. 人工血管和自体血管间要做间断褥式外翻缝合，不宜行单纯缝合或连续缝合。人工血管中间接合部的缝合要求严密、牢靠，否则，将形成胸骨后血肿压迫心脏。

6. 胸部和剑突部的人工血管一定要有软组织覆盖，以免发生感染。

▆ 腔－房或腔－腔转流术

腔－房转流术又可分为前径路和后径路两种，前径路者因需跨越肝前，径路过长，虽然操作简便，但易发生间置血管内血栓形成，临床应用很少；后径路者操作虽因肝大而深感不便，但因径路短，远期效果较好，仍较多地被采用。以上两种方法均需切开心包，人工血管与右心房吻合，常易发生吻合口渗血，术后心包压塞时有发生。又由于人工血管作为异物在心包内长期存在，不可避免地发生心包粘连和心包炎。为此许培钦于1994年采用下腔静脉旁路术，即阻塞部下腔静脉的远、近段架桥术治疗某些Ⅰ型和Ⅲa型病例，获得了良好的疗效。这种腔－腔架桥术把经心包内转流术的腔－房转流术变为心包外转流术，缩短了人工血管的所用长度，从而避免了心包炎和心包压塞的发生。以下分别做介绍（图15-2～图15-4）。

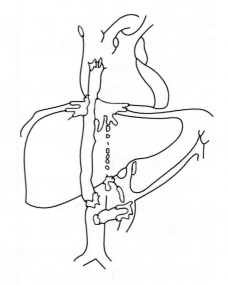

图15-2　腔－房转流术1

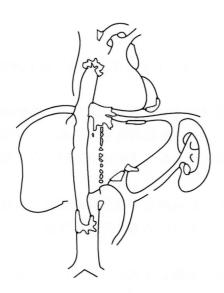

图15-3　腔－房转流术2

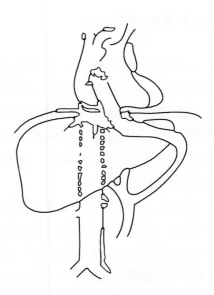

图15-4　脾－房转流术

（一）解剖要点

同下腔静脉隔膜切除并血栓取出术。

（二）适应证

1. 短节段下腔静脉闭塞或狭窄，而主肝静脉通畅或主肝静脉虽然闭塞，但有肝右后静脉代偿扩张。

2. 介入球囊扩张术失败或复发。

（三）禁忌证

1. 下腔静脉广泛狭窄或闭塞。
2. 主肝静脉闭塞，又无第三肝门部代偿扩张静脉。
3. 伴有肝内行门静脉高压。
4. 阻塞病变以下有血栓形成。
5. 全身情况太差。

（四）术前准备

1. 术前必须有下腔静脉造影，以确立类型，明确手术指征。

2. 尽量改善全身情况，可选用自体腹水回输，静脉高营养，纠正水、电解质失衡，但应尽量减少输液量，以免液体滞留于第三间隙，增加腹水形成。

3. 备好人工血管和适用器材，术前置胃管、导尿管，备血，做抗生素过敏试验。

4. 麻醉气管插管全麻。术中均在上肢建立输液通路，做颈内或锁骨下静脉插管以监测中心静脉压，股静脉插管以观察术前、术后下腔静脉压力的变化，桡动脉插管以监测动脉压及提供血气分析血样。

（五）手术步骤

1. 前径路腔-房架桥术

（1）取平卧位，腰部稍垫高，做腹正中或右侧腹直肌切口，探查腹腔，吸除腹水，测量自由门静脉压，做肝组织活检。

（2）提起横结肠，于肠系膜右侧和十二指肠水平部下方切开后腹膜，显露下腔静脉前侧壁5~6cm，以备置钳和吻合。

（3）胸部可经胸部正中劈开或经右前外侧第4肋间切口（女性病例皮肤切口，可沿右乳下缘，向上稍推乳腺组织），切断胸壁及肋间肌群，充分止血，剪断第5肋骨中段，以便于扩胸器显露胸腔。推开右肺，于右膈神经前内方纵切心包，缝心包牵引线。

（4）于膈肌前内侧缘做2cm的戳口，以便人工血管通过。

（5）腹部置下腔静脉无创性C型血管钳，纵切下腔静脉前壁3cm，用肝素盐水冲洗切口部之后，选用外带支持环的聚四氟乙烯（PTFE）Gore-Tex人工血管，长30cm，内径为16mm，将其两端修剪成斜形约40°马蹄状，用CVs Gore缝线做人工血管与下腔静脉的端侧褥式外翻、间断缝合，待缝完一周后再逐一做结。如此，不仅有利于操作，且由于视野清楚，能精确掌握针距与边距，使吻合口做得更规范、整齐。此外，应务必使吻合口受到外支持环的扩张作用，因此边缘的外支持环不宜剪除过多。

（6）人工血管的另一端经横结肠后和肝、胃之前，再经膈肌戳孔引至右胸腔或纵隔，测量适宜的长度，头端剪裁成斜面，以心耳钳部分钳夹右心房壁约3cm，用Gore-Tex无创缝线同法做与人工血管的端侧吻合，缝完一周，最后做结。

（7）用注射器向人工血管内注入肝素盐水（20U/ml）以排出气体，然后松开下腔静脉和右心房侧壁钳，即完成血管转流。重复测量门静脉和下腔静脉压，置胸腔或纵隔引流，逐层缝合胸腹部切口，结束手术。

2. 后径路腔-房架桥术 气管插管全身麻醉，取左侧卧位，经右侧第7（或第8）后肋间进胸。切断、结扎右下肺韧带，向上推开右肺。于膈神经前侧切开心包，沿下腔静脉走行方向切开膈肌，在肝后裸区显露肝后段下腔静脉直至病变相应部位以下5cm，并游离其周径的2/3，以便放置无创钳。按前径路采用的方法分别做人工血管与阻塞部位以下的下腔静脉和右心房吻合，缝合部分膈肌，置胸腔闭式引流，关胸。

3. 腔-腔（或称下腔静脉旁路）架桥术 腔-腔架桥术与腔-房架桥术相比较，具有缩短了人工血管长度，降低了血栓形成概率；使心包内转流变为心包外转流，避免了心脏压塞的发生和降低了心包炎的发生率；操作简单、损伤轻等优点。

（1）气管插管全身麻醉，取左侧卧位，经右侧第7（或第8）肋间进胸。切断、结扎右肺下韧带，向上推开右肺。于膈神经前切开心包，游离心包内段下腔静脉并预置一阻断带。

（2）沿下腔静脉切开膈肌，在肝后裸区显露下腔静脉直至病变相应部位以下约5cm，并游离其周径的2/3。

（3）于病变部位下方纵向切开下腔静脉约1.5cm，术者迅速将示指经此切口插入下腔静脉远心端，探查下腔静脉内有无血栓及其范围和肝静脉开口情况，有时可施肝静脉破膜术。若下腔静脉内有血栓，可在取出手指后，迅即向下腔静脉远心端置入Foley球囊导管，并快速向球囊副管注入肝素盐水20~30ml，使球囊充盈后，向头侧提拉球囊导管，则可将下腔静脉内的血栓驱出，必要时可重复进行，同时进行自体血液回输。

（4）取直径为1.6cm的PTFE带环人工血管，两端均修剪成约45°斜面，长度为6~8cm，将Foley导管自其腔内穿过，采用间断褥式和外翻缝合法行人工血管与肝后段下腔静脉端侧吻合，缝完一周后打结。然后取出Foley导管，代之以无创血管钳钳夹，吻合口处的下腔静脉前壁，用肝素盐水冲洗人工血管，用另一把无创血管钳钳夹膈上段下腔静脉壁，纵向切开约2.0cm，用同样的方法完成人工血管与膈上段下腔静脉的端侧吻合。

（5）向人工血管内注入适量肝素盐水，松开远心端无创血管钳，待人工血管内的气体排尽后，再放开近心端无创血管钳，检查吻合口无漏血后，放置胸腔引流管，关胸。

上述方法为单一切口行腔-腔人工血管架桥术（准确地说为肝上段下腔静脉-肝后段下腔静脉人工血管架桥术），当下腔静脉阻塞范围较大时，如果肝右后下静脉代偿充分，可增加腰部的切口（同肾脏手术切口），行肝后裸区肝上段下腔静脉-肝下段下腔静脉人工血管架桥术。

（六）术中注意事项

1. 术中应在上肢建立输液通路，做颈内或锁骨下静脉插管以监测中心静脉压。

2. 剖胸探查时，若发现膈上段下腔静脉长度不够或管腔狭窄，应改做腔-房转流术。

3. 游离下腔静脉肝后段时，常可遇到膈静脉、腰静脉及肝短静脉进入下腔静脉，应尽力避免损伤。一旦损伤，应先行指压，再做褥式缝合止血，切忌钳夹。

4. 由于肝大、硬化，显露肝后下腔静脉困难或肝后段下腔静脉因纤维化、炎症或瘢痕组织造成局部狭窄，只要肝静脉代偿好，可附加腰部切口，显露肝下的下腔静脉，将人工血管经肝后与之左端侧吻合，上端与膈上段下腔静脉吻合。

5. 对下腔静脉内有大量血栓者，尽管做彻底清除，术中仍可残留或有新的血栓形成，此时应向下腔静脉内注入8~12U尿激酶，以防止发生致命性肺栓塞。

6. 当吻合血管完成后，部分病例因心脏前负荷突然加大，可出现心功能紊乱或急性心力衰竭，此时应立即控制补液量和速度，同时给予强心、利尿剂和碱性药物。

（孙玉岭　梁若鹏）

参考文献

［1］ 汪忠镐，卞策，朱广昌，等.布加综合征的手术治疗[J].中国普外基础与临床杂志，2014，21（12）：7.

［2］ 徐忠立，王颖勃.Budd-Chiari综合征[M].长沙：湖南科学技术出版社，1995.

［3］ 徐忠立，秦保明，王颖勃，等.经胸根治Budd-Chiari综合征[J].中国医学杂志，1989，69（8）：457-459.

［4］ AHN S S, GOLDSTEIN L I, BUSUTTIL R W. Simultaneous

retrohepatic inferior vena cavoplasty and side-to-side portacaval shunt for recurrent thrombosed mesoatrial shunt in the Budd-Chiari syndrome[J]. Surgery, 1987, 101 (2): 165-171.

[5] AHN S S, YELLIN A, SHENG F C, et al. Selective surgical therapy of the Budd-Chiari syndrome provides superior survivor rates than conservative medical management[J]. J Vasc Surg, 1987, 5 (1): 28-37.

[6] CARRASCO C H, CHANISANGAVEJ C, WRIGHT K C, et al. Use of the Gianturco self-expanding stent in stenosis of the superior and inferior venae cavae[J]. J Vase Interv Radiol, 1992, 3 (3): 409.

[7] KLEIN A S, SITZMANN J V, COLEMAN J, et al. Cuirent management of the Budd-Chiari syndrome[J]. Ann Surg, 1990, 212 (2): 144.

[8] MALKOWSKI P, MICHALOWICZ B, PAWLAK J, et al. Surgical and interventional radiological treatment of Budd-Chiari syndrome: report of nine cases[J]. Hepatogastroenterology, 2003, 50 (54): 2049-2051.

[9] RINGE B, LANG H, OLDHAFER K J, et al. Which is the best surgery for Budd-Chiari syndrome: venous decompression or liver tiansplantation ? A single-center experience with 50 patients[J]. Hepatology, 1995, 21: 1337-1344.

[10] SANFEY H, BOITNOTT J K, CAMERON J L. Surgical management of patients with the Budd-Chiari syndrome[J]. World J Surg, 1984, 8 (5): 706-715.

第
十
六
章

巴德-基亚里综合征的分流术治疗

巴德-基亚里综合征（BCS）经过了一个多世纪的艰苦探索性内科药物治疗，但失败了。事实证明，内科治疗属无效的对症疗法。Mecartly等报道14例BCS，单纯抗凝、利尿和支持疗法治疗12例，平均仅生存6个月就死亡。Ahn等报道12例BCS内科治疗的患者，确诊后2年生存率仅9%。急性BCS在欧美、牙买加、印度、非洲和远东地区均有报道，但由于病情进展迅速，多数于病后数周甚至数日内死亡。有人报道采用尿激酶抗凝或溶栓治疗，皆因未取得确切疗效而未得到支持。对于慢性BCS的严重腹水，采用利尿剂、放腹水兼输白蛋白等均无效。内科治疗的BCS病例，因梗阻病灶未解除，终因病变进行性发展和肝功能进行性恶化而死亡。

20世纪60~80年代的外科手术治疗BCS，单纯肝静脉梗阻时可行门体分流术，如脾-肾分流术、脾-腔分流术、肠-腔分流术或门-腔分流术等。各种分流术虽然在国内外广泛开展，但其未根除肝静脉阻塞病变，未纠正其潜在的病理生理紊乱和不能终止其恶性病理循环，尤其不能终止淤血性肝硬化的进行性发展和肝功能恶化，仅能暂时缓解症状；且人工血管的应用，虽然经长期抗凝治疗与监护，但仍不可避免地发生近期或远期血栓形成或栓塞。

▊ 肠系膜上静脉-下静脉腔"C"形分流术

肠系膜上静脉-下静脉腔"C"形分流术简称肠-腔"C"形分流术（MCS-C），是针对多种原因引起的门静脉高压症进行手术治疗的常用减压分流方法，它是将门静脉系统的血液转流至体循环系统，从而达到降低患者门静脉压力、控制和预防上消化道出血的目的（图16-1、图16-2）。但是由于该术式术后乳糜漏发生率较高，且传统手术方法受解剖条件的限制，部分病例无法进行此类手术。

（一）解剖要点

肠系膜上静脉的变异较多，在进行肠腔分流时，将肠系膜上静脉由胃网膜右静脉和结肠右静脉汇合而成的肠胃结肠干的注入处到回结肠静脉注入处之间的一段称为肠系膜上静脉的外科干。

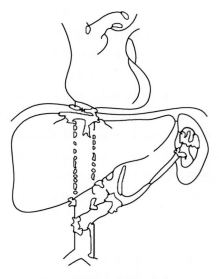

图16-1　肝-腔"C"桥式分流术

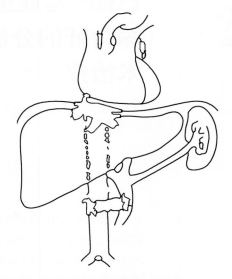

图16-2　肠-腔"H"桥式分流术

（二）适应证

1. 肝静脉出口部闭塞，下腔静脉通畅或者虽然有狭窄但与肝静脉的压力梯度在0.98kPa（10cmH$_2$O）以上。

2. 某些曾放置下腔静脉内支架的病例，虽然缓解了下腔静脉高压，但加重了门静脉高压的症状。

3. 某些MOIVC病例合并肝炎或者酒精性肝硬化，虽然经病变切除或隔膜破膜术解除了MOIVC的症状，但门静脉高压症依然存在。

（三）禁忌证

1. 肝静脉、下腔静脉都闭塞。
2. 下腔静脉内有血栓形成或者管腔重度狭窄。
3. 肠系膜上静脉内血栓形成或血栓机化后管腔重度狭窄和管壁厚薄不均。
4. 出血倾向或凝血机制不全。
5. 全身情况差，不能耐受手术。

（四）术前准备

1. 腹部B超和肝、腔静脉造影，明确临床和病例分型及手术指征。

2. 大量腹水或合并腹腔间隔综合征时，应采用腹水超滤净化、透析浓缩、回输，以减少腹水，提高血浆白蛋白水平，改善心、肺、肝、肾功能。

3. 纠正水、电解质和酸碱失衡。

4. 适当的胃肠道准备，亦有助于预防术后肝性脑病的发生。

5. 准备带有支持环的、口径适宜的人工血管和必备的血管手术器械。

（五）手术步骤

1. 取右上腹部右旁正中经脐上绕至左旁正中切口进腹腔。吸尽腹水，探查肝、脾、肾及腹内脏器。自胃网膜右静脉测门静脉压力，做肝组织活检。

2. 自横结肠上缘游离并集束切断、结扎大网膜。于胰腺上缘游离脾动脉主干，并做双重结扎，若有脾大，可做脾部分切除。对曾有消化道出血或有出血先兆者，应做胃冠状静脉主干及胃支、胃后支和食管支结扎。

3. 提起横结肠，在十二指肠悬韧带右侧可触及肠系膜上动脉搏动，自横结肠系膜向下沿肠系膜上动脉右侧，纵向切开后腹膜约5cm，集束游离、切断、结扎腹膜后的脂肪、结缔组织与其内的血管和淋巴侧支，以免术后发生乳糜漏。有时候腹膜水肿、脂肪组织沉积甚丰厚，肠系膜血管鞘界限并不明显，应耐心在肠系膜上动脉右侧毗邻部游离出同名静脉，上至胰腺下缘，向下显露4~5cm，充分游离，使其周径2/3得以显露，以便安放侧壁钳。

4. 提起横结肠，自十二指肠水平部下方与脊柱右侧，切开后腹膜，显露下腔静脉5~6cm及其周径的2/3，必要时结扎、切断相应节段内的腰静脉，以利置侧壁钳和吻合。

5. 取带有支持环的PTFE人工血管，长约12cm，内径为10cm，两端剪成约40°的斜面，边缘的支持环各剪去2mm，以便吻合。

6. 以无创"C"形血管钳钳夹下腔静脉前内侧壁，纵切其前壁2.5cm，用CVs Gore缝线做人工血管与下腔静脉间断褥式外翻缝合，每针均从人工血管侧进入，下腔静脉内出针再进针，最后再由人工血管侧出针，缝线两端暂做牵引不做结，缝完一周后，将人工血管吻合端推向腔静脉切口，然后逐一结扎每针缝线。

7. 以无创血管钳钳夹肠系膜上静脉右前壁，并做15mm纵切口，将人工血管拱成"C"形，另一端与肠系膜上静脉前右侧壁按同一吻合方法做吻合。

8. 完成吻合后，以细针头刺入人工血管前壁，注入肝素盐水，并抽出其内的空气，然后松开肠系膜上静脉血管钳，拔出针头，可见气体及血液相继自针刺孔逸出。再松开腔静脉"C"形侧壁钳，仔细止血，缝合后腹膜切口。

9. 复测门静脉压及下腔静脉压，清点器械，置腹腔引流管，依次关腹。

（六）术中注意事项

1. 出现肝静脉闭塞时，门静脉压力增高，有时可达50~60cmH₂O（4.90~5.88kPa）。肝大、淤血，多伴有凝血机制障碍，尤其在大量腹水、腹膜后组织水肿，又有广泛侧支循环形成时，分离肠系膜上静脉常易引起出血，切忌止血钳慌忙钳夹止血，应以手指或小纱布暂时压迫止血，清除创腔积血后，用无创针线褥式缝合，多可止血。

2. 当发现肠系膜上静脉管壁太薄或有机化血栓，厚薄不均、质地朽脆或管腔狭窄，不宜或难以进行肠-腔分流术时，可改行脾-腔或脾-肾分流术。仍有困难时，可切断肠系膜上静脉，结扎近心端，肠系膜上静脉远心侧直接与下腔静脉做端侧吻合。个别案例亦可试做肠系膜下静脉与下腔静脉间的分流术。曾有研究者主张结扎远心端，但应注意小肠淤血。

3. 术中寻找下腔静脉一般很容易，但当腹膜后严重水肿，侧支气管又很丰富时，也会造成困难，引起过多出血或意外损伤（如输尿管、十二指肠和腰静脉损伤等）。此时，可借助下腔静脉的内置导管作导引，术者能触到导管，在相应处切开后腹膜即可找到下腔静脉。或可在小肠系膜左侧与脊柱之间找到下腔静脉，做出标记后，再经右系膜区切开后腹膜，下腔静脉多易找到。

4. 肠系膜外科干长度很大程度上会影响手术的顺利进行。为获得可供吻合的理想长度和口径的血管，有时需切断、结扎横过肠系膜上静脉的结肠中动脉分支，但应在结扎前做断血流试验，以确保横结肠的血供，仅有单一干的结肠中动脉禁忌结扎。

5. 转流血管开放后，大量淤滞于肝内和门静脉系的血流顿时流入右心房，使其前负荷剧增，可发生急性心力衰竭、休克甚至心脏停搏死亡，其处理同病变隔膜切除术中所述。

（七）术后处理

1. 严密监测生命体征，如心率、呼吸、血压、中心静脉压、每小时尿量等。

2. 注意保持腹腔引流管通畅，观察引流液的量和性质。

3. 预防人工血管血栓形成。术后1周内可每日给予低分子右旋糖酐500ml静脉滴注，以后可改为口服华法林3~5mg，每日一次，共2个月。或口服肠溶阿司匹林300mg，每日一次，共6~9个月。

4. 术后疑有血栓形成，可在CT、超声检查证实后，采用溶栓治疗。全身用药：尿激酶15万~30万U，12~24小时内静脉滴注。局部用药：将尿激酶2万~4万U经下腔静脉插管滴注，1小时滴完，以后可酌情重复应用。

5. 防治应激性溃疡。无论是BCS本身或大手术之后，都易发生急性胃黏膜病变。术后可常规滴注组胺H₂受体拮抗剂如雷尼替丁或法莫替丁，质子泵抑制剂如奥美拉唑等。

6. 由于术中附加贲门周围血管离断和肠系膜根部的广泛游离，可引起胃肠道自主神经功能失调，平滑肌弛缓，从而引起胃潴留和急性胃扩张，因此此术后有效的胃肠减压、防止低钾血症等是不容忽视的，必要时可经胃管注入多潘立酮或西沙比利10mg，每日3次。

7. 为防止肝性脑病，对术前有消化道出血者，应做灌肠，尽量排除肠道积血，同时应用广谱抗生素，并限制蛋白饮食。

8. 术后出现乳糜漏，除限制脂肪饮食外，应静脉营养，补充热量和蛋白质，促进创面、创口早日愈合；保留腹腔引流管，以便观察引流液。乳糜漏多可自行好转。

■ 肠系膜上静脉-右心房分流术

肠系膜上静脉-右心房分流术，简称肠-房分流术，是门静脉系统与右心房转流的代表性手术。由于下腔静脉完全阻塞，难以实施传统的门体分流术。单纯采用腔-房分流术，不可能消除门静脉高压。而肠-房分流术不仅可解除门静脉高压，尚可借助门体静脉广泛的侧支循环，间接缓解下腔静脉高压。1978年，Cameron首先采用肠-房分流术治疗BCS（图16-3）。1986年，Franco采用门-房分流术（图16-4）。笔者于1986年采用自体心包膜管制，做脾-房旁路术成功，近年来则使用ePTFE人工血管。不论哪种门-房分流术，均属心包内转流术，术后容易引起心包炎、心脏压塞等并发症，但偶有使用之必要。

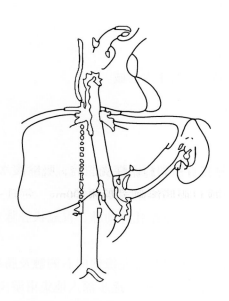

图16-3　肠-房分流术

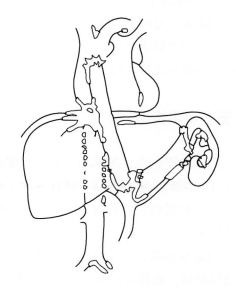

图16-4　门-房分流术

（一）解剖要点

同高位肠系膜上静脉–下静脉腔"C"形分流术。

（二）适应证

1. 肝后段下腔静脉长节段闭塞伴主肝静脉出口部闭塞。
2. 下腔静脉节段性闭塞伴发肝硬化引起的门静脉高压症。

（三）禁忌证

1. 肠系膜上静脉血栓形成。
2. 曾做Kimura手术手指破膜复发。
3. 合并腹腔感染。
4. 全身情况太差，不能耐受手术。

（四）术前准备

1. 腹部B超和肝、腔静脉造影，明确临床和病例分型及手术指征。
2. 大量腹水或合并腹腔间隔综合征时，应采用腹水超滤净化、透析浓缩、回输，以减少腹水，提高血浆白蛋白水平，改善心、肺、肝、肾功能。
3. 纠正水、电解质和酸碱失衡。
4. 适当的胃肠道准备，亦有助于预防术后肝性脑病的发生。
5. 储备带有支持环的、口径适宜的人工血管和必备的血管手术器械。

（五）手术步骤

1. 患者取平卧位，腰部稍垫高，做腹正中或右侧腹直肌切口，探查腹腔，吸除腹水，测量自由门静脉压，做肝组织活检。自横结肠上缘集束切断、结扎胃结肠韧带。
2. 进入网膜囊，将胃向头侧牵拉，于胰腺上缘游离、双重结扎脾动脉、胃冠状静脉主干及其分支。
3. 提起横结肠，将小肠拉向左侧，术者右手自十二指肠悬韧带左缘伸向右侧触及肠系膜上动脉搏动，在其右侧1cm做与之平行的后腹膜切口，长约5cm。逐步深入地集束游离、结扎切断腹膜后的脂肪、纤维和淋巴、血管组织，最后切开较疏松的血管鞘，显露肠系膜上静脉主干长约5cm，将其两侧及前壁充分游离，尽可能向上游离至胰颈下缘，注意勿损伤结肠中动脉，必要时可结扎、切断右结肠静脉。

4. 经右侧第4肋间前胸切口或胸骨正中劈开进胸腔，置开胸器，于右膈神经之前做纵向心包切口显露右心房。

5. 选用PTFE带支持环、直径为10~12mm的人工血管，测量右心房至肠系膜上静脉的距离，将人工血管的两端剪成40°的斜面，外支持环的边缘剪去约2mm，以便吻合。以无创小型"C"形血管钳阻断肠系膜上静脉前壁，纵向切开血管前壁3cm，用CVs Gore-Tex缝线间断褥式外翻缝合法做人工血管与肠系膜上静脉的端侧吻合，缝完一周后逐一做结。为防止吻合部有渗血或血凝块，操作中不断以肝素盐水（20U/ml）冲洗。

6. 将人工血管的另一端经结肠后、胃和肝脏之前引入胸腔，经前纵隔与右心房做端侧吻合。

7. 以带有细针头并充有肝素盐水的注射器，穿刺人工血管并注入肝素盐水10~20ml，先松开肠系膜上静脉前壁阻断钳，即见气体、肝素盐水和血液相继从血管穿刺孔溢出，再松开右心房侧壁钳，转流完成。复测自由门静脉压力，取肝活检，清理创腔，放置胸腹腔引流管，依次关闭胸、腹部切口。

（六）术中注意事项

参见高位肠系膜上静脉-下静脉腔"C"形分流术。

（七）术后处理

参见高位肠系膜上静脉-下静脉腔"C"形分流术。

应注意，废弃经右心房手指破膜术即Kimura手术。相应的病例，均可做球囊扩张术或根治性隔膜切除术。

三 后径路门-腔-房联合旁路术（门-腔-腔旁路术）

（一）适应证

1. 肝后段下腔静脉长节段阻塞伴肝静脉出口部膜性阻塞。
2. 下腔静脉长节段阻塞，继发肝硬化或肝炎后肝硬化而出现门静脉高压症。

（二）手术禁忌证

门静脉或肠系膜上静脉阻塞或有血栓形成。

（三）手术步骤

手术取右后外侧标准剖胸切口，经第7肋间进入胸腔。

推开右肺，切断、结扎下肺韧带，于膈神经之前近心底部切开心包1.5cm，伸示指于心包内段的下腔静脉之后，至其右后侧的心包壁切一长度为1.5cm的小口，经心包的两个切口，绕一阻断带于下腔静脉膈上段，暂不收紧，沿肝后裸区探查下腔静脉。

证实诊断后，另经脊肋角向前下方做腰部斜切口进入腹膜后腔，于十二指肠降部后上方游离出肾静脉以上的下腔静脉长约5cm，放置一"C"形钳。切开下腔静脉前外侧壁2cm，取带支持环的内径为16mm的人工血管，一端剪裁呈蛇头或马蹄状，修去边缘部的支持环约2mm，用CV-5缝线做人工血管与下腔静脉间断、褥式外翻吻合。

人工血管另一端经肝后裸区隧道引向胸腔，若下腔静脉膈上段可游离出2cm以上，则宜做腔-腔静脉旁路术；若此段静脉甚短或者管腔狭窄，应做腔-房旁路术。接下来经腹探查门静脉主干，从肝十二指肠韧带中将其游离出3~5cm。根据它的口径、质地及与下腔静脉的距离和角度，决定做直接的门-腔静脉侧侧吻合还是间置人工血管做门-腔静脉间的旁路术。若采取后者，宜选用直径为10cm且带有外支持环的ePTFE人工血管，两端分别与门静脉和下腔静脉做端侧吻合。测量CVP、IVCP、BP，取出膈上段下腔静脉阻断带，缝合心包切口，清理胸腹部创腔，放置胸腔和腹腔引流管，分层关闭胸、腹腔（图16-5和图16-6）。

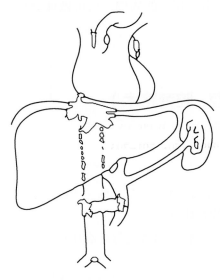

图16-5　门-腔旁路术

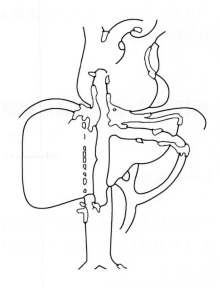

图16-6　门-腔-腔旁路术

（四）术中注意事项

同"隔膜切除术"。由于某种原因不能施行后径路门-腔-房旁路术时，可在前径路腔-房或肠-房旁路的基础上，用直径为10mm的带支持环的ePTFE人工血管间置吻合于下腔静脉和肠系膜上静脉，完成联合旁路术。

（五）术后处理

基本与Kimura手术相同。

（马秀现 柏 凯 李 健）

参考文献

［1］ 冯友贤.血管外科学[M].2版.上海：上海科学技术出版社，1992.

［2］ 李天晓，韩新巍，马文章，等.不同类型Budd-Chiari综合征介入治疗研究[J].中华放射学杂志，1999，33（3）：181-184.

［3］ 张小明，汪忠镐，王仕华，等，介入或联合手术治疗布加综合征120例诊治体会[J].中华普通外科杂志，1998，13（5）：273-277.

［4］ CAMPBELL JR D A，ROLLES K，JAMIESON N，et al. Hepatic transplantation with perioperative and long term anticoagulation as treatment for Budd-Chiari syndrome[J]. Surg Gynecol Obstet，1988，166（6）：511-518.

［5］ HEMMING A W，LANGER B，GREIG P，et al. Treatment of Budd-Chiari syndrome with portosystemic shunt or liver transplantation[J]. Am J Surg，1996，171：176.

［6］ LOIS J F，HAITZMAN S，MCGLADE C T，el al. Budd-Chiari syndrome：Treatment with percutaneous transhepatic recanalization and dilation[J]. Radiology，1989，170：791-793.

［7］ MARTIN L G，HENDERAON J M，MILLIKAN W J，et al. Angioplasty for long-term treatment of patients with Budd-Chiari syndrome[J]. Am J Roent，1990，154：1007-1010.

［8］ PELOCHE A，JEBARE A，RELLAND J Y M，el al. Valve repair with carpentier techniques：the second decade[J]. Thorac Cardiovasc Surg，1990，99：990.

第十七章

巴德-基亚里综合征的其他手术治疗

早在1964年Watkins和Fortin采用自体心包片腔静脉成形（APPC）治疗肝上下腔静脉缩窄。1971年Dumanian等成功地以手指破除肝静脉许多纤维条索并用心包片修复下腔静脉部分狭窄。1983年Senning经下腔静脉切除阻塞的肝静脉和第二肝门，行肝-房吻合。1984年Smith采用修补片或移植物重建肝段下腔静脉。1987年Ahn和Busuttil采用修补片腔静脉成形同时施行门-腔静脉侧-侧分流术。这些操作是在体外循环、深低温和肝脏冷灌注下进行的，操作复杂难度大，术后常发生难以控制的广泛性渗血。笔者自1980年以来，采用阻断下腔静脉血流并下腔静脉直视下根治性清除梗阻病灶和矫正狭窄畸形治疗70例，手术切除梗阻膜46例，摘除血栓22例，摘除癌栓2例。根据笔者的临床实践和在豫、鲁、皖、陕等地会诊和推广应用此技术的经验，普遍认为常温血管阻断或下腔静脉气囊导管转流下下腔静脉切开直视根治术较体外循环下简便易行，疗效好，便于普及。直视根治术由于手术直接根治性清除梗阻病灶（如切膜、取栓、切除嵌压索带或肿瘤）、矫正狭窄（APPC）或缺损（APCVT），恢复或重建下腔静脉-肝静脉正常血流通道，可终止恶性病理循环和恢复正常解剖生理状态，尤其是早期手术，不仅操作简单和易于进行根治，且可防止肝肾功能损害和肝硬化的发生，手术疗效和预后更佳，常使患者迅速康复，是目前令人满意的符合解剖生理功能的理想疗法，属一次性治愈性手术。

下腔静脉隔膜切除并血栓取出术

巴德-基亚里综合征（BCS）病例中，隔膜型所占比例最大，日本、南非和印度MOIVC所占比例高于欧美，而我国隔膜型病例也占1/3以上。许培钦报道的502例（1983—1995年）中，膜性梗阻者328例，占65.3%，而在1996—1999年，经放射性介入治疗的病例竟达234例，占河南医科大学第一附属医院（现郑州大学第一附属医院）同期收治病例的2/3以上（234/348）。因此，在BCS外科治疗中，对隔膜型病变的处理与研究至关重要。1963年日本学者Kimura创用经右心房手指破膜术，1974年Eguchi首次应用球囊扩张，至1983年Senning创用经下腔静脉后冠部肝部分切除和肝、房吻合术治疗BCS。汪忠镐于1982年在国内首先采用Kimura手术，同年又开展了球囊扩张术。安贞医院孙延庆于1982年用肝腹膜后腔径路行腔-房架桥术，1986年在体外循环下行病变隔膜切除术。许培钦于1990年创用经胸腹膜后腔径路采用球囊导管控制肝-腔静脉血流，行常温、直视下病变隔膜切除术（图17-1和图17-2）。

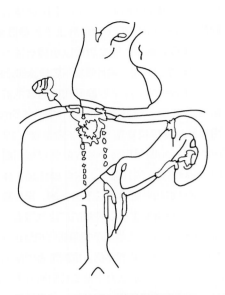

图17-1　经下腔静脉切膜+APPC

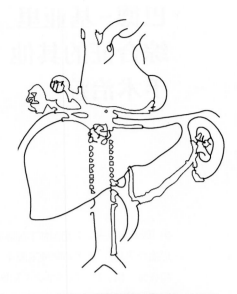

图17-2　经下腔静脉切膜取栓+APPC

（一）解剖要点

BCS下腔静脉梗阻行隔膜切除并血栓取出术时，多自第7或8肋间进胸腔，骨剪脊柱右侧横断下根肋骨，避免损伤肋间动脉。打开胸腔，离断右肺下韧带，将右肺向上推开，显露肝上、下腔静脉，分离右膈神经，避免损伤神经。明示奇静脉的位置，避免损伤奇静脉。

（二）适应证

1. MOIVC，肝静脉通畅或部分通畅（Ⅰa型和Ⅰb型）。

2. 短节段下腔静脉狭窄或闭塞，肝静脉至少一支通畅（Ⅲa型）。

3. 下腔静脉短节段狭窄或闭塞，主肝静脉闭塞，但有明显、粗大的第三肝门部静脉代偿（如肝右后下静脉等）。

4. 上述类型行手指或球囊导管破膜、扩张失败或术后复发。

（三）禁忌证

1. 下腔静脉广泛性阻塞、狭窄或有炎症。

2. 肝静脉完全阻塞或伴有节段性狭窄（Ⅱ型）。

3. MOIVC晚期，继发重度肝硬化和门静脉高压。

4. MOIVC伴有门静脉炎或门静脉血栓形成。

5. 凝血功能不全、有出血倾向或肝肾功能不佳，难以耐受此手术。

（四）术前准备

1. 腹部超声波探查及肝静脉、下腔静脉造影，明确最后诊断、分型及手术指征。
2. 大量腹水者，可抽出腹水，经透析浓缩后静脉回输，减少蛋白质的丢失。
3. 纠正因大量利尿剂引起的水、电解质紊乱。
4. 备皮，留置导尿管和胃管。
5. 不用体外循环者，要备好血液回收器及回输准备和两根Foley导尿管。

（五）手术步骤

1. 经胸路径

（1）手术在气管插管全身麻醉下进行，患者取左侧卧位，经右后外侧第7（或8）肋间标准剖胸切口进胸。

（2）置开胸器后，切断、结扎右肺下韧带，将右肺向上推开，由膈神经左旁纵向切开心包约1.5cm，经此切口游离心包内段下腔静脉段，并预置阻断带。

（3）沿下腔静脉向下切开部分膈肌进入肝后胸腹膜后腔，并继续向下切开部分膈肌，充分显露肝后裸区的肝段下腔静脉，在膈平面以下常可触及增厚、质硬的水平或斜形的病变部位，进一步向下游离下腔静脉4~5cm及其周径的3/5~2/3。

（4）将18号Foley导尿管连接20ml充有肝素盐水的注射器备用。收紧下腔静脉近心侧的阻断带，纵切病变上方的下腔静脉，术者示指经切口迅即插入下腔静脉远心端，探查并钝性撕破病变隔膜至隔膜以下，继续触摸膜下有无血栓繁衍、血栓机化程度及附壁状态，同时探查肝静脉有无狭窄、隔膜阻塞或血栓嵌入肝静脉等，术者可对肝静脉开口部的隔膜施压使其破裂。

（5）将下腔静脉的裂解隔膜和分离附壁血栓满意之后，退出示指，随之将备用的Foley导管经下腔静脉切口插向远心端，推注肝素盐水20~30ml使球囊充盈，向头侧提拉球囊导管，多可将隔膜碎片和血栓块拖出，同时可有效控制肝静脉、下腔静脉血流。如疑有血栓残留，可重复以上提拉球囊的动作。取出隔膜和血栓的同时快速进行自体血回输。

（6）取隔膜和血栓完毕后，用血管缝线采用间断、褥式外翻法缝合下腔静脉切口，依次做结，留最后一针，待拔出球囊后打最后一结。如果切口漏血，可用心耳钳钳夹下腔静脉切口部，再缝数针加固，最后松开心耳钳，打结。创面充分止血、置胸腔引流管后，关闭胸腔。

2. 经胸骨正中联合腹部路径

（1）气管插管全身麻醉，患者取仰卧位，背部垫枕。胸骨正中联合腹部切口（其中腹部为旁正中切口，长约5cm），纵向切开心包，游离心包段下腔静脉并预置阻断带，经腹于肝蒂处预置阻断带。

（2）充分游离下腔静脉膈上段和肝后段（必要时切开部分肝脏），满意后分别收紧肝蒂和下腔静脉阻断带。

（3）纵向切开肝上段和肝后段的部分下腔静脉前壁，将左手食指迅速插入下腔静脉远心端，探查肝后段下腔静脉情况。

（4）然后迅即置入Forly球囊导管，快速注入20ml肝素盐水，以便阻断下腔静脉血流，如下腔静脉内有血栓，可将球囊轻轻向头侧牵拉将血栓拉出，必要时重复此操作。

（5）探查肝静脉和下腔静脉病变情况，并在无血的情况下，切除其病变隔膜或做下腔静脉成形术，满意后间断褥式外翻缝合下腔静脉前壁，球囊导管处缝线暂不收紧，迅速拔出球囊导管后再收紧缝线并结扎。

（6）松开肝蒂和心包内下腔静脉阻断带，检查下腔静脉创口是否漏血，缝合心包和膈肌，于纵隔和下腔静脉的前方放置引流管，清点纱布、器械无误后，关闭胸骨及腹部切口。

（六）改良术式

1. 体外循环辅助下腔静脉隔膜切除并血栓取出术　由于常温、直视下行上述术式出血较多，近年来有行体外循环辅助下腔静脉隔膜切除并血栓取出术。多自第6肋间开胸，开胸后患者体位向右侧倾斜，剪开心包，右心建立体外循环。余下步骤同上。

2. 某些根治性术式　例如Senning的经后冠状面局部肝切除术、下腔静脉和肝静脉开口部的病变切除术、右心房与肝切缘盖帽式吻合术、深低温体外循环下根治性病变切除术及肝、腔静脉成形术等。这些术式不仅需要体外循环和降温措施，而且操作相当烦琐。晚期广泛肝静脉、腔静脉内血栓机化、狭窄和阻塞的病例，采用任何直视根治性手术也达不到理想效果，最好选择旁路或者肝移植术。

（七）术中注意事项

1. 显露困难多见于肝静脉和/或下腔静脉完全阻塞，肝脏极度肿大，伴大量腹水，宜首选腔内治疗。对复发或者腔内治疗失败的病例，术前应做好腹水浓缩回输，在上肢建立静脉通路，术中应用控制性低血压，尽量使腹内压下降，缓解内脏特别是肝淤血状态，使肝脏缩小，应用内转流缓解肝静脉、下腔静脉压力。经以上处理后，手术显露多无困难。

2. 大出血由多种原因引起。常见于下腔静脉游离不够，病变切除后下腔静脉严重缺损，钳夹、修补困难。分离病变隔膜时误伤下腔静脉或肝静脉壁。肝静脉和膈静脉开口位于病变隔膜之上或者下腔静脉切口位于病变隔膜以下时，球囊不能有效地控制肝静脉和下腔静脉血流。游离下腔静脉时误伤肝静脉和膈静脉出口部引起出血，可以指压，继用带垫片的无创针线做褥式缝合，也可在浅表部位用粗针线对膈静脉做暂时的缝扎止血。切开下腔静脉前壁的同时伤及后壁可引起出血。肋间静脉、膈肌切缘、心包膈静脉和下肺韧带等处的侧支静脉处理欠妥及球囊破裂均可引起大出血。预防大量出血的关键是遵循循序渐进的原则，步骤要规范。下腔静脉游离一般超过周径的一半，万一出血时可用无创血管钳夹闭止血。

3. 腔静脉内残留血栓脱落或未将腔静脉内的气体排出可引起肺栓塞，手指不能触到下腔静脉远端蔓延的血栓和附壁血栓时，应采用球囊取栓。完成腔静脉切口缝合以后，应先取出远端球囊，再松解腔静脉上端的阻断带，使气体逸出，防止空气栓塞。

4. 病变切除后欲取出球囊导管但偶尔拉不出时，必须耐心从球囊附管将囊内液体用注射器回抽，若失败，可剪断导管，待液体自动逸出后再拔管；仍然拔不出球囊导管时，用细针头经下腔静脉壁刺破球囊即可拔出。

5. 慢性病例下腔静脉壁增厚，管腔狭窄而不规则，附壁血栓机化与管壁附着牢靠，有的机化血栓可延伸至肾静脉、肝静脉或者髂总静脉，形成条索状，用手指取出有时很困难，可以弄断或者将其嵌入部分自侧旁静脉口取出。取血栓实在困难时不要勉强。

6. 有些病例因病变瘢痕组织广泛，切除后腔静脉缺损严重，如果缝合将造成闭塞。部分病例可采用心包或者人工补片做腔静脉成形术。少数无法做成形术的病例，可做腔静脉旁路术或腔-房旁路术。

7. 腔内治疗时断入下腔静脉的导管、导丝或者支架，应当争取在根治术中取出。然而试图取出下腔静脉远心端的异物或者滑入右心房的支架并非易事，可引起意外损伤或者大量出血。放置的移位支架大部或全部嵌入血管壁，表面可由内皮细胞或纤维膜覆盖。移入心房内的支架部分可有血栓形成，取出过程中血栓可脱落，造成肺栓塞，亦可撕破心房或腔静脉壁，造成难以控制的大出血，最好在体外循环下进行手术。

8. 肝大妨碍手术操作时，可将一硅胶管插入右心房，用连接管与Foley导尿管连接，同时经Foley导尿管的侧附小管适时地向下腔静脉远心端注入肝素溶液，使血液经导管流入右心房，缓解下腔静脉和肝静脉的血液淤滞状态。下腔静脉壁有严重缺损者，可用补片做修补成形。充分止血、清理创腔、置胸腔引流管后，依层缝合关闭胸腔。

9. 术中采用自体血液回输和于肝脏周围放置冰袋。

（八）术后处理

1. 严密监测生命体征、CVP、IVCP、血气、尿量、尿比重、胸腔引流情况等。

2. 观察每小时尿量和尿比重。

3. 如果心功能不全，则静脉给予毛花苷C（西地兰），5~7天后口服地高辛0.125mg/d，心功能代偿后方可停药。

4. 静脉滴注右旋糖酐40（低分子右旋糖酐）500ml/d，1周后改为抗血小板治疗3~6个月。

5. 术后48小时拔出胸腔引流管。拔管前应摄片观察心、肺情况，如果有胸腔、心包积液，应穿刺引流，依据积液多少和积液性质决定拔管时机。切除隔膜病变，恢复肝静脉、下腔静脉血流后，可出现急性心力衰竭。预防方法是切除病变后松解阻断带时，在严密的心电和中心静脉压监测下，分次松解阻断带，待心脏适应后再完全解除阻断带。同时要适当控制液体输入量，并立即给予强心、利尿剂和碱性药物。

改良脾-肺固定术（门-肺分流术）

日本学者于1960年首创脾-肺固定术，1980年有报道其用于治疗13例BCS的良好效果（图17-3）。我国研究者于1984年对此术式进行改进。手术由原来的胸腹部两个切口，改为单一的经胸切口。除脾与肺固定外，附加了大网膜与肺的固定，增加了门-肺间的分流量。对有食管-胃底静脉曲张出血史患者，加用贲门周围血管离断术，旨在脾肺间的侧支循环尚未充分建立之前，防止出血复发。

（一）术前准备

1. 腹部B超和肝、腔静脉造影，明确临床和病例分型及手术指征。
2. 大量腹水或合并腹腔间隔综合征时，应采用腹水超滤净化、透析浓缩、回输，以减少腹水，提高血浆白蛋白水平，改善心、肺、肝、肾功能。
3. 纠正水、电解质和酸碱失衡。
4. 适当的胃肠道准备，亦有助于预防术后肝性脑病的发生。

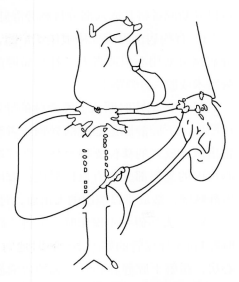

图17-3　脾-肺固定术（门-肺分流）

（二）手术步骤

1. 在气管插管全身麻醉下，患者取右侧卧位，常规消毒。
2. 由后外侧第7肋间进胸腔，游离、切断下肺韧带，由膈中心腱部向周围放射状切开膈肌，使之成为直径约10cm的圆窗。
3. 将脾脏拖入胸腔，在横结肠上缘游离大网膜将其分为左、右两叶，将胃向头侧牵拉，于胰腺体尾部的上缘游离双重结扎脾动脉，将胰胃皱襞与其中的胃后血管支集束结扎，继而将冠状静脉游离结扎。
4. 向后上方分离食管下端和贲门部，辨认冠状静脉的食管支和高位食管支，分别结扎。

处理巨脾可做大部或者部分切除术。

5. 于膈肌圆窗的内上方另做两个小切口，将两束大网膜分别经两个小孔拉入胸腔。

6. 用7号丝线做间断褥式缝合膈肌圆窗的边缘与脾实质，使脾上极更完全、牢固地封闭膈肌圆窗。

7. 用尖刀将脾上极的被膜做多个邮票状切开，并一一撕去，裸露皮上级的实质部，渗血面用热盐水纱布压迫止血。

8. 用骨铧将肺底部的脏层胸膜铧去，将肺底的后内侧缘与相应部位的膈肌切缘用数针粗丝线褥式缝合并打结固定。

9. 肺底中央部与脾上及中央部做数针肠线缝合固定。最后缝合肺底的前外侧缘于膈肌切缘上，脾肺之间的固定即告完成。

10. 经膈肌小切孔将两束大网膜既无绞窄又无张力地分别平铺于肺表面或者肺叶间裂之中。

11. 腹腔一般不放置引流管，胸腔放置闭式引流管，依层缝合关闭胸腔。

（三）术中注意事项

1. 巨脾移至胸腔有困难，可胸部切口延长至腹直肌前鞘以增加暴露。

2. 脾脏过小不便做固定术时，可做脾膈上移位术，能取得相似的效果。

3. 若脾膈之间已有粗大的血管性粘连，应予以保留而仅将膈胸膜去除，裸露膈肌。同时将膈肌做两个小切口，将大网膜拖入胸腔与肺固定。

4. 脾上极切迹较深时，不必放弃脾肺固定，因为对侧支循环形成的影响不大。

5. 大网膜发育不佳或者长期大量腹水使大网膜粘连、缩小和增厚时，不宜强行固定，仍以脾-肺固定为主。

6. 游离分割大网膜时，应耐心细致，确保血液供应。拖入胸腔时应无张力、无绞窄，可以切除无生机的网膜。

7. 切口部边缘的止血一定要可靠。伤及胸壁和膈肌处侧支气管术后引起大量出血者屡见不鲜。

8. 脾动脉结扎时，切勿损伤脾静脉和胰尾。一旦损伤脾静脉，切忌盲目钳夹，而尽可能用无创针线缝补；不得不结扎时，应保留胃短静脉，再行脾次全切或全切除，以免发生脾梗死。

（四）术后处理

1. 监测生命体征48~72小时。

2. 常规给予止血剂；保证胸腔引流通畅，观察引流量并注意引流物性质的变化。

3. 常规吸氧利于保护肝功能。

4. 围手术期患者常常咳嗽，有时痰中带血，劝慰患者不必担忧，这是术后常见症状，数日后可消失。

5. 常规给予抗生素防止胸部感染。

6. 注意维持水、电解质平衡，供给足量的热量和维生素。

改良的脾、大网膜–肺固定术适用于各种类型BCS的慢性病例。无腹水或者腹水量少，伴消化道出血又不能采用其他手术者，本手术简便、安全、有效。其优点为：①省去腹部切口，减少了创伤，缩短了手术时间。②门–肺间的分流量由逐渐形成的侧支循环而缓慢增加，脑病发生率低。③术后出血率低，且出血量少。④保留了脾脏及其免疫功能。⑤大网膜拉向胸腔，增加了门肺间的分流量，也有防止膈疝、局限炎症和止血的效能。⑥操作简便，适用于多种类型的BCS和门静脉高压症。

据文献统计，经治的212例患者，随访中12人出现杵状指，虽然未发现其他并发症，但说明本手术对肺功能有一定影响。

三 经右心房手指破膜术

经右心房手指破膜术适用于隔膜型BCS，1963年由日本学者Kimura创用（图17-4），长期被视为治疗MOIVC的经典术式。随着血管腔内技术的发展，凡适合做Kimura手术的BCS，几乎都可用微创腔内技术达到同样或者更好的效果。事实上，仍有不少外科医师采用经右心房手指破膜术治疗BCS（图17-5）。

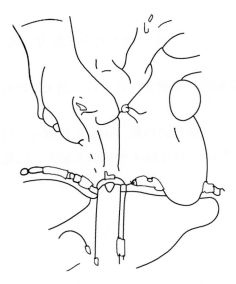

图17-4　经右心房手指破膜术自体心包片

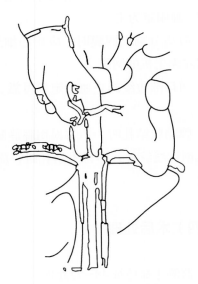

图17-5　经右心房手指破膜术

（一）手术适应证

1. 单纯隔膜型下腔静脉阻塞，肝静脉通畅或者部分阻塞。
2. 局限性高位下腔静脉狭窄，肝静脉通畅或者出口部膜性阻塞。
3. 某些经皮球囊扩张失败复发。

（二）手术禁忌证

1. 隔膜下有血栓形成，肝静脉通畅或者部分阻塞。
2. 腔静脉长节段阻塞伴有肝静脉阻塞（Ⅲb型）。
3. 下腔静脉隔膜型闭塞伴有肝静脉完全性长节段闭塞。

（三）手术步骤

1. 在气管插管全身麻醉下，经胸骨正中或者右外侧第4肋间切口。
2. 在膈神经前方纵向切开心包，充分显露右心房，用手指分离心包内段下腔静脉并绕以棉织束带，用动脉钳或者心耳钳夹右心房壁长约3cm，在钳夹的中点切开心房壁。
3. 切口周围用CV-5缝线做荷包缝合，两线间穿入一短段硅胶管，以便缩紧时控制右心房，防止出血。在术者右手示指逐渐深入右心房的同时，松开心耳钳并适度收紧荷包缝线，示指继续深入到下腔静脉膈上段，此时牵引下腔静脉的环绕束带，术者可确认示指是否伸入下腔静脉。示指再向下伸进，触及阻塞或者狭窄病变。
4. 若隔膜呈水平附着，则中央部光滑而有弹性，甚易被指尖穿破，边缘部分易从静脉壁部分剥离，但很难形成完全性周边剥离。单纯的手指尖在一处破膜，有时很难有效地扩张裂口。还有些斜形附着的隔膜厚度不均，切勿用手指向周围盲目地扩张。
5. 有的隔膜向肝静脉延伸，有的质地坚韧，如果用力方向不当，可能撕破血管或者心房壁。必须耐心、稳妥地扩张，适可而止。
6. 当下腔静脉隔膜破膜成功后，常可触及肝静脉有隔膜阻塞，应该探查、破膜和扩张。
7. 当隔膜坚韧难以穿破时，可以从右心房引入血管扩张器，并与经股静脉插入的带内芯球囊导管会师，穿破隔膜并扩张。若扩张后局部有弹性回缩，可在食指引导下经股静脉放入内径适宜的支架。
8. 在联合扩张和内支架放置完成、术者示指退出心房的同时，逐渐收紧荷包缝线，再用无创侧壁钳钳夹，将荷包缝线的两端自硅胶管内拉出并打结。松开侧壁钳，加固缝合心房切口。去除下腔静脉外的棉织束带，缝合心包，置胸腔闭式引流管，关胸。

（四）术中注意事项

1. 钳夹靠前时，可能减少右冠状动脉分支的血流，导致心肌缺血甚至心肌梗死。钳夹过于靠近与右心耳交界处时，可影响窦房结的传导而致心律失常。钳夹过高，可减少上腔静脉血液回流，导致休克甚至心脏骤停。一般应试夹数分钟，观察无异常反应时，再进行以后的操作。

2. 手指扩张动作粗暴，撕裂右心房，将造成难以控制的大出血。手指进入右心房后，误入三尖瓣口或者误穿心房壁。下腔静脉病变隔膜位于某肝静脉开口以下时，手指误入肝静脉口可能将其撕破。

3. 破膜或扩张后可能诱发心力衰竭。完全性下腔静脉伴主肝静脉阻塞者，扩张得愈充分、彻底，发生急性心力衰竭的可能性就愈大。一旦出现，可适当缩紧下腔静脉束带以减少回心血量。间歇时按常规处理心力衰竭。

（五）术后处理

1. 严密监测生命体征、CVP、IVCP、血气、尿量、尿比重、胸腔引流情况等。

2. 观察每小时尿量和尿比重。

3. 如果心功能不全，则静脉给予毛花苷C（西地兰），5~7天后口服地高辛 0.125mg/d，心功能代偿后方可停药。

4. 静脉滴注右旋糖酐40（低分子右旋糖酐）500ml/d，1周后改为抗血小板治疗3~6个月。

5. 术后48小时拔除胸腔引流管。拔管前应摄片观察心、肺情况，如果有胸腔、心包积液，应穿刺引流，依据积液多少和积液性质决定拔管时机。

（六）Kimura手术的缺点

1. 示指经右心房至下腔静脉穿破病变隔膜，经路较远，指尖破膜很有限度，不如球囊扩张术充分。

2. 破膜和扩张后，隔膜残留原处，血流流经此处时，易发生涡流和湍流，是血栓形成和复发的主要原因。

3. 隔膜下有血栓蔓延者可能发生肺栓塞，为手术禁忌。

4. 做心房荷包缝合和钳夹侧壁钳时，位置不当可能引起心律失常、心肌缺血或影响回心血量而发生心搏骤停、心肌梗死和休克。

5. 术后一旦复发，由于前次手术引起心包粘连、瘢痕及肺膈之间形成粗大的侧支循环，再次手术时出血很多，困难极大。

6. 下腔静脉以外有瘢痕缩窄环者，扩张失败或者复发率更高。

7. 隔膜呈斜形附着者，多呈一边厚实坚韧，一边菲薄易碎，手指破膜误将下腔静脉壁、肝静脉或心房撕裂者都曾有报道。腔内治疗应为MOIVC治疗的首选。对于病变范围大、病变厚韧，或者复发的病例，直视下根治性膜切除术值得推荐。

四 隔膜切除术

BCS病例中，隔膜型占的比例最大。日本、南非和印度MOIVC所占的比例高于欧美，我国隔膜型病例也占1/3以上。作者报道的502例中膜性梗阻者328例，占65.3%。因此，在BCS外科治疗中，对隔膜性病变的处理与研究很重要。Kimura在1963年创用经右心房手指破膜术，Eguchi在1974年首次应用球囊扩张术，Senning在1983年创用经下腔静脉后冠部肝部分切除和肝-房吻合术。国内汪忠镐在1982年首先采用Kimum手术，同年又开展了球囊扩张术。北京安贞医院孙衍庆1982年创用肝腹膜后腔径路行腔-房旁路术，1986年在体外循环下行病变隔膜切除术。笔者在1990年创用球囊导管控制肝-腔静脉血流，常温直视下病变隔膜切除术（图17-6、图17-7）。

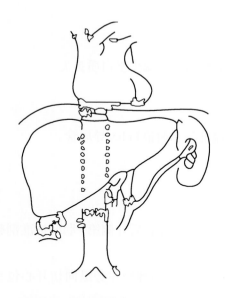

图17-6　直视隔膜切除术1

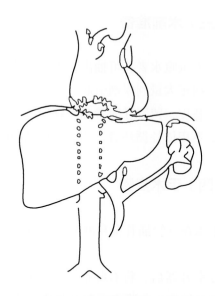

图17-7　直视隔膜切除术2

（一）适应证

1. 单纯隔膜型下腔静脉阻塞，肝静脉通畅或部分通畅。

2. 短节段下腔静脉狭窄或者闭塞，肝静脉至少一支通畅。

3. 下腔静脉呈膜性阻塞，隔膜下有新鲜血栓形成。

4. 手指或者球囊导管破膜扩张失败复发。

5. 短节段下腔静脉狭窄或者闭塞，主肝静脉闭塞，但有明显、粗大的第三肝门部肝右后下静脉等代偿。

6. 下腔静脉造影、腔内治疗过程中导管折断、支架严重移位，需取出或者纠正，可在病变隔膜切除时完成。

（二）禁忌证

1. 下腔静脉广泛性阻塞、狭窄和炎症。
2. 肝、肾功能不佳。
3. 肝静脉完全阻塞或者伴有节段性狭窄。
4. 膜性阻塞继发重度肝硬化和门静脉高压。
5. 膜性阻塞伴有门静脉炎或者门静脉血栓形成。
6. 凝血功能不全或者有出血倾向。

（三）术前准备

1. 大量腹水者，可抽出腹水，经透析浓缩后静脉回输，减少蛋白质丢失。
2. 纠正大量利尿剂引起的水、电解质紊乱。
3. 备皮，留置导尿管和胃管。
4. 不用体外循环者，要备好血液回收器及回输准备和两根 Foley 导尿管。

（四）手术步骤

手术在气管插管全身麻醉下进行，患者取左侧卧位，经右后外侧第7肋间标准剖胸切口进胸。

置牵开器后，将右肺推开，切断、结扎右肺韧带，由膈神经左旁纵向切开心包1.5cm，经此切口游离心包膜内下腔静脉段，绕阻断带。

沿下腔静脉向下切开下腔静脉裂孔，并继续向下切开部分膈肌，充分显露肝裸区的下腔静脉肝后段，在膈平面以下常可触及增厚、发硬的水平或者斜行的病变部。

向下游离下腔静脉4~5cm及其周径的3/5~2/3，收紧下腔静脉近心侧的阻断带，纵切病变上方的下腔静脉。将18号 Foley 导尿管连接20ml充有肝素盐水的注射器备用。

术者示指经切口探查并裂破病变隔膜至隔膜以下，继续触诊肝静脉有无狭窄、隔膜阻塞或者血栓嵌入肝静脉、膜下有无血栓蔓延、血栓机化程度及附壁状态等，术者可对肝静脉开口部的隔膜施压破膜。

将下腔静脉的附壁血栓分离之后退出示指，将备用的Foley导尿管经下腔静脉切口插向远心端，推注肝素盐水20~30ml使球囊充盈。向头侧提拉球囊导管，多可将隔膜碎片和血栓块拉出，同时还能控制肝静脉、腔静脉血流。如果疑有血栓残留，可重复以上提拉球囊的动作。同时及时回收术野的积血，用CV-5缝线间断褥式缝合下腔静脉切口，缝至切口下角，依次打结，留最后一针，待抽出球囊内液体拔出球囊后打结。如果切口漏血，可用心耳钳钳夹下腔静脉切口部，再缝数针加固，最后松开心耳钳，打结。

肝大妨碍手术操作时，可将一硅胶管插入右心房，用连接管与Foley导尿管连接，同时经Foley导尿管的侧附小管适时地向下腔静脉远心端注入肝素溶液，使血液经导管流入右心房，缓解下腔静脉和肝静脉的血液淤滞状态。

下腔静脉壁有严重缺损者，可用补片做修补成形。充分止血、清理创腔、置胸腔引流管后，依层缝合关闭胸腔。

还有一些根治性术式，例如Serming的经后冠状面局部肝切除术、下腔静脉和肝静脉开口部的病变切除术、右心房与肝切缘盖帽式吻合术、深低温体外循环下根治性病变切除术及肝、腔静脉成形术等。这些术式不仅需要体外循环和降温措施，而且操作相当烦琐。晚期广泛肝静脉、腔静脉内血栓机化、狭窄和阻塞病例，采用任何直视根治性手术也达不到理想效果，最好选择旁路或者肝移植术。

（五）术中注意事项

1. 显露困难多见于肝静脉和/或下腔静脉完全阻塞，肝脏极度肿大，伴大量腹水，宜首选腔内治疗。对复发或者腔内治疗失败的病例，术前应做好腹水浓缩回输，在上肢建立静脉通路，术中应用控制性低血压，尽量使腹内压下降，缓解内脏特别是肝淤血状态，使肝脏缩小，应用内转流缓解肝静脉、下腔静脉压力。经以上处理后，手术显露多无困难。

2. 大出血由多种原因引起。常见于下腔静脉游离不够，病变切除后下腔静脉严重缺损，钳夹、修补困难。分离病变隔膜时误伤下腔静脉或肝静脉壁。肝静脉和膈静脉开口位于病变隔膜之上或者下腔静脉切口位于病变隔膜以下时，球囊不能有效地控制肝静脉和下腔静脉血流。游离下腔静脉时误伤肝静脉和膈静脉出口部引起出血，可以指压，继用带垫片的无创针线做褥式缝合，也可在浅表部位用粗针线对膈静脉做暂时的缝扎止血。切开下腔静脉前壁的同时伤及后壁可引起出血。肋间静脉、膈肌切缘、心包膈静脉和下肺韧带等处的侧支静脉处理欠妥及球囊破裂均可引起大出血。预防大量出血的关键是遵循循序渐进的原则，步骤要规范。下腔静脉游离一般超过周径的一半，万一出血时可用无创血管钳夹止血。

3. 腔静脉内残留血栓脱落或未将腔静脉内的气体排出可引起肺栓塞，手指不能触到下腔静脉远端蔓延的血栓和附壁血栓时，应采用球囊取栓。完成腔静脉切口缝合以后，应先取出远端球囊，再松解腔静脉上端的阻断带，使气体逸出，防止空气栓塞。

4. 病变切除后欲取出球囊导管但偶尔拉不出时，必须耐心从球囊附管将囊内液体用注射器回抽，若失败，可剪断导管，待液体自动逸出后再拔管；仍然拔不出球囊导管时，用细针头经下腔静脉壁刺破球囊即可拔出。

5. 慢性病例下腔静脉壁增厚，管腔狭窄而不规则，附壁血栓机化与管壁附着牢靠，有的机化血栓可延伸至肾静脉、肝静脉或者髂总静脉，形成条索状，用手指取出有时很困难，可以弄断或者将其嵌入部分自侧旁静脉口取出。取血栓实在困难时不要勉强。

6. 有些病例因病变瘢痕组织广泛，切除后腔静脉缺损严重，如果缝合将造成闭塞。部分病例可采用心包或者人工补片做腔静脉成形术。少数无法做成形术的病例，可做腔静脉旁路术或腔-房旁路术。

7. 切除隔膜病变，恢复肝静脉、下腔静脉血流后，可出现急性心力衰竭。预防方法是切除病变后松解阻断带时，在严密的心电和中心静脉压监测下，分次松解阻断带，待心脏适应后再完全解除阻断带。同时要适当控制液体输入量，并立即给予强心、利尿剂和碱性药物。

（六）术后处理

基本与Kimura手术相同。

常温、直视下隔膜病变切除术有如下优缺点：①不切开心房，很少发生心律失常，术后无心脏压塞、心包粘连等并发症。②对于伴有隔膜下血栓形成的病例，不仅可以在隔膜切除的同时取出血栓，防止肺栓塞的发生，还可不残留隔膜及病变组织，防止涡流与湍流的发生，大大降低了复发率而优于Kimura手术。③本术式虽然较腔内治疗创伤大，但对隔膜韧厚或者斜形附着而且厚薄不均，特别是隔膜下有血栓者效果较腔内治疗好。④本术式较体外循环下的根治术显露相对不足，但简便、费用低、无低温和体外循环带来的凝血功能紊乱等并发症。⑤Kimura手术和腔内治疗对下腔静脉管壁严重缺损和血管壁外有缩窄瘢痕者很难奏效，而本手术既可切除血管内隔膜并取出血栓，松解缩窄瘢痕，又能用心包或者人工补片做下腔静脉成形术。

（李德旭 张弛弦）

参考文献　　［1］　FLETCHER W S，LAKIN P C，POMMIER R F，et al. Results of treatment of inferior vena cava syndrome with expandable metallic stents[J]. Arch Surg，1998，133（9）：935-938.

［2］ FRANK J，KAMATH P S，STANSON A. Budd-Chiari syndrome：Early intervention with angioplasty and thrombolytic therapy[J]. Mayo Clin Proc，1994，69（9）：877-881.

［3］ JOHNSTON K W. Common complication of vascular surgery[M]// RUTHERFORD R B. Vascular strigery.4th ed. Philadelphia：Saunders，1995：522-641.

［4］ KOLILI V，PANDE G K，DEV V，et al. Management of hepatic venous outflow obstruction[J]. Lancet，1993，342（8873）：718-722.

［5］ MIZUMOTO R，KAWARADA Y，TADCA H. A new classification of cysticmalignant tumours of the liver：classification of 65 cases reported at the 26 th Annual Meeting of the Cancer Society of Japan[J]. J Gastroenterol Hepatol，1991，6：440.

［6］ NAKAI T，TANIMUIA M，MORI K，et al. Total parenteral nutrition innostepatectemy patients[J]. Nutritia，1993，9：323.

［7］ RAJU G S，FELVER M，OLIN J W，et al. Thrombolysis for acute Budd-Chiari syndrome：case report and literature review[J]. Am J Gastroenterol，1996，91（6）：1262-1263.

［8］ SALLOUM R M. Regulation of small intestinal glutamine kanspont by epidermal growth factor[J]. Surgery，1993，113（5）：552-559.

［9］ SHOLAR P W，BELL W R. Thrombolytic therapy for inferior vena cava thrombosis in paroxysmal nocturnal hemoglobinuria[J]. Ann Intern Med，1985，103（4）：539-541.

［10］ VANHAEVERBEEK M. Peri-operative care：Management of the diabetic patient，a novel controversy about tight glycemic control[J]. Acta Clin Belg，1997，52（3）：313.

第十八章

巴德-基亚里综合征合并肝结节的诊断和鉴别诊断

巴德-基亚里综合征（BCS）患者由于肝脏内血流动力学发生改变，出现慢性肝淤血及肝硬化，该类患者常常会出现肝结节。此肝内结节可为良性再生结节，也可为恶性肝细胞癌（hepatocellular carcinoma，HCC，简称肝癌）。BCS继发肝内结节的发病原因暂不明确，可能受到了肝脏内微循环紊乱、肝细胞因子异常增高等的影响。BCS合并肝内再生结节和肝癌结节的治疗方案完全不同，因此，正确判断此类结节的性质对患者的治疗及预后有着重要意义。

■ BCS合并肝结节的特征

（一）BCS合并肝内再生结节的病理特征

BCS合并肝内再生结节患者多无明显特异的临床表现，常在BCS患者复查及随访中发现。在BCS合并肝内再生结节的病理检查中，60%~80%的BCS患者肝内可见到直径大于5mm的多发再生结节，也有部分学者称为结节样再生性增生或腺瘤性增生结节。这些再生结节通常为散在多发，类圆形或圆形，边界清，大小不等，直径通常为0.2~4.0cm，少数可达7.0cm。若结节位于肝脏边缘，也可引起肝脏轮廓改变。该类结节是由正常的肝细胞组成，以1~3层肝板形式排列，中间包含狭窄的肝窦。部分结节内可见胆管扩张样改变，但多数表现为胆小管增生或肝细胞化生形成胆小管。常出现于门静脉栓塞而又具有相对较好的肝静脉引流区域，其肉眼显示多呈质地柔软或坚实的橙棕色结节样。

BCS合并肝内再生结节的大小不一，小结节通常实质均匀，鲜少见到纤维血管间隔，较大结节则常见纤维血管间隔，其间隔内含较大的血管及新生胆小管。直径大于1.0cm的再生结节中央部分多可见到瘢痕，而直径小于1.0cm的结节中央部瘢痕出现较少。还有部分结节可见到自结节中心呈放射状分布的分支大血管，但结节内门静脉常出现减少或缺失。结节内见不到淤血，而周围实质内常可见淤血、肝窦扩张。有的结节周围或周边肝实质内可出现组织萎缩。少数结节内可见脂肪轻度浸润。极少数结节内还可见铜沉积。BCS合并肝内再生结节在组织学和大体形态上酷似肝局灶性结节性增生，尤其是出现中央区瘢痕的大结节，但它们不能被认定是肝局灶性结节性增生，因为肝局灶性结节性增生结节周围为正常肝实质，而BCS合并肝内再生结节周围为异常的肝实质（图18-1）。

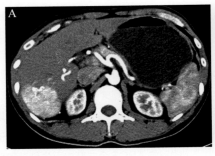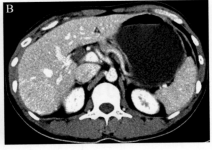

图18-1　肝局灶性结节性增生
　　A.动脉期病灶呈均匀高增强；B.门脉期病灶呈高增强。

（二）BCS肝内再生结节形成的机制

　　慢性BCS患者肝内再生结节的发生机制尚不明确。肝静脉阻塞导致肝微循环紊乱，使静脉灌注减少、动脉血流量增加，造成肝细胞生长因子水平升高被认为可能是引起其发病的重要因素之一。Vilgrain等推测门腔静脉吻合与之有关，而多数学者认为这与门静脉栓塞、门静脉血流量减少有关。也有研究显示外科门体分流术与BCS患者继发肝内再生结节存在密切关系。张瑞芳等研究显示，18例BCS患者经门体分流术治疗后出现肝内再生结节，短期出现者在术后3个月后发现，长期出现者在术后15个月后发现。此18例BCS合并肝内再生结节的患者中，有9例患者术后门静脉呈出肝血流，有16例患者肝动脉内径较术前增宽，流速增快。由此推测门体转流术可以导致门静脉血流量显著减少、肝动脉血供增加，从而引起肝脏微循环改变，使肝内形成再生结节。由于样本量过少，因此这类理论还需要进行大量的研究才能证实。

（三）BCS患者肝癌形成的机制

　　BCS患者下腔静脉和/或肝静脉狭窄、闭塞导致肝脏处于长期淤血状态，使有害代谢产物不能及时清除，局部慢性缺血缺氧，引起肝细胞坏死。受损的肝细胞由纤维组织及再生结节代替，形成肝纤维化和肝硬化，在此基础上最终形成肝癌。但也有学者认为在BCS患者的病程进展中，癌变并非在某个特定的时段发生，在肝淤血、肝纤维化、肝硬化一系列病理生理过程中都伴随着肝细胞再生和DNA合成增加，癌变可以发生在此过程中的任何时间。日本学者Okuda和Matsui等对BCS合并肝癌患者进行活组织检查或者尸体解剖时发现非癌组织的病理学结果显示除了肝硬化外，还有肝淤血及肝纤维化，证实了这一观点。此外，有研究表明BCS合并肝癌患者中乙型肝炎病毒感染率低于总体肝癌患者的感染率。所以乙型肝炎病毒可能不是BCS患者肝癌形成的主要因素，但肝炎病毒及其他致癌因素可以成为肝癌形成的另一诱因，而且BCS所致肝淤血状态增加了其易感性。

BCS合并肝结节的诊断和鉴别诊断

（一）彩色多普勒超声检查

通过常规超声检查基本可以鉴别BCS合并肝内结节的良恶性，但是临床上BCS合并肝内再生结节的超声声像图特征与BCS合并肝癌常存在相似性，因此单纯使用常规超声鉴别BCS合并肝结节的良恶性的准确性存在误差（图18-2）。

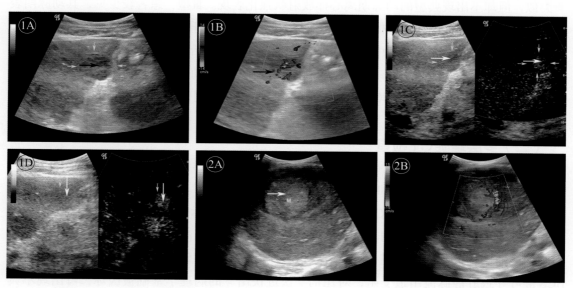

图18-2　BCS合并肝结节的超声影像学表现

1A～1D. 良性结节. 1A. 肝脏内可及一边界清晰的低回声包块；1B. 包块内部可探及丰富动脉血流信号血流；1C. 超声造影动脉期结节强化；1D. 超声造影延迟期结节持续强化；2A～2B. 肝癌结节；2A. 肝右叶直径为7.3cm实性稍高回声占位，呈类球形，内回声欠均，周边伴低回声晕；2B. 肿块内部可探及丰富动脉血流信号。

典型的BCS合并肝内再生结节的超声声像图特征：呈孤立或多发的椭圆形、圆形，边界清楚，结节多呈均匀的等回声或低回声，彩色多普勒超声检查显示结节内门静脉样和动脉样血流。

BCS合并肝癌的结节超声声像图特征：常呈单发的圆形、椭圆形，形态不规则，边缘呈蚕食状、波浪形，与周围肝组织分界不清，部分结节呈多融合状或周围有卫星结节，内部多呈不均匀低回声，彩色多普勒超声检查显示结节内部呈树枝状、星点状或不规则状血流信号，部分结节周围有环状血流。

研究表明，绝大多数BCS肝内良性结节为多发，而恶性结节为单发；良性结节病灶的直径显著小于恶性结节。BCS合并肝癌患者动脉期病灶多为整体高增强，门静脉期及延迟期均为低增强，呈"快进快出"模式；而良性结节动脉期多为中央离心型快速增强，门静脉期及延迟期多为整体高增强，呈"快进慢出"模式。张瑞芳等在对BCS合并肝内再生结节的研究中发现，其超声造影模式非常多样化，并将其分为3种类型。Ⅰ型：最常见，动脉期、门脉期和延迟期均为等增强的增强模式，与典型门静脉性肝硬化导致的再生结节相似。Ⅱ型：动脉期呈中央向四周离心性整体迅速增强，对比剂呈"星芒状"或"团块样"从中央增强之后快速向外周扩展整体增强，门脉期和延迟期则均为整体高增强，呈"快进慢出"模式。此类结节的超声造影表现与肝局灶性增生结节的表现类似，但病理显示此类结节中央部虽然可见到瘢痕及较粗的大动脉分支，但鲜少见到纤维血管间隔，因此其表现虽然与肝局灶性增生结节类似，但却不出现典型的动脉期离心样放射状强化表现。Ⅲ型：患者较少见，其动脉期表现出从周边向中央区的快速整体增强，对比剂从结节边缘处开始呈环状增强，之后快速向心性整体增强，门脉期和延迟期中央区部分呈低增强，而周边始终呈环状高增强。推测这种表现可能与结节周边区域属于肝动脉和门静脉双重供血，因此动脉期周边可迅速增强，而门脉期及延迟期周边始终呈环状高增强，但结节的总体增强模式同Ⅱ型一样呈"快进慢出"模式。

（二）多层螺旋CT检查

临床上常用增强CT诊断和鉴别诊断BCS合并的肝内结节。王立峰等搜集了20例经确诊的BCS继发肝癌患者，发现BCS继发的肝癌经CT检查，显示病灶可单发也可多发，直径较大的病灶，其密度多数不均匀。继发的肝癌结节呈现动脉期高增强，门脉期、延迟期低增强的典型的"快进快出"增强模式；也有部分结节门脉期、延迟期呈现相对等密度。由于BCS常可导致肝静脉流出道受阻，对比剂"快进快出"的病理学基础被破坏，可出现不典型的增强模式（图18-3）。

CT不能显示所有的BCS继发肝内再生结节，只能显示部分结节。这是由于BCS合并肝内良性再生结节常为多发结节，CT平扫多呈圆形或椭圆形等密度或略低密度，且部分结节直径过小不宜显示。偶有结节呈高密度，形成高密度的原因可能与结节周围的肝实质内因淤血坏死等造成低密度有关。再生结节的边界通常都清楚，较大结节的密度可不均匀，部分再生结节的中央区可见小片状或不规则的低密度区，经病理证实为瘢痕组织。再生结节内多不出现钙化、坏死、脂肪变性的征象。BCS继发的再生结节多为多血管性，其动脉期多表现为均一性的明显强化，呈高密度。由于动脉期的肝实质强化并不明显，因此此期的结节显示更加清楚。门脉期时大部分结节仍呈稍高密度，此时由于肝实质强化明显，部分结节增强程度显示不如动脉期明显。在动脉期及门脉期，结节的周围偶尔可见低密度环，无明显强化，这与结节周围的组织萎缩、淤血及肝窦扩张存在相关性。动态对比CT增强扫描图像可发现，有些较大结节在早期仍可见到密度不均匀的低密度中央区瘢痕。增强CT扫描的动脉期诊断BCS合并肝结节的敏感度高于门脉期，良性结节在动脉期呈高度增强且均匀一致，门静脉期无洗脱。

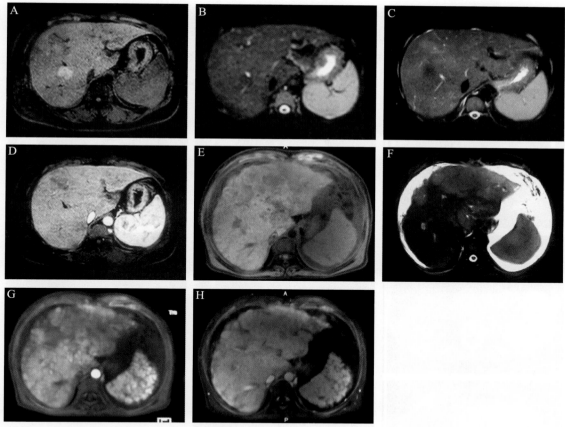

图18-3　BCS合并肝结节的CT影像学表现

A～D. 良性结节.A. 平扫期病灶呈略低密度；B. 动脉期病灶强化不明显；C. 静脉期病灶略有强化；
D. TACE治疗1个月后CT检查显示碘油在病灶内无明显沉积.E～H. 肝癌结节.E. 平扫期低密度；
F. 动脉期病灶密度均匀增强；G. 静脉期因肝脏血液回流较慢而呈轻度强化；H. BCS合并肝癌患者行
TACE治疗1个月后CT检查显示碘油在病灶内均匀沉积。

（三）磁共振成像检查

BCS合并肝结节患者经MRI检查可显示肝内结节病灶的形态、大小、位置及对邻近组织是否有侵犯、侵犯程度，正确诊断占位病变的良恶性，并观察淋巴结情况。杨春等研究了6例BCS继发肝癌患者共12个肝癌病灶的3个磁共振序列表现，结果提示BCS继发的肝癌结节，平扫时在T₁WI显示多呈低信号，个别呈等信号，在T₂WI显示全部呈稍高信号。BCS合并的肝癌结节在三期增强的动脉期显示全部呈高信号；在静脉期有4个表现出稍高信号、3个表现出等信号、5个表现出低信号；在平衡期有7个呈低信号、4个呈稍高信号、1个呈等信号。Moucari等的研究中，11例BCS合并肝癌的患者共15个肝癌结节，其直径为3～15cm，此15个肝癌结节在磁共振的增强扫描动脉期均呈现高信号；在静脉期7个肝癌结节表现为低信号，8个结节表现为稍高信号。孙玉岭等的研究发现，BCS合并的肝癌结节则呈现出长T_1、长T_2信号，在磁共振增强扫描的动脉期呈现不均匀强化，这在癌灶较大时表现得尤为明显，在门静脉期肝癌结节信号减弱呈相对低信号；而合并肝良性再生结节时，再生结节在磁共振多呈短T_1、短T_2信号，DWI也呈低信号（图18-4）。

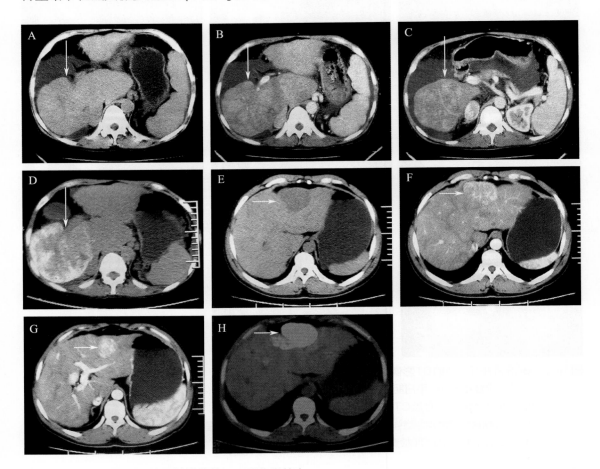

图18-4 BCS合并肝脏良恶性结节的MRI影像学特点

A~D. 肝脏良性结节性病变.A、B. 呈短T_1、短T_2信号；C. DWI（弥散加权成像）呈低信号；D. 增强扫描动脉期可均匀轻度强化。E~H. 肝癌结节病变动态增强呈快进快出模式；E、F. 癌结节呈长T_1、长T_2信号；G. 动脉期结节呈不均匀强化；H. 静脉期呈低信号。

尽管在多数情况下，BCS合并的肝内再生结节呈现低或等信号，但仍有少量再生结节呈高信号。Maetani研究的29个再生结节中，有14个结节在平扫的T_1WI中显示，但其中5个结节直径小于1cm者均呈现高信号。有7个结节在T_2WI显示，直径均大于1cm，呈现比周围肝实质低的信号强度。而在Vilgrain的研究里，再生结节在T_2WI呈现中等高信号。造成高信号的机制尚不明确，病理检查显示只有个别结节内部有脂肪变性，因此高信号可能与结节内脂肪无关，而与结节周围的肝实质呈低信号存在关系，结节内血管受阻塞或侧支循环的形成不均也可能是原因之一。

磁共振增强扫描显示，再生结节在动脉期、静脉期均呈均匀性强化。静脉注射钆寒酸二钠行MRI增强扫描，动脉期BCS合并的再生结节表现为多发的大小不一的明显强化结节，大多数结节信号均匀。部分结节周边可显示出一低信号环，是结节周围的肝组织萎缩及扩张的肝窦造成。门脉期存在一部分结节变成等信号，也有一部分仍呈现高信号并保持至延迟期，再生结节这种对比剂延迟排出的特性或许跟再生结节内部胆小管化生有关。较大的再生结节也可在MRI显示出中央区瘢痕，其表现为结节中央区低信号，增强扫描呈高信号强度。直径较小的再生结节，其内瘢痕多不能显示。MRI上BCS合并的再生结节内见不到钙化、坏死、脂肪变性的征象。

（四）联合甲胎蛋白和影像学检查

血清甲胎蛋白是原发性肝癌比较有特异性的标志物，对于肝癌筛查、诊断及预后都有重要的意义。良性结节患者中的甲胎蛋白常处于正常水平，且在随访期间影像学特点没有变化；BCS合并肝癌患者血清甲胎蛋白水平往往明显高于单纯性BCS患者。Moucari等研究显示，将甲胎蛋白界值设为15μg/L时，肝癌诊断的阳性预测值为100%，阴性预测值为90%，并且甲胎蛋白水平与肝癌大小呈正相关。因此，甲胎蛋白在筛查BCS合并肝癌患者方面价值较高。Tremolda等指出，将甲胎蛋白与超声联合用于筛查肝癌结节的敏感度可达100%，比单用超声检查的敏感度提高5%~10%。

综上所述，在鉴别诊断BCS患者肝内结节良恶性的影像学方式上，超声、CT及MRI都有各自的优势，且就CT和MRI的增强扫描来讲，两者具有很多相似之处，如两者在BCS合并肝内良性再生结节和合并肝癌结节的动脉期增强表现非常相似。尽管影像学检查能为BCS合并肝结节的诊断和鉴别诊断提供丰富的依据，但部分患者仍然需要结合实验室检查结果及结节活检才能确诊。

（孙玉岭　王维杰）

参考文献

[1] 孙玉岭，王志伟，马秀现，等.布-加综合征合并肝脏结节的影像学诊断[J].中华消化外科杂志，2012，11（6）：556-560.

[2] BRANCATELLI G，FEDERLE M P，GRAZIOLI L，et al. Large regenerative nodules in Budd-Chiari syndrome and other vascular disorders of the liver：CT and MR imaging findings with clinicopathologic correlation[J]. Am J Roentgenol，2002，178（4）：877-883.

[3] JANSSEN H L，GARCIA-PAGAN J C，ELIAS E，et al. Budd-Chiari syndrome：a review by an expert panel[J]. J Hepatol，2003，38

（3）：364-371.

[4]　KAGE M. Budd-Chiari syndrome and hepatacellular carcinoma[J]. J Gastroenterol, 2004, 39（7）：706.

[5]　MOUCARI R, RAUTOU P E, CAZALS-HATEM D, et al. Hepatocellular carcinoma in Budd-Chiari syndrome：characteristics and risk factors[J]. Gut, 2008, 57：828-835.

[6]　PARK H, YOON J Y, PARK K H, et al. Hepatocellular carcinoma in Budd-Chiari syndrome：a single center experience with long-term follow-up in the republic of Korea[J]. World J Gastroenterol, 2012, 18（16）：1946-1952.

[7]　RHA S E, LEE M G, LEE Y S, et al. Nodular regenerative hyperplasia of the liver in Budd-Chiari syndrome：CT and MR features[J]. Abdom Imaging, 2000, 25（3）：255-258.

[8]　SHIN S H, CHUAG Y H, SUH D D, et al. Characteristic clinical features of hepatocellular carcinoma associated with Budd-Chiari syndrome：evidence of differentcarcinogenic process from hepatitis B virus-associated hepatocellular carcinoma[J]. Eur J Gastroenterol Hepatol, 2004, 16（3）：19-24.

[9]　ZHANG R, QIN S, ZHOU Y, et al. Comparison of imaging characteristics between hepatic benign regenerative nodules and hepatocellular carcinomas associated with Budd-Chiari syndrome by contrast enhanced ultrasound[J]. Eur J Radiol, 2012, 81（11）：2984-2989.

第
十
九
章

巴德-基亚里综合征合并肝癌的临床诊治

巴德-基亚里综合征（BCS）是指主肝静脉出口部和/或肝后段下腔静脉血流受阻引起的肝后性门静脉高压和/下腔静脉高压，而肝细胞癌（hepatocellular carcinoma，HCC，简称肝癌）则被认为是BCS的并发症之一。目前BCS合并肝癌的原因尚不清楚，可能为肝静脉血液回流障碍致肝淤血，长期肝淤血、肝静脉窦压力增高引起肝细胞坏死、纤维化、肝硬化以致形成肝癌。有研究表明，BCS患者肝癌的发生与乙型肝炎病毒、丙型肝炎病毒感染及饮酒等因素无关，BCS为肝癌发生的独立危险因素。

■ 形成机制

（一）病理生理

BCS肝损害呈持续性和进行性，及时有效的肝静脉和下腔静脉血管疏通治疗可阻断肝脏继续损害。肝静脉是肝的唯一流出静脉，肝静脉阻塞或压力增加，将使肝窦压力增加，肝窦压增加将使门静脉血流减慢或逆流，门静脉淤滞和充血导致邻近肝细胞低氧性损害。然后小叶中央纤维化，再生性结节增生，最终发生肝硬化（图19-1）。

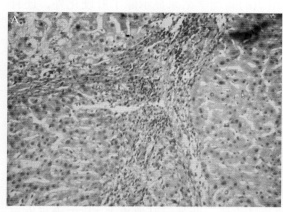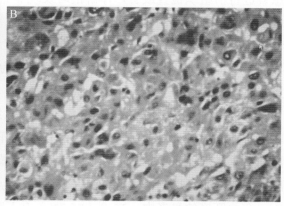

图19-1 BCS合并肝癌的病理特点
A. 可见肝脏汇管区纤维组织增生和假小叶形成（×100）；B. 肝细胞肝癌时肝索极性消失，异型性明显，核分裂多见（×400）。

肝形态主要改变包括外周区萎缩和尾状叶、肝脏中央区肥大。肝活检是确认诊断和评估肝损害的一项重要方法。静脉流出道受阻的病理线索有中央静脉充血、出血和细胞坏死，肝窦扩张，有或无中央静脉闭塞和充血性肝硬化。肝静脉血栓形成导致窦后性门静脉高压。组织学上，窦后性门静脉高压致使肝细胞坏死和萎缩及肝小叶充血。急性期侧支循环尚未建立，肝细胞大量坏死。亚急性及慢性BCS患者，形成许多副肝静脉，血液从阻塞部位上方或下方回流至下腔静脉，缓解了肝细胞充血，但不能阻止外周肝细胞萎缩。而肝静脉阻塞还可以导致肝动脉分流入门静脉。由于副肝静脉引流和门静脉不断供给，肝尾状叶代偿性肥大并与中心区的肝实质分离。马波、韩新巍等报道肝纤维化程度与肝静脉、下腔静脉狭窄程度呈正相关，血管阻塞越重，肝脏血液淤积越重，肝脏继发性纤维化也越重，治疗后的恢复越慢。肝静脉和下腔静脉阻塞程度与肝内淤血程度、肝血窦扩张程度呈正相关，肝血窦重度扩张继发的肝细胞变性坏死严重，继发的肝纤维化也严重。因此，在对肝脏的影响程度上，血管阻塞程度较阻塞部位更有意义，及时解除或疏通肝静脉或下腔静脉阻塞，恢复肝血流是治疗改善病理生理学变化的关键。

（二）形成机制

BCS合并肝癌的形成机制尚未明确，但目前学者认为可能与下面两个方面有关。

1. 原发性BCS导致肝癌　非病毒性肝炎BCS患者下腔静脉和/或肝静脉狭窄或闭塞导致肝脏处于长期淤血状态，使有害代谢产物不能及时清除，局部慢性缺血缺氧，引起肝细胞坏死，受损的肝细胞由纤维组织及再生结节代替，形成肝纤维化和肝硬化，在此基础上最终形成肝癌。但也有学者认为在BCS患者的病程进展中，癌变并非在某个特定的时段发生，在肝淤血、肝纤维化、肝硬化一系列病理生理过程中都伴随着肝细胞再生和DNA合成增加，癌变可以发生在此过程中的任何时间。日本学者Okuda和Matsui等对BCS合并肝癌患者进行活组织检查或者尸体解剖时发现非癌组织的病理学结果显示除了肝硬化外，还有肝淤血及肝纤维化，证实了这一观点。此外，有研究表明BCS合并肝癌患者中乙型肝炎病毒感染率低于总体肝癌患者的感染率。所以乙型肝炎病毒可能不是BCS患者肝癌形成的主要因素，但肝炎病毒及其他致癌因素可以成为肝癌形成的另一诱因，而且BCS所致的肝淤血状态增加了其易感性。

2. 原发性肝癌继发BCS　肝癌易在静脉系统形成转移性癌栓；当肝癌邻近第二肝门时可直接压迫肝静脉或肝段下腔静脉；靠近肝静脉和肝段下腔静脉的肝癌亦可直接侵犯静脉血管，破坏血管壁，从而使胶原和基底膜暴露，激发血栓形成。以上原因均可导致肝静脉流出道受阻，引起继发性BCS，但其中较为常见的是癌栓的形成。戚跃勇等报道的42例BCS合并肝癌的患者中，36例（85.7%）有下腔静脉癌栓。此外，肝癌患者TACE术后亦可并发BCS，考虑为病灶栓塞后水肿压迫下腔静脉所致，加上受压后血流缓慢，术后患者制动等更易诱发血栓形成。

发病率

BCS合并肝癌的发病率在不同的地区有所差异，造成这一显著差异的原因可能是：①不同地域BCS病因不同，欧美地区主要是凝血功能紊乱性疾病所致肝静脉血栓形成，而亚洲国家更多为下腔静脉膜性阻塞；②不同研究间纳入及排除标准不同；③不同研究间随访时间不同。

法国Moucari等报道97例原发BCS在将近20年的随访中有11例（11.3%）发生肝癌，其中9例为下腔静脉阻塞，其余2例为肝静脉阻塞，单因素分析显示下腔静脉阻塞与肝癌的发生有强相关性。Kew等研究发现，131例南非BCS患者中，57例（43.5%）合并肝癌。印度两项独立研究报道中，54例和49例BCS患者中，合并肝癌者分别有6例（11.1%）和1例（2%）。日本Okuda等研究发现，156例BCS患者中，10例（6.4%）肝癌发生在原发性BCS基础上。Matsui等在长达半个世纪的随访期间，发现12例下腔静脉阻塞型BCS患者中有3例（25%）最终发生了肝癌。韩国两项独立研究分别报道，98例和67例BCS患者中，合并肝癌者分别为23例（占23.5%）和17例（25.4%）。在尼泊尔，150例BCS患者中，合并肝癌者有7例（4.7%）。我国学者马秀现等报道的1 800例BCS患者中，20例（占1.1%）合并肝癌，远低于国外的发病率。邹文卫等在排除肝炎、肝硬化病史后，发现169例BCS患者中，9例（4.4%）并发肝癌。任维榕等于2013年对PUBMED数据库里涉及BCS合并肝癌发病率的16篇文章进行系统分析，其总的合并发病率为17.6%，下腔静脉阻塞者肝癌的发病率为26.5%。虽然文献中BCS合并肝癌的发病率不同，但这些研究都充分强调二者间的内在联系，BCS作为肝癌发生的危险因素不容忽视。

危险因素

涉及BCS合并肝癌危险因素的研究相对较少，且结论大相径庭。Moucari等对97例患者资料进行单因素分析显示，男性、莱顿因子突变、下腔静脉阻塞是BCS合并肝癌的危险因素，而Matsui等的研究结论则是肝静脉流出道梗阻所致慢性肝淤血是其危险因素。韩国学者Gwon等对98例病例资料进行多因素分析，结果显示女性是唯一的危险因素，而Park等的研究则认为肝静脉压力梯度与BCS背景下的肝癌有一定的相关性。

导致这一显著差异的原因：①不同研究使用的统计方法不同。Moucari等使用的是单因素方差分析，Gwon等使用的是多因素方差分析，Matsui等是在未经统计学分析的情况下通过观察得出的结果，而Park等在用单因素方差分析时，肝静脉压力梯度（HVPG）在原发BCS合并肝癌组与非肝癌组间的差异具有统计学意义，但在多因素分析时差异并无统计学意义。②不同的研究纳入分析的变量不同。Moucari等的研究对象主要是白种人，进行分析的变量除了年龄、性别等基本资料外，更倾向于机体凝血功能障碍这一欧美地区BCS常见病因；而Gwon、Park等的研究对象主要是东方人，分析的变量主要是梗阻部位及长度、肝功能等临床资料。

尽管许多学者对原发BCS合并肝癌的危险因素进行了研究，但遗憾的是，这些研究均为回顾性研究，而且研究对象样本量有限，因此其结论难免失之偏颇。需要指出的是，虽然Meta分析可以避免单个小样本临床试验的局限性，并可使分析结果更为全面、可靠，但是由于有关原发BCS合并肝癌危险因素的相关研究报道较少，而且不同研究所用统计方法及分析的因变量各不相同，目前很难对这些研究进行Meta分析。

四 临床表现

肝癌是BCS漫长病程中的严重合并症，起病隐匿，临床主要以BCS相关症状为主。具体表现与肝静脉流出道梗阻部位、程度及有无代偿等有关，主要有门静脉高压和下腔静脉高压两大综合征。前者包括腹胀、腹腔积液、肝脾大、腹壁静脉曲张、消化道出血等；后者包括下肢静脉曲张、双下肢水肿、下肢皮肤色素沉着、月经异常、不孕不育等。随着病情进展，患者可出现肝区持续性疼痛、消瘦、乏力、食欲缺乏、不明原因发热、腹部包块等症状。部分患者还可出现自发性低血糖、红细胞增多、高钙血症、高脂血症、类癌综合征等表现。当肿瘤压迫或侵犯胆管或肝门转移性淋巴结肿大压迫胆管时，患者可出现阻塞性黄疸症状。当靠近肝表面的癌结节破裂时，可突发剧烈腹痛，从肝区迅速蔓延至全腹，出现急腹症表现，出血量大时甚至导致休克。当肿瘤转移至肺、骨、脑等脏器时，则会出现相应的临床症状（图19-2）。

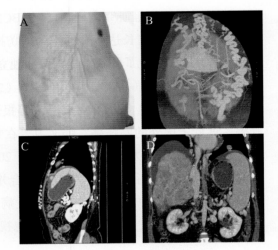

图19-2 **BCS合并肝癌的临床表现**
A. BCS典型的腹壁静脉曲张；B. CT血管造影上BCS典型的腹壁静脉侧支循环表现；C. BCS典型的腹壁静脉曲张和腹膜后曲张的静脉群；D. BCS合并肝癌患者常无特异性临床表现，CT血管造影显示肝后下腔静脉膜性狭窄，肝右叶弥漫性肝癌和腹腔积液。

五 诊断与鉴别诊断

1. **血清甲胎蛋白水平** BCS合并肝癌的早期诊断相对困难。通常认为甲胎蛋白（alpha-fetal protein，AFP）是肝癌特异的血清标志物，但对于非BCS相关性肝癌，30%~40%的患者AFP检测可呈阴性。AFP是原发性肝癌重要的血清标志物，AFP水平可反映肝癌的恶性生物学行为。正常人血清中AFP含量极微（<20μg/L）。临床上AFP检查诊断肝癌的标准为：

①AFP大于400μg/L持续4周；②AFP由低浓度逐渐升高不降；③AFP在200μg/L以上的中等水平持续8周。

目前多位学者研究发现BCS合并肝癌患者血清AFP水平显著高于单纯BCS患者。Moucari等的研究显示，将AFP界值设为15μg/L时，AFP诊断肝癌的阳性预测值为100%，阴性预测值为90%，并且AFP水平与肝癌大小呈正相关。因此，AFP在筛查BCS合并肝癌患者方面价值较高。Moucari的研究对象主要是白人，故15μg/L的AFP界值是否适用于国人还有待进一步研究。

2. 彩色多普勒超声检查　彩色多普勒超声检查不但可以清楚显示肝静脉、下腔静脉狭窄或梗阻部位、程度、副肝静脉代偿情况，而且可以获取肿瘤大小、血供等信息，具有安全有效、无创伤、无辐射、方便经济的特点，是筛查及随访的首选方法。

BCS合并肝癌结节超声表现：常呈单发的圆形、椭圆形，形态不规则，边缘呈蚕食状、波浪形，与周围肝组织分界不清楚，部分结节呈多融合状或周围有卫星结节，内部多呈不均匀低回声，彩色多普勒超声检查显示结节内部呈树枝状、星点状或不规则状血流信号，部分结节周围有环状血流。但彩色多普勒超声观测易受腹水、胃肠积气、检查医师的经验等诸多因素影响，部分病例可能漏诊（图19-3）。

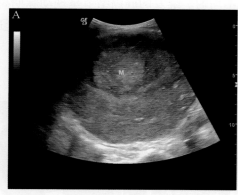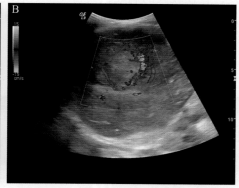

图19-3　BCS合并肝癌的彩色多普勒超声表现
A. 肝右叶直径为7.3cm的实性稍高回声占位，呈类球形，内回声欠均匀，周边伴低回声晕；B. 肿块内部可探及丰富的动脉血流信号。

超声造影诊断肝脏的占位性病变要依赖于超声对比剂在肝脏超声造影检查中产生的气体微泡，它可分别与肝组织及血液构成气-肝和气-液界面，进而产生肝脏特有的造影效果。BCS合并肝癌结节患者的超声造影声像图大多数情况下均表现为动脉期整体高增强，门脉期对比剂快速减退，呈等增强或低增强，延迟期等增强或低增强的"快进快出"模式。这是由于BCS合并肝癌的血供特点同其他背景下（如肝炎背景下）的肝癌等一样，具有内皮细胞比较幼稚、细胞间常有裂隙、吻合丰富、广泛存在动静脉瘘等解剖特点，并且结节内部血供大都来自肝动脉系统，在注射对比剂后，由于肝癌结节病理特点及血供特点，肝癌组织对比剂的浓度在极短的时间内快速升高，可明显高于正常肝组织，超声造影声像图上则会表现为肝癌的回声明显高于正常肝组织，而当正常肝组织逐渐从门静脉系统获得对比剂充填时，肝癌内因缺乏来自门静脉的超声对比剂填充，且动脉期对比剂已从静脉系统流出，此时超声造影声像图上可表现为肝癌内部回声明显减低并显著低于正常的肝组织。BCS合并肝癌的部分较大的结节常表现为不均匀性的动脉期高增强，是由结节的生长速度及分化程度不同，以及结节内部扭曲的新生动脉血管不均匀分布造成。

3. **多层螺旋CT检查** 多层螺旋CT（spiral computed tomography scan，MSCT）增强扫描可以准确反映BCS患者的血流动力学变化，后期处理技术能够使临床医师多方位任意角度观察病变，不但便于诊断肝癌及BCS，而且可以为治疗方案的制定提供有效的依据。通常肝癌病灶90%以上的血供来源于肝动脉，注射对比剂后，由于癌灶内存在丰富的血管，因此对比剂可在极短的时间内明显升高，在CT图像上会表现为高于正常肝组织的高增强影；肝癌病灶内缺乏来自门静脉的血供，在门脉期时正常肝组织被门脉系统血流中的对比剂填充，癌灶内动脉期的对比剂已从静脉流出，此时表现为肝癌病灶呈显著低于正常肝组织的低增强。有研究显示，这种"快进快出"的影像学特点诊断肝癌的正确率可达98%。由于BCS常可导致肝静脉流出道受阻，对比剂"快进快出"的病理学基础被破坏，可出现不典型的增强模式。王立峰等对20例BCS继发肝癌患者的CT检查进行分析，发现病灶可单发也可多发，直径较大的病灶，其密度多数表现不均匀。继发的肝癌结节呈现动脉期高增强，门脉期、延迟期低增强的典型的"快进快出"增强模式；也有部分结节门脉期、延迟期也呈现相对等密度（图19-4）。

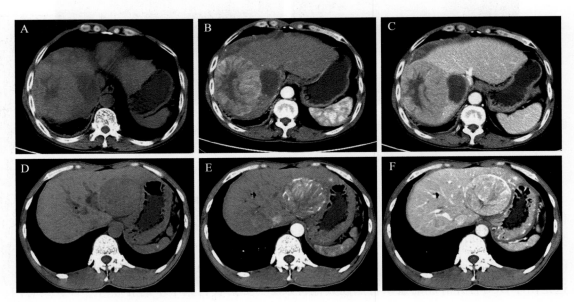

图19-4 BCS合并肝癌的CT表现

A~C. BCS合并肝右叶肝癌；A. 平扫病灶呈等或低密度，伴瘤心小片状低密度灶；B. 动脉期病灶呈不均匀高增强；C. 门脉期病灶强化减弱，呈相对低密度，呈典型的"快进快出"表现。D~F. BCS合并肝左叶肝癌；D. 平扫病灶呈均匀低密度；E. 动脉期病灶呈不均匀高增强；F. 门脉期病灶呈等增强。

4. 磁共振成像检查　MRI拥有多种技术及后处理方法，其中肝脏容积加速采集技术不但可以清楚地显示肝静脉、下腔静脉的解剖结构，而且对肝实质早期小病灶的敏感度也很高。但是MRI扫描时间较长，易受运动伪影影响，价格相对昂贵，一定程度上限制了它的应用。

研究表明，肝硬化退变结节及低级别不典型增生结节以门脉供血为主，其强化方式与正常肝实质相近；高级别不典型增生是癌前病变，此时肝动脉供血增加，增强扫描时动脉期强化，门脉期及平衡期呈等信号；不典型增生结节发生灶性癌变时，加权向低信号结节出现中央高信号的"结中结"改变，动脉期强化，门脉期及平衡期结节中心强化减退呈低信号；早期小肝癌门脉血供减少，新生血管尚未成熟，动脉期强化不明显，门脉期强化迅速减退呈低信号；进展期小肝癌新生血管已经成熟，动脉供血增加及门脉供血持续减少，增强扫描时呈现出典型的"快进快出"表现。钆塞酸二钠作为新一代的肝脏高特异性MRI对比剂，可被正常肝细胞摄取并通过胆管排泄，瘤灶内肝细胞因异形性明显，丧失了正常的肝细胞功能，不能摄取钆塞酸二钠。因此，钆塞酸二钠增强MRI扫描肝细胞特异期呈低信号，而那些包括低级别不典型增生及退变结节在内的非恶变肝组织则呈现明显的强化特征。此外，增强MRI还可以准确定量评估肝脏储备功能，可用作患者术前评估及预测预后的一项指标。

5. 数字减影血管造影检查　DSA对血管有高度的选择性，是诊断BCS的金标准。DSA下球囊扩张术是膜性BCS常用的治疗手段，而肝动脉栓塞化疗术（TACE）是BCS合并肝癌患者有效的姑息性治疗手段。但是，由于DSA为有创检查，其操作本身可以引起继发血栓形成，加之在显示腔内血栓、下腔静脉及右心房空间关系上弱于MSCT，故临床更多将其用于治疗过程中辅助显示血管走行等。在诊断肝癌方面，由于DSA严重依赖肿瘤的血供情况，而且DSA是二维成像，对比度及分辨力有限，图像质量易受呼吸运动影响，因此极易漏诊乏血供病灶（图19-5）。

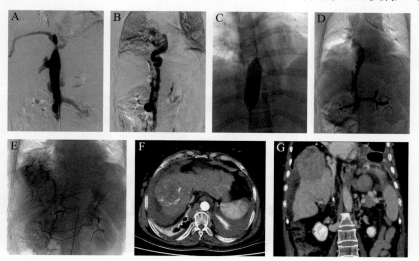

图19-5　DSA在BCS合并肝癌中的应用
　　A. DSA显示肝左、肝中静脉远端显影良好，肝右静脉未见显影，下腔静脉第二肝门外膜性狭窄；B. DSA显示腹膜后下腔静脉周侧支气管显著扩张；C. 下腔静脉第二肝门膜性狭窄处球囊扩张；D. 下腔静脉第二肝门膜性狭窄处球囊扩张后开通；E. DSA显示肝右前叶肝癌动脉血供丰富；F. CT血管造影显示肝右前叶肝癌穿支动脉血供丰富；G. CT血管造影证实BCS并发肝右前叶肝癌。

六 治疗

BCS合并肝癌的主要治疗原则包括：①切除肝内肝癌或延缓肝癌的进展，降低肝癌导致的死亡率；②对症治疗BCS，解除导致肝内血液淤滞的梗阻，恢复肝脏正常血流，减缓肝细胞的退化、坏死和肝细胞癌变的进展，降低肝细胞癌变及复发的概率。

对于肝癌的治疗，可根据巴塞罗那临床分期系统选择根治性手术切除、介入治疗、肝移植、姑息治疗等。BCS患者治疗需长期口服抗凝血药物，这就成为选择合适方式治疗肝癌的限制性因素。手术切除肝癌通常要求术前肝功能为Child-Pugh A级或B级，因此应积极改善BCS患者的一般状况。此外，BCS患者由于多合并门静脉高压，手术切除肝癌的过程中出血量比较大，术中应注意患者的循环稳定性，并要通过选择性阻断肝门或间断阻断肝门来减少肝脏缺血再灌注损伤。若患者肝功能较差，并且经长期治疗得不到改善，可考虑射频消融术，以减少患者肝脏损伤和全身应激反应。当BCS合并肝癌的病情发展至终末期肝病，肝移植可作为首要选择。对于肝功能不好且肝内肝癌不适宜射频消融治疗的患者，也可考虑行介入TACE治疗。BCS患者多合并肝硬化的表现，因此BCS合并肝癌患者治疗肝癌时一般不推荐使用腹腔镜下肝癌切除术，以防出现难以控制的出血情况（图19-6）。

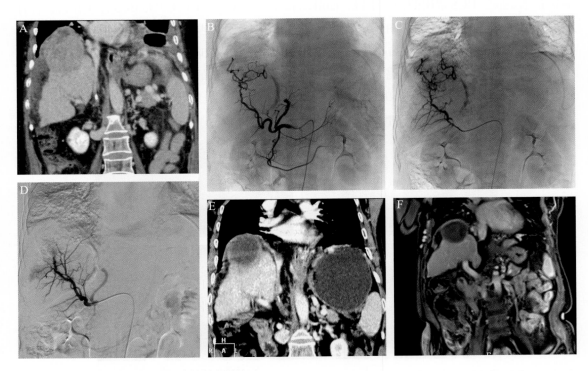

图19-6　TACE对BCS合并肝癌的姑息性治疗
A. CT血管造影证实BCS合并肝癌且不适于手术切除的患者；B. DSA肝总动脉，证实肝右前叶动脉血供丰富的肝癌病灶；C. DSA下超微导管进一步选择性造影并栓塞瘤供血管；D. 造影证实瘤供血管栓塞良好；E. 术后3个月复查CT血管造影，下腔静脉通畅且肝右前叶癌病灶无明显血供；F. 术后1年增强MRI证实肝右前叶癌病灶无明显血供。

BCS的治疗包括经球囊扩张、经颈静脉肝内门体分流术、支架置入术等介入治疗手段和根治性切除、分流、转流等外科手术方式。介入治疗方式具有操作简单、创伤小、并发症少、可重复性强等优点，可在很大程度上取代外科治疗，成为治疗BCS的首选方式。但选择介入治疗还是外科手术治疗BCS，需要依据患者BCS的特点如血管梗阻的类型，肝癌的特点如肿瘤的大小、位置，患者有无并发症，以及个体情况等综合考虑，再决定采取何种治疗方式。有些重症BCS患者还需要采用介入与手术联合的治疗方式。

BCS合并肝癌时，对二者处理的时间先后仍是一个有争议的问题。孙玉岭与许培钦等主张在手术缓解BCS肝淤血状态后，行一期或二期肝癌切除术或介入治疗。对于肝淤血严重者，严禁先行手术切除，否则易导致难以控制的术中或术后出血。鉴于BCS患者存在肝静脉血液回流障碍，有助于对肝癌行TACE时碘油在病灶内沉积和延长化疗药物在肝脏内存留时间，从而整体提高治疗效果。韩新强等认为应对BCS合并肝癌患者先行肿瘤的TACE，再行BCS的介入治疗。因肝炎病毒感染罹患肝癌者，其肝硬化由于肝炎病毒持续存在也是在进行性发展。BCS合并肝癌时，若先通过介入手段解除肝静脉血液回流障碍，肝淤血状况可减轻，从而缓解肝硬化进展，在一定程度上延缓了肝细胞进一步缺氧坏死及癌变的可能。韩新强等主张先对继发的肝癌行TACE或TAI治疗，再对BCS进行治疗。然而Okamoto等在治疗BCS的同时行肝癌根治性切除术，发现在解除BCS引起血流动力学异常后，肝癌进展加速。这可能是由于解除肝淤血状态后，肝脏供血改善，使已发生的肝癌生长速度加快。综上所述，BCS合并肝癌处理的先后顺序仍需要通过进一步的临床研究证实。

七 预后

评估BCS合并肝癌患者的预后，需要综合患者自身条件状况、癌灶的特点（数量、大小、是否存在门脉癌栓、AFP水平是否增高等）、肝功能情况、治疗后的反应情况等。Kage等研究表明，与单纯肝癌患者相比较，BCS合并肝癌患者由于既存在部分肝细胞癌变，又存在几乎全部细胞的淤血状态，其预后会更差。然而，Park和Shin等的独立研究显示，BCS合并肝癌患者5年、10年、15年生存率分别为79%、43.1%、21.5%，3个时间节点的生存率均高于乙型肝炎病毒相关性肝癌患者；BCS合并肝癌患者平均生存期为58个月，乙型肝炎病毒相关性肝癌患者平均生存期为10个月，这可能与BCS患者肝淤血缺氧状态使肝癌供血不足而生长缓慢有关。

值得注意的是，Takamura等研究提示，慢性BCS患者在经过治疗后，肝淤血状态得到有效的解除，患者仍然有继发肝癌的风险。因此，要严格地定期复查术后肝脏的影像学及AFP，尽早发现肝脏病变并早期采取处理措施。BCS的治疗不应止于改善肝淤血状态，长期随访监测也同样重要。如此，才可能早期发现、诊断、治疗肝癌这一合并症，进而改善患者的预后。

（孙玉岭　王维杰）

参考文献

[1] 孙玉岭，王志伟，马秀现，等.布-加综合征合并肝脏结节的影像学诊断[J].中华消化外科杂志，2012，11（6）：556-560.

[2] DILAWARI J B，BAMBERY P，CHAWLA Y，et al. Hepatic outflow obstruction（Budd-Chiari syndrome）experience with 177 patients and a review of the literature[J]. Medicine（Baltimore），1994，73（1）：21-36.

[3] KAGE M. Budd-Chiari syndrome and hepatocellular carcinoma[J]. J Gastroenterol，2004，39（7）：706-707.

[4] KEW M C，MCKNIGHT A，HODKINSON J，et al. The role of membranous obstruction of the inferior vena cava in the etiology of hepatocellular carcinoma in Southern African blacks[J]. Hepatology，1989，9（1）：121-125.

[5] MOUCARI R，RAUTOU P E，CAZALS-HATEM D，et al. Hepatocellular carcinoma in Budd-Chiari syndrome：characteristics and risk factors[J]. Gut，2008，57（6）：828-835.

[6] OKUDA H，YAMAGATA H，OBATA H，et al. Epidemiological and clinical features of Budd-Chiari syndrome in Japan[J]. J Hepatol，1995，22（1）：1-9.

[7] REN W R，QI X S，JIA J，et al. Prevalence of hepatocellular carcinoma in Chinese Budd-Chiari syndrome patients：an extended systematic review using Chinese-language databases[J]. Eur J Gastroenterol Hepatol，2013，25（10）：1241-1243.

[8] SHIN S H，CHUNG Y H，SUH D D，et al. Characteristic clinical features of hepatocellular carcinoma associated with Budd-Chiari syndrome：evidence of different carcinogenic process from hepatitis B virus-associated hepatocellular carcinoma[J]. Eur J Gastroenterol Hepatol，2004，16（3）：320-324.

[9] SHRESTHA S M，OKUDA K，UCHIDA T，et al. Endemicity and clinical picture of liver disease due to obstruction of the hepatic portion of the inferior vena cava in Nepal[J]. J Gastroenterol Hepatol，1996，11（2）：170-179.

[10] VALLA D C. Primary Budd-Chiaris syndrome[J]. J Hepatol，2009，50：195-203.

巴德-基亚里综合征介入治疗总论及围手术期处理

第二十章

■ 介入治疗在BCS患者管理中的定位

目前，巴德-基亚里综合征（BCS）介入治疗的主要措施包括以经皮球囊开通术（percutaneous angioplasty，PTA）为核心的开通治疗和经颈静脉肝内门体分流术（transjugular intrahepatic portosystemic shunt，TIPS）两种手段。而针对存在下腔静脉或肝静脉血栓等情况，还需要辅以局部溶栓、搅拌溶栓、抽吸血栓等措施处理血栓。另外，以超声引导下经皮肝穿刺肝内门体分流术（direct intra-hepatic portocaval shunt）为主的超声介入治疗等新兴技术手段近年来也开始逐渐用于BCS的治疗。

BCS就其本质而言是一类肝静脉流出道受阻造成的肝脏血管疾病，而介入治疗本身则是血管内微创治疗手段。故介入治疗是BCS患者的关键治疗手段。

与药物治疗等保守治疗手段相比较，介入治疗能够针对肝静脉流出道中发生狭窄或阻塞的靶血管进行更为直接、有效地干预，能够有的放矢地重建肝静脉流出道的正常血流动力学状态及缓解肝后型门静脉高压，术后症状缓解及肝功能改善更为明显，治疗作用更为彻底。

与隔膜切除术及手术建立分流道等开放性外科治疗手段相比较，介入治疗的微创性和安全性成为其突出优势。介入治疗创伤小，不需开胸开腹，手术风险小，治疗相关并发症发生率较低，患者恢复也较快。而当经介入开通的肝静脉流出道再次狭窄、阻塞，或介入建立的分流道发生功能障碍时，通过二次介入治疗进行修正也相较于外科分流道功能障碍的修正更为便捷。

介入治疗的上述优势与BCS本身的疾病特点决定了介入治疗在患者管理中的核心地位。根据最新制定的2016年欧洲肝病学会肝脏血管病指南，介入治疗是保守药物治疗无效后的首选治疗措施。事实上，就中国患者而言，球囊开通治疗是绝大多数患者的主要治疗措施，而TIPS的普及也在很大程度上替代了外科的分流治疗。

■ 介入治疗方法简介

（一）开通治疗

开通治疗一般指经皮球囊开通术（percutaneous angioplasty，PTA）治疗。PTA是指通过经颈内静脉、经股静脉、经皮肝穿等手术入路穿刺下腔静脉或肝静脉，并利用球囊对狭窄或阻塞的血管直接进行扩张，以实现肝静脉流出道的解剖学再通及正常血流动力学状态重建的治疗措施。PTA必要时还需在术中球囊开通靶血管后置入自膨胀金属支架，以维持其长期通畅性，减少再狭窄的发生。

在手术适应证方面，有症状的BCS患者一般应考虑在抗凝治疗等药物治疗的基础上进行开通治疗。无症状的BCS患者若经单纯药物保守治疗后疾病进展或肝功能恶化亦应考虑开通治疗。在手术可行性方面，开通治疗一般用于仅存在下腔静脉阻塞、仅存在肝静脉阻塞或下腔静脉合并一支或多支肝静脉阻塞但至少存在一条可实现开通的肝静脉的情形。

（二）经颈静脉肝内门体分流术治疗

TIPS是指通过经颈内静脉入路，视患者下腔静脉及肝静脉通畅性情况，经下腔静脉或肝静脉穿刺门静脉，并将肝内穿刺段通过球囊扩张建立分流道，再置入特制的金属支架，通过肝内分流道的建立缓解肝静脉流出道受阻造成的肝后型门静脉高压的治疗措施。

在手术适应证方面，开通治疗后症状反复发作难以控制，经评估确定为开通治疗失败的患者，以及经影像学评估明确开通治疗不可行的患者，应考虑TIPS治疗。此外，若患者疾病已进展至门静脉高压失代偿期并反复出现食管-胃底静脉曲张出血、难治性腹水等复杂门静脉高压并发症时，亦应考虑TIPS治疗。

（三）针对下腔静脉及肝静脉血栓的治疗

对于新近形成的血栓，为防止介入治疗过程中血栓脱落，一般需要进行局部导管内溶栓或搅拌溶栓治疗。局部导管内溶栓一般采用尿激酶。单纯局部导管内溶栓效果不佳的可考虑行搅拌溶栓，利用导丝或其他特制设备将血栓打碎，结合尿激酶溶栓以达到清除血栓的效果。

■ 介入治疗围手术期处理

BCS介入治疗围手术期处理是为患者手术后顺利康复做充分而细致的工作，包括术前准备、术中保障和术后处理三大部分，这与近年来提倡的加速康复外科理念完全一致，是为了取得手术治疗的最佳效果而对接受介入手术的患者在不同的阶段配合手术所必需的一系列处理措施。

（一）介入术前准备

患者的介入术前准备与疾病的轻重缓急、手术方式的大小有密切关系。按照手术的时限性可分为3种。①BCS急症介入手术：例如BCS引起门静脉高压上消化道出血，食管-胃底静脉曲张破裂出血速度快，出血量极大，如保守治疗无效需紧急急诊介入门体分流并曲张静脉栓塞止血治疗。②BCS限期手术：例如BCS引起的严重下肢静脉曲并表皮溃烂、坏死、感染或者BCS合并肝癌的患者，手术时间虽然可选择，但不宜延迟过久，应在尽可能短的时间内做好术前准备。③BCS择期手术：例如常规病情稳定的BCS患者，可在充分的术前准备后选择合适时机进行手术。

手术前，要对患者的全身情况有足够的了解，查出可能影响整个病程的各种潜在因素，包括心理和营养状态，心、肺、肝、肾、内分泌、血液及免疫系统功能等。因此，必须详细询问病史，全面地进行体格检查。除了常规的实验室检查外，还需要进行一些涉及重要器官功能的检查评估，以便发现问题，在术前予以纠正，术中和术后加以防治。

1. **一般准备**　包括心理准备和生理准备。

（1）心理准备：患者术前难免有恐惧、紧张及焦虑等情绪，或对介入手术及预后有多种顾虑。医务人员应给予充分的关怀和鼓励。就病情、施行介入手术的必要性、可能取得的效果、手术的危险性、可能发生的并发症、术后恢复过程和预后、因施行介入手术时体位造成的不适等，以恰当的言语和口吻对患者做适度的解释，使患者能以积极的心态配合介入手术和术后治疗。向患者家属和/或监护人做详细介绍和解释，取得他们的信任和同意，协助做好患者的心理准备工作，使患者配合整个治疗过程。应履行书面知情同意手续，包括手术、麻醉的知情同意书和输血治疗同意书等，由患者本人或法律上有责任的亲属（或监护人）签署。

（2）生理准备：调整患者的生理状态，使其能在较好的状态下安全度过介入手术和术后的治疗过程。

1）适应性锻炼：包括术前练习在床上大小便，教会患者正确的咳嗽和咳痰方法。

2）输血和补液：对于介入术前出血或预计介入术中有出血风险的患者，术前应做好血型鉴定和交叉配合试验，备好一定数量的血液制品。对于水、电解质、酸碱平衡失调，贫血，低蛋白血症患者，应在术前予以纠正。

3）预防感染：BCS的介入手术属于Ⅰ类切口，术前2小时给予抗生素预防感染符合国家抗菌药物管理规范，有益于患者手术安全及术后恢复。

4）胃肠道准备：BCS介入治疗无须常规禁食禁饮，但有全身麻醉手术方式的除外，全身麻醉成人患者从术前8~12小时开始禁食，术前4小时开始禁饮，以防因麻醉或术中呕吐而引起窒息或吸入性肺炎。

5）其他：既往经股静脉穿刺术有行会阴部备皮的术前准备，最新的研究发现术前会阴部备皮并不能降低术区感染发生率，反而增加了皮肤损伤的概率，故本中心不推荐术前穿刺区域常规备皮。手术前夜，可给予镇静剂，以保证良好的睡眠。如发现患者有与疾病无关的体温升高或女性月经来潮等情况，应延迟手术日期。进手术室前，患者应排尽尿液。

2. 特殊准备　除要做好上述一般的术前准备外，BCS介入治疗还需根据患者的具体情况，做好多方面特殊准备。

（1）抗凝：BCS患者大多合并下腔静脉隔膜下的血栓形成，介入手术之前应该做术前的早期抗凝准备。另外，BCS介入球囊扩展成形术伴随腔静脉隔膜撕裂及静脉内皮损伤重建极易形成附壁血栓，术前抗凝治疗可减少术后血栓形成、血栓脱落及血栓栓塞并发症的发生。但BCS合并抗凝禁忌如急性消化道出血患者术前无须抗凝治疗。

抗凝血药物有普通肝素、低分子肝素、维生素K拮抗剂和新型口服抗凝剂。后者包括直接凝血酶抑制剂、因子Ⅹa抑制剂，它们具有抗凝效果稳定、药效不受食物影响、药物之间相互作用很小、半衰期较短、用药剂量固定、服药期间无须定期监测凝血功能等特点。

1）普通肝素：剂量个体差异较大，使用时必须监测凝血功能，一般静脉持续给药。起始剂量为80~100U/kg静脉注射，之后10~20U/kg静脉泵入，以后每4~6小时根据活化部分凝血活酶时间（activated partial thromboplastin time，APTT）再做调整，使其延长至正常对照值的1.5~2.5倍。肝素可引起血小板减少症（thrombocytopenia，HIT），常于应用肝素5天后出现。通常在使用的第3~10天复查血小板计数，如血小板计数较应用前下降大于30%~50%，或应用肝素5天后血小板计数进行性下降至（8~10）×10^9/L以下，应高度怀疑HIT，此时可行相关抗体的实验室检测进行确诊。HIT诊断一旦成立，应立即停用肝素，改为非肝素抗凝剂（如阿加曲班、利伐沙班等）治疗。

2）低分子肝素（如那曲肝素等）：出血不良反应少，HIT发生率低于普通肝素，使用时大多数患者无须监测。临床按体重给药，每次100U/kg，每小时1次，皮下注射，肾功能不全者慎用。

3）维生素K拮抗剂（如华法林）：是长期抗凝治疗的主要口服药物，效果评估需监测凝血功能的INR。治疗剂量范围窄，个体差异大，药效易受多种食物和药物影响。治疗初始常与低分子肝素联合使用，建议剂量为2.5~6.0mg/d，2~3天后开始测定INR。当INR稳定在2.0~3.0并持续24小时后停用低分子肝素，继续用华法林治疗。华法林对胎儿有害，故孕妇禁用。

4）直接因子Ⅹa抑制剂：在国内，利伐沙班已经被批准用于预防和治疗深静脉血栓。该药的33%通过肾脏代谢，轻、中度肾功能不全患者可以正常使用。推荐用法：前3周15mg/次，2次/d；维持剂量为20mg，1次/d。BCS介入手术患者术前因子Ⅹa抑制剂和低分子肝素联用可有效减少术后血栓形成、血栓脱落及血栓栓塞并发症，是本中心推荐的一线抗凝用药方案。

5）直接因子Ⅱa抑制剂（如阿加曲班）：静脉用药，分子量小，能进入血栓内部，对血栓中凝血酶抑制能力强于肝素，主要适用于BCS合并下腔静脉血栓的急性期。

（2）营养不良：术前营养不良是术后并发症发生率和死亡率提高的重要危险因素。评估术前营养不良的程度并适当地予以纠正，是介入治疗围手术期重要的治疗措施。营养状况评估应包括患者详尽的病史、体格检查，尤其要关注患者食欲、营养吸收及发病以来的体重变化等。因病所致体重下降>20%，不仅死亡率上升，术后感染发生率也会增加30%。实验室检查评估患者营养状况的指标包括人血白蛋白、转铁蛋白、前白蛋白水平等。对严重营养不良患者，应当予以适当的营养支持，改善患者的营养状况之后再施行手术治疗。

（3）脑血管病：围手术期脑卒中不常见（一般<1%），80%都发生在术后，多因低血压、心房的心源性栓塞所致。危险因素包括老年、高血压、冠状动脉疾病、糖尿病、吸烟等。对无症状的颈动脉杂音，近期有短暂脑缺血发作的患者，应进一步检查与治疗。近期有脑卒中史者，择期手术应至少推迟2周，最好6周。心血管病、高血压患者应继续服用抗高血压药物，避免出现戒断综合征。血压过高（>180/100mmHg）者，术前选用合适的抗高血压药物。使血压低稳在一定水平，但不要求降至正常后才做手术。对原有高血压病史，进入手术室血压急骤升高者，应与麻醉师共同处理，根据病情和手术性质，抉择实施手术或延期手术。

（4）肺功能：BCS介入治疗大多数是局部麻醉手术，对患者呼吸系统的影响甚微，但不排除术后呼吸系统相关并发症的发生，特别是BCS介入手术联合其他杂交手术如肝癌的切除需要全身麻醉时，术后肺部并发症和相关的死亡率仅次于心血管系统居第二位。危险因素包括慢性阻塞性肺疾病、吸烟、年老、肥胖、急性呼吸系统感染。无效咳嗽和呼吸道反射减弱会造成术后分泌物潴留，增加细菌侵入和肺炎的易感性。胸部X射线检查可以鉴别肺实质病变或胸腔异常；红细胞增多症可能提示慢性低氧血症；对高危患者，术前肺功能检查具有重要意义，第1秒最大呼气量（forced expiratory volume in 1s，FEV_1）<2L时，可能发生呼吸困难，FEV_1<50%，提示肺重度功能不全，全身麻醉患者可能需要术后机械通气和特殊监护，术前应行应的呼吸功能锻炼。

（5）肾病：麻醉、手术创伤、术中应用对比剂都会加重肾脏负担。急性肾衰竭的危险因素包括术前血尿素氮和肌酐升高、充血性心力衰竭、老年、中低血压、使用肾毒性药物（如氨基糖苷类抗生素）和放射性对比剂等。实验室检查血钠、钾、钙、磷、血尿素氮、肌酐等，对评价肾功能很有帮助。慢性肾功能不全患者围手术期应当多学科配合（包括麻醉、肾脏内科团队等）做好围手术期准备工作，最大限度地改善肾功能，如果需要透析，应在计划手术24小时以内进行。对于术前存在肾衰竭的患者，应当维持电解质（尤其是血清钾）在正常范围内。若合并其他肾衰竭的危险因素，介入手术中对比剂的选择都应特别慎重，尽可能选择碘克沙醇等肾毒性偏小的对比剂。

（6）糖尿病：糖尿病患者在整个围手术期都处于应激状态，其并发症发生率和死亡率较无糖尿病者上升50%。术前血糖控制不良的患者，术后并发症发生率和围手术期死亡率显著升高。糖尿病患者的术前评估包括糖尿病慢性并发症（如心血管疾病、肾病）和血糖控制情况，并做相应处理。①仅以饮食控制病情者，术前无须特殊准备。②口服降血糖药者，一般局部麻醉，服药不受影响，但需全身麻醉者，要口服长效降血糖药（如氯磺丙脲），应在术前2~3日停服。禁食患者需静脉输注葡萄糖加胰岛素，维持血糖轻度升高状态（血糖在5.6~11.2mmol/L）。③平时用胰岛素者，术前应以葡萄糖和胰岛素维持正常糖代谢，在手术日晨停用胰岛素。近年来，重症患者的血糖控制和强化胰岛素治疗已受到广泛重视，围手术期将血糖控制在7.7~10mmol/L是比较理想的范围。

（二）术后处理

术后处理是围手术期处理的一个重要阶段，是连接术前准备、手术与术后康复之间的桥梁。术后处理得当，能使手术应激反应减轻到最低程度。

1. **术后医嘱**　医疗文件的书写内容包括诊断、施行的手术、监测方法和治疗措施。例如应用的镇痛药、抗生素、抗凝剂，介入穿刺点加压包扎及静脉输液，各种管道、插管、引流物、吸氧等处理。

2. **监测**　多数患者术后可返回原病房，需要监护的患者可以送进重症监护室常规监测生命体征，包括体温、心率、血压、呼吸频率、每小时（或数小时）尿量，记录出入量。有心、肺疾病或有心肌梗死危险的患者，应给予无创或有创监测中心静脉压、肺动脉楔压及心电监护，采用经皮氧饱和度监测仪动态观察动脉血氧饱和度。

3. **静脉输液**　BCS介入手术后回心血量会突然增加，术后输液的量、成分和输注速度，取决于术后的心脏功能及全身需要。输入液过量可以导致肺水肿和充血性心力衰竭，循环稳定前提下适当限制液体量有利于加速康复。

4. **穿刺点的处理**　BCS介入手术治疗往往需要多点途径穿刺，最常用的是经颈静脉和股静脉穿刺，混合型BCS有时尚需经皮肝穿刺。静脉穿刺点往往只需加压包扎2~4小时即可止血，但经肝穿刺点建议加压时间适当延长，以免经肝穿刺点渗血量增加，导致不必要的术后出血。

（三）术后并发症的处理

BCS介入手术后可能发生各种并发症，掌握其发生原因、临床表现、预防及处理措施，是术后处理的一个重要组成部分。术后并发症可由BCS原发病、介入手术或一些不相关的因素引起。有时原已存在的并发症又可导致另一并发症（如术后大出血可能引起心肌梗死）。介入治疗的并发症主要是与穿刺、球囊扩张、支架置入相关的局部损伤，与介入治疗相关的病死率约为0.2%，显著低于外科手术治疗。

1. 心包压塞 心包压塞主要临床表现为患者突发或渐进性心悸、憋喘、胸闷和呼吸困难，心电监测提示心率较术前加快、血压下降、收缩压和舒张压差值减小，透视下心脏搏动减弱甚至消失、心影增大，典型者似烧瓶状，同时心包穿刺可抽出不凝血液。患者出血量较大时很快出现休克症状。心包压塞是介入治疗术中较为严重的并发症，也是导致患者术中死亡的主要原因之一，发生率约为0.5%，一旦发生，推荐即刻行心包穿刺引流。遂取剑突下穿刺点，超声引导或者DSA下以18G穿刺套管针直接心包穿刺抽出不凝血液后，插入导丝至心包腔内，然后沿导丝将4F猪尾巴导管留置于心包腔进行持续抽吸、引流，同时将抽出的血液进行经导管鞘回输入静脉。提倡在介入治疗过程中，特别是在下腔静脉闭塞开通穿刺后，在X射线透视下观察心影大小和心尖波动，采用经颈静脉途径由上向下开通穿刺可预防误穿心包腔。

2. 血管破裂 这是造成患者术中死亡的主要原因之一，往往伴有心包压塞，多见于穿刺通道经过细小的交通支而使用较大球囊进行扩张；也可见于"开通"穿刺通过下腔静脉管壁使用球囊扩张导致下腔静脉破裂。一旦发现血管破裂，推荐首选球囊封堵破裂口，再行覆膜支架置入或外科手术处理。外科手术中应迅速切开心包腔以减压并控制出血，按BCS根治术方法控制下腔静脉近远端血流，对破口进行修补或行根治术。术中应有人工心肺机进行自体血回输，时间不宜过长，手术不宜太复杂，以防弥散性血管内凝血发生。手术以挽救生命为主要目的。

3. 肺动脉栓塞 见于下腔静脉或肝静脉阻塞合并血栓形成的患者，对这些患者，积极溶栓可降低肺动脉栓塞发生率，一旦发生肺动脉栓塞，推荐溶栓治疗。

4. 支架移位和脱入右心房 常见于下腔静脉阻塞使用"Z"形支架时，发生原因与支架释放前支架近心端定位误差、下腔静脉闭塞端近心段膨大、下腔静脉膜性闭塞使用内支架有关。预防措施为支架释放前行下腔静脉造影或经颈静脉途径释放。一旦发生支架移位和脱入右心房，推荐开胸取出。

5. 支架弹开不良与断裂 支架弹开不良多与狭窄部位占位（如陈旧性血栓）、周围组织压迫（肝大）有关，少数为支架支杆相互嵌顿。处理方法推荐使用球囊扩张支架。

6. 肝包膜破裂出血 发生率为0.6%~1.0%。用力推进"开通"穿刺针及将导丝插入肝静脉远端并用力推送球囊时，均有可能发生穿刺针和导丝突破肝包膜，经皮经肝穿刺肝静脉、经皮经肝插入球囊导管和置入血管内支架而未采用有效措施封堵穿刺通道，抗凝、溶栓药物使用不当等是常见原因。其临床表现为腹腔出血。BCS介入治疗后一旦出现腹腔出血，应立即停止使用抗凝、溶栓药物，及时行下腔静脉和肝静脉造影，寻找出血源，并对出血部位给予栓塞治疗，必要时外科手术处理。

7. 再狭窄 下腔静脉和肝静脉阻塞性球囊扩张和血管内支架置入后均可发生再狭窄，其发生率为10%左右。球囊扩张后再狭窄的发生机制尚不明确，可能与病因未能去除、致病因素持续存在有关；下腔静脉和肝静脉内支架置入后再狭窄的主要原因是血栓形成，少数患者再狭窄可以反复发生。目前认为预防肝静脉和下腔静脉成形术后再狭窄的有效方法是进行有效的抗凝治疗。再狭窄的处理方法同样是抗凝、溶栓、球囊扩张与内支架置入。

（韩国宏　王秋和　李　健）

参考文献

［1］　陈孝平，汪建平，赵继宗，等.外科学[M].9版.北京：人民卫生出版社，2018.

［2］　中华医学会放射学分会介入学组.布-加综合征介入诊疗规范的专家共识[J].中华放射学杂志，2010，44（4）：345-349.

［3］　中华医学会外科学分会血管外科学组.深静脉血栓形成的诊断和治疗指南（第三版）[J].中华普通外科杂志，2017，32（9）：807-812.

［4］　BI Y H，YU Z P，DING P X，et al. Long-term outcomes of endoluminal sharp recanalization of occluded inferior vena cava in Budd-Chiari syndrome[J]. J Laparoendosc Adv Surg Tech A，2019，29（3）：309-315.

［5］　DING P X，HE X，HAN X W et al. An individualised strategy and long-term outcomes of endovascular treatment of Budd-Chiari syndrome complicated by inferior vena cava thrombosis[J]. Eur J Vasc Endovasc Surg，2018，55：545-553.

第二十一章

下腔静脉球囊开通术在巴德-基亚里综合征中的应用

巴德-基亚里综合征（BCS）的介入治疗，随着技术和器械的发展，其成功率已达98%以上。因其操作简单、创伤小、并发症少而轻、可重复性强等优点，已成为BCS的首选治疗方法。而对于下腔静脉阻塞型BCS的介入治疗，开通下腔静脉，导丝和导管通过闭塞段是手术的难点，亦是关系到手术成功与否和并发症发生率高低的关键。

下腔静脉球囊开通术的历史及现状

下腔静脉球囊开通术的适应证主要为下腔静脉的膜性和节段性梗阻，具体可以细分为膜性阻塞、短段梗阻、长段梗阻。膜性阻塞一般指肝静脉汇入下腔静脉开口处及肝后段下腔静脉至右心房水平形成的薄层隔膜，可带有孔或呈网状，其形成机制尚不明确，一般认为是下腔静脉内膜炎与陈旧性血栓机化所致。短段狭窄或阻塞是指长度不超过4cm的下腔静脉狭窄或完全阻塞，超过4cm的则定义为长段狭窄或完全阻塞（图21-1）。

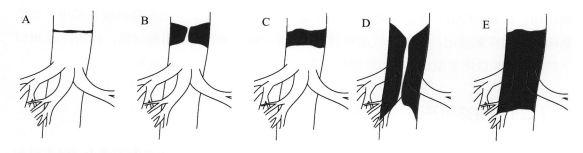

图21-1　下腔静脉阻塞的类型
　　A.膜性阻塞；B.短段狭窄；C.短段阻塞；D.长段狭窄；E.长段阻塞。

早年对于下腔静脉闭塞段长度为多少适合腔内介入治疗存在较大争议，意见不一。孔凡明教授等认为膜性闭塞厚度超过16mm时不适宜外科破膜。Short教授认为，对所有的病例，只要闭塞段长度不超过6cm都应首先尝试腔内治疗。近年来随着临床研究的不断深入，多数学者认为不论下腔静脉闭塞长度是多少，在注意安全的前提条件下，都应先尝试介入放射学的腔内治疗。对于下腔静脉超长段闭塞型BCS，多数学者曾一度认为超长段闭塞5cm以上，不易取得成功，应放弃介入治疗，而转为血管外科行腔-房搭桥术，但随着临床研究的进展，人们发现下腔静脉超长段闭塞的病理基础应为双膜闭塞，此类病变在经验丰富的中心开通成功并不困难，治疗成功率（96%）与膜性闭塞治疗成功率（91%）相一致。故而对长段下腔静脉阻塞，也应积极进行介入治疗。

（一）锐性穿刺开通

下腔静脉闭塞穿刺破膜早期使用锋利的锐头穿刺针（如TIPS-1000、RUPS-100穿刺针或房间隔穿刺针）进行锐性穿刺，1991年徐克教授等使用Brockenbrough穿刺针，在双向透视监视下，将穿刺针刺入病变中心部，然后每进针0.5~1.0cm即注入对比剂少许，观察针尖的位置及明确有无刺破血管壁，直至病变段完全穿通，开通导管进入右心房，所报道病例闭塞段全部开通成功，无穿破血管壁和心包腔事件发生。1996年崔进国教授等对10例节段性下腔静脉闭塞（闭塞长度为3.0~11.5cm）患者，首先经皮穿刺右侧颈内静脉，送入7F猪尾导管至近心端残存的下腔静脉作为穿刺的靶标记。然后经皮穿刺右侧股静脉，沿导引导丝送入Brockenbrough穿刺针形闭塞段开通术。如闭塞段较长，在送入前先将Brockenbrough穿刺针前端弯成近170°，转动穿刺针方向指示柄，使穿刺针位于下腔静脉中央，之后向头侧穿刺，边穿刺边注射对比剂以免误穿破下腔静脉管壁。在快接近右心房下腔静脉入口2~3cm处时拔出穿刺针，将穿刺针前端弯成近160°，再沿导丝送入下腔静脉的穿刺通道内，转动穿刺针方向指示柄使之朝向腹侧，与右心房下方下腔静脉近心段内的猪尾导管保持在一条弧线上，朝向猪尾导管靶标记穿刺。有突破感后，注入5~10ml对比剂，证实进入右心房，表示穿刺成功。然后推进穿刺导管，退出穿刺针，送入交换导丝至上腔静脉，破膜穿刺成功，介入治疗的导丝通路建立，未出现相关并发症。孙雷、刘作勤教授等采用下腔静脉闭塞近端穿刺标记，经股静脉途径引入RUPS-100穿刺系统于闭塞远端，成功打通30例下腔静脉超长段闭塞型BCS（下腔静脉闭塞段长5~12cm，平均8.2cm）。

（二）钝性穿刺开通

韩新巍教授等利用球囊导管内的硬支撑钢丝，前端轻微塑形成弧形而成为"钝头穿刺开通导丝"，采用钝性穿刺开通技术，替代锋利的房间隔穿刺针或RUPS-100穿刺针等，连续穿刺下腔静脉闭塞型BCS患者657例，成功开通634例。效果满意、安全性高且经济性好。根据BCS下腔静脉闭塞病变特点和解剖结构，利用血管扩张成形大球囊导管内的支撑钢丝，改良为穿刺开通导丝，称其为下腔静脉"钝头穿刺开通导丝"。参照下腔静脉造影的正侧位图像，将"钝头穿刺开通导丝"前段塑形成与每一个患者下腔静脉近心段与右心房连接区走行方向完全一致的弧形弯曲，"钝头穿刺开通导丝"外套一根5F直头多侧孔导管，导管前端为逐渐变尖的Tip头，使用"钝头穿刺开通导丝"，在下腔静脉管腔内沿着下腔静脉相对坚韧的内壁滑动，耐心缓慢滑向和寻找闭塞段内薄弱区域、潜在间隙或缝隙从而打通下腔静脉闭塞膜或闭塞区。

BCS下腔静脉闭塞的远心端，因下腔静脉阻塞后血流淤积而压力明显升高，受闭塞下腔静脉内高压血流影响，其阻塞顶端形状多为穹隆状、拱顶状或锥状，甚至铅笔头状。李彦豪教授甚至主张完全可以在导管的配合下使用亲水膜导丝探寻潜在间隙或缝隙，从而开通之。

"钝头穿刺开通导丝"相对不易刺破坚韧的下腔静脉壁或右心房壁，即便穿破，因其本身直径仅0.89mm，其外管的导管外径也仅有5F外径，退出导管后穿刺通道易于回缩闭合。"钝头穿刺开通导丝"属于不锈钢丝，可以耐受高温高压消毒，能够重复使用。临床上目前多主张对下腔静脉闭塞性病变推荐钝性穿刺开通。

▦ 下腔静脉球囊开通术的手术流程

（一）穿刺部位与麻醉

推荐穿刺部位给予局部麻醉（不能配合者除外）。穿刺部位推荐首选右侧股静脉；如果右侧穿刺点存在曲张静脉团、右侧髂股静脉血栓形成、右髂静脉阻塞，可选择左侧股静脉为穿刺部位。术前影像资料显示下腔静脉完全闭塞时，推荐右侧颈静脉为穿刺部位；右侧颈静脉闭塞时，穿刺部位选择左侧颈静脉。

（二）血管造影检查

一次完整的血管造影检查包括下腔静脉造影和肝静脉造影。下腔静脉造影推荐使用猪尾导管行下腔静脉造影。对下腔静脉闭塞患者，造影时猪尾导管的远端应放置于闭塞端下缘处，以便显示肝静脉（副肝静脉）和了解下腔静脉隔膜有无孔道。对肝静脉闭塞、下腔静脉通畅或狭窄患者，猪尾导管应置于T12水平。下腔静脉造影，推荐对比剂流率为15ml/s，持续2s。单向造影发现下腔静脉闭塞膜中有孔者，可以不再行双向造影检查。单向造影证实下腔静脉完全闭塞者，推荐经颈静脉插管行下腔静脉双向造影，以了解下腔静脉闭塞的范围及两端的形态。术前详细了解患者下腔静脉阻塞段位置、长度及阻塞是否完全，详细的超声和CTV重建图像有助于提前选择造影方法及穿刺破膜的器械和入路。

（三）"开通"穿刺

1. 穿刺"破膜"　这是BCS介入治疗中的关键性操作步骤之一，下腔静脉隔膜有孔者无须"开通"穿刺（图21-2）。下腔静脉"开通"穿刺时应于对侧端放置标志物，如放置猪尾导管或者成祥的导丝（图21-3）。"开通"穿刺在正侧位透视或超声引导下进行，穿刺点和通道应位于阻塞段的中心。

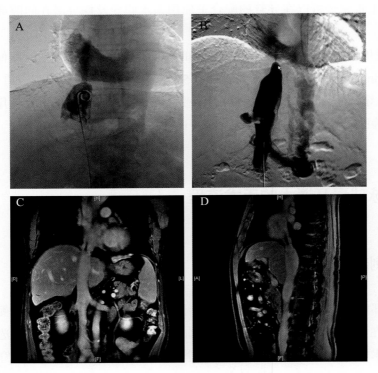

图21-2　隔膜造影示意图
　　A-B."有孔"隔膜；C-D. MRV示下腔静脉膜性带孔阻塞（正位和侧位）。

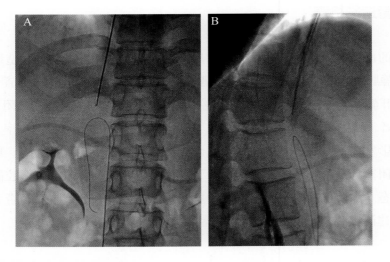

图21-3　开通穿刺时应于对侧端放置标志物

　　由于下腔静脉阻塞端形态多样化，在进行破膜时应更准确地了解其形态，从而选择正确的破膜方向，避免破膜时损伤心包、穿破血管壁或撕裂侧支气管，具有重要的意义。闭塞端呈"笔尖状"时（图21-4），开通穿刺方向应顺从笔尖方向，而不拘泥于"自上而下"或者"自下而上"，此时虽然下腔静脉造影表现为完全阻塞，但根据阻塞端形成的病理特点，其顶端大概率存在潜在腔隙或薄弱点，推荐以长鞘作为支撑，配合直头侧孔导管或者单弯导管，用亲水膜导丝软头进行探寻（此时手上动作为捻拨导丝，而非来回推送），避免头端成袢，一旦找到薄弱点，很容易突破；若两端均无无薄弱点，为天幕状、斜形甚至水平状，应选用钝性穿刺方法，根据下腔静脉的走行弧度调整好其前端角度，对准阻塞端顶端进行破膜。

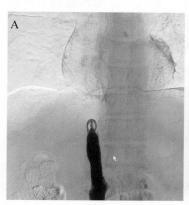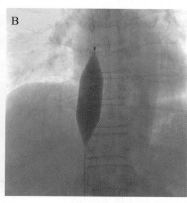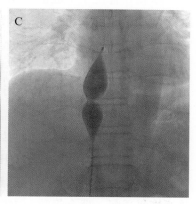

图21-4　下腔静脉阻塞破膜示意图
　　A.笔尖征；B.球囊扩张下腔静脉阻塞处扩张前；C.球囊扩张下腔静脉阻塞处扩张后。

　　由于下腔静脉近右心房段存在生理性弯曲，开通穿刺针前端应塑形以顺应此生理弯曲，以提高"开通"穿刺的安全性。根据正侧位下腔静脉造影图中下腔静脉和右心房的空间关系，将"钝头开通导丝"前端5~10cm塑形成与近心段下腔静脉一致的弧形，一般角度为150°左右。应用亲水膜导丝软头突破成功时，几乎无血管外走行的可能性；而钝性穿刺通过闭塞部位的，"冒烟"确认在右心房后，仍然强烈推荐通过直头侧孔导管或者交换猪尾巴导管，行高压跨膜造影（图21-5），以确认导管始终走行在血管腔内。

　　2.导丝应用下腔静脉"开通"穿刺成功后，推荐使用加强导丝通过闭塞段，以利于球囊导管通过闭塞段。下腔静脉隔膜有孔或由下向上开通穿刺者，导丝远端应置于无名静脉或者锁骨下静脉内，不推荐将导丝远端置于右心房或者肺动脉内。下腔静脉闭塞由上向下"开通"穿刺者，导丝远端应置于下腔静脉下段，推荐将导丝经股静脉引出建立体外轨道。

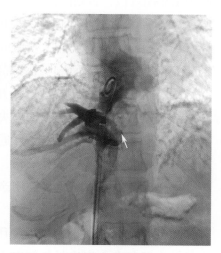

图21-5　破膜后跨膜造影

3. **球囊大小的选择及扩张治疗** 阻塞的下腔静脉贯通后，加强导丝通过导管到达闭塞部位远端，保留加强导丝，退出导管，使用扩张导管对皮下通道和隔膜处进行预扩张，然后退出扩张导管，送入球囊导管。

球囊导管大小的选择应根据下腔静脉造影所见阻塞下方下腔静脉的直径作为参考，球囊直径应大于下腔静脉直径的15%~20%，在大部分病例中宜选择直径为22~25mm的球囊，下腔静脉直径粗大者可以选用直径为28~30mm的球囊。但是，也有选用直径小于23mm的球囊导管，如患者较为矮小，下腔静脉较细者。

球囊导管位于下腔静脉阻塞部位后，注入稀释的对比剂至球囊完全膨胀，透视下可见球囊两端首先膨胀，球囊中间部位被病变（隔膜）束缚呈亚葫芦状，随着球囊内压力的升高，球囊中间的切迹逐渐消失。部分较坚韧的隔膜在球囊充盈工程中有突然撕破感。少部分病例，特别是病变部位有严重钙化的患者，可出现在扩张过程中突然球囊破裂，球囊中造影外泄，此不会造成患者伤害，应更换球囊再次扩张治疗。球囊扩张可以反复2~3次，每次维持2~3分钟。

4. **球囊扩张术成功的标准** 球囊扩张术是否成功的即刻疗效判断通常有两种，分别是下腔静脉造影法及下腔静脉测压法。

（1）下腔静脉造影法：球囊扩张术后即刻进行下腔静脉造影，观察病变处的下腔静脉是否恢复通畅，残余管腔≥75%是手术成功的标准。

（2）下腔静脉测压法：球囊扩张术后跨病变压差（跨膜压差）的测定是判断下腔静脉球囊扩张是否成功的良好标准。成功的球囊扩张治疗后，跨膜压差≤4cmH$_2$O。

（四）注意事项

1. 对于下腔静脉完全闭塞者，下腔静脉回流血液往往是离心血流，血管造影导管头端必须紧靠闭塞段，否则图像不能准确显示狭窄段的长度，容易造成合并血栓假象。

2. 下腔静脉造影图像采集时间应足够长，使下腔静脉的血液经侧支循环回流右心房，让右心房血流逆向充盈隔上残留的正常段下腔静脉，能够清楚显示下腔静脉闭塞段两端通畅的下腔静脉管腔，不必再经颈部做下腔静脉对吻造影。

3. 破膜时用力一定要适度，开通过程中不断观察正侧位图像，以便调整导丝角度，使开通导丝始终位于闭塞管腔的中央。当有突破感后退出开通导丝，经导管造影以确定有无穿破血管壁和心包腔。若发现开通导丝偏离并穿破血管壁，因开通导丝和导管细小，只要不进一步推送扩张器扩张穿刺道，不致引起大出血，此时退出开通导丝后调整方向，即可重新操作。此处笔者不建议应用亲水膜导丝硬头作为钝性破膜针，因其不能塑形，且不易掌控方向。

4. 经股静脉和下腔静脉途径闭塞远端开通遇到困难时，不可盲目暴力操作，可经右颈内静脉入路和右心房途径行闭塞近端开通，此入路开通距离较短，腹部无心腔、心包、肺组织等重要器官，更为安全，也易于成功。

（五）下腔静脉球囊开通术相关并发症及处理

下腔静脉球囊开通术治疗安全性相对良好，除术后再狭窄外，其他手术相关并发症发生率在技术成熟的医疗中心极低，一般在5%以下。常见并发症包括以下几类。

1. **再狭窄**　一般将开通后的下腔静脉或肝静脉管腔狭窄超过30%或完全闭塞定义为再狭窄。单纯下腔静脉开通术后再狭窄率较高，术后1年内发生率可达50%。术中植入金属支架可减少此并发症。发生后应及时行球囊开通扩张再狭窄段或联合支架植入进行修正。

2. **误穿心包**　需密切关注患者生命体征，一旦出现心包压塞的症状，如心率加快、血压下降等，应做透视及超声检查来明确诊断，一旦确诊立即进行心包穿刺引流，同时经静脉置入的导管或者导管鞘继续回输引流出的不凝血液，绝大多数部分患者出血可停止。少部分经心包引流超过2小时仍不能止血的患者建议行外科手术。

3. **下腔静脉撕裂**　一般由于下腔静脉开通偏离原闭塞的通道或者通过下腔静脉侧支气管开通下腔静脉，少数可由下腔静脉钙化及球囊开通过程中选择的球囊直径过大导致。一旦发生应立即充盈球囊止血，准备支架移植物复合体植入隔绝治疗，推荐使用25mm×80mm的支架移植物复合体，同时在植入过程中注意保护粗大肝静脉（副肝静脉）的通畅。

4. **穿刺点血肿及假性动脉瘤**　多由导管及导丝损伤穿刺点局部动静面造成。局部加压包扎及密切监测可减少此并发症。发生后应及时加压处理，必要时注射凝血酶及外科手术修补。

5. **肺动脉栓塞**　可能由下腔静脉血栓在介入手术过程中或术后脱落导致。对新鲜血栓行溶栓、对陈旧性血栓利用金属支架稳定血栓可减少此并发症。发生后应及时溶栓治疗，必要时手术处理。

6. **腹腔内出血**　单纯下腔静脉开通一般不致腹腔内出血，下腔静脉合并肝静脉阻塞且肝静脉需经皮肝穿刺时可能发生腹腔内出血。一旦发生，需寻找出血点并止血。

▤ 下腔静脉球囊开通的治疗后随访与管理

（一）术后抗凝治疗的随访与管理

根据指南推荐，下腔静脉开通术后患者需接受长期口服华法林抗凝治疗，维持期INR在2~3，因而需要定期复查患者凝血功能，并随访患者是否发生牙龈出血、鼻出血、皮下出血等小出血事件及食管-胃底静脉曲张出血、脑出血等大出血事件。根据INR及是否发生出血事件酌情调整华法林的剂量或暂停华法林抗凝治疗。

（二）术后再狭窄的随访与管理

单纯球囊开通术后再狭窄发生率较高，随访期间需关注患者是否存在BCS相关症状的新发、复发或加重。患者门诊随访时应常规复查腹部B超检查下腔静脉的通畅性，必要时可复查腹部增强CT以了解肝淤血有无缓解或加重，并行造影进一步明确。患者出现再狭窄时应及时行球囊扩张术或联合支架置入术进行修正。

（三）术后肝功能与症状复发的随访与管理

随访期间除关注再狭窄外，还应复查患者肝功能，询问患者原有的BCS相关症状有无改善或加重。对于门静脉高压患者，应关注有无新发或再发腹水，有无经利尿、穿刺放腹水、输注白蛋白等保守治疗效果不佳的顽固性腹水；对既往有出血史的患者，着重询问近期有无消化道出血史，有条件者复查上消化道内镜检查曲张静脉是否改善、直径变化、有无红色征等出血高危征象。若上述症状未改善或加重，应及时予以对症治疗。

（四）进一步治疗的临床决策

根据国际指南推荐，若单纯下腔静脉阻塞或合并1~2支肝静脉阻塞患者接受下腔静脉球囊开通治疗后2周以上且开通静脉未发生再狭窄的情况下，腹水及消化道出血未改善、胆红素未降低或进行性升高等，考虑为单纯球囊开通术治疗效果不佳，应评估患者解剖结构、肝功能耐受情况及全身状态等条件，择机行经颈静脉肝内门体分流术治疗。下腔静脉阻塞合并3支肝静脉阻塞患者若仅下腔静脉开通无效，应先评估是否可行肝静脉开通。若进一步肝静脉开通治疗无效，则考虑行经颈静脉肝内门体分流术治疗。

（徐　鹏　韩国宏　徐　浩）

参考文献

［1］　韩新巍.布－加综合征介入治疗与研究进展［M］.郑州：郑州大学出版社，2010.

［2］　魏宁，祖茂衡，徐浩，等.下腔静脉阻塞端形态和破膜方法选择的临床研究［J］.介入放射学杂志，2008，17（4）：247-251.

［3］　中华医学会放射学会介入学组.布－加综合征介入诊疗规范的专家

共识[J].中华放射学杂志，2010，44（4）：345.

［4］ 祖茂衡，布-加综合征的影像诊断与介入治疗[M].北京：科学出版社，2004.

［5］ 祖茂衡，徐浩，顾玉明，等.布-加综合征介入治疗——导丝贯穿法行下腔静脉和肝静脉成形术[J].介入放射学杂志，2006，15（9）：521-523.

［6］ CHENG D，XU H，LU Z J，et al. Clinical features and etiology of Budd-Chiari syndrome in Chinese patients：a single-center study[J]. J Gastroenterol Hepatol，2013，28（6）：1061-1067.

［7］ HUANG Q X，SHEN B，ZHANG Q Q，et al. Comparison of long-term outcomes of endovascular management for membranous and segmental inferior vena cava obstruction in patients with primary Budd-Chiari syndrome[J]Cir Cardiovasc Interv 2016，9（3）：e003104.

［8］ MENON K V，SHA V，KAMATH P. Current concept：the Budd-Chiari syndrome[J]. N Engl J Med，2004，350：578-585.

［9］ ZHANG Q Q，XU H，ZU M H，et al. Strategy and long-term outcomes of endovascular treatment for Budd-Chiari syndrome complicated by inferior vena caval thrombosis[J]. Eur J Vasc Endovasc Surg，2014，47（5）：550-557.

第
二
十
二
章

下腔静脉
支架植入术在
巴德-基亚里
综合征中的
应用

▌ 下腔静脉支架植入的必要性

　　单纯下腔静脉球囊开通术后再狭窄发生率较高，尤其是部分巴德-基亚里综合征（BCS）患者存在基础血栓形成倾向，更易复发血栓，造成下腔静脉再次阻塞（图22-1～图22-4）。此外，术后反复发生再狭窄的患者由于多次行球囊扩张术治疗，反复造成下腔静脉内膜损伤，可能导致下腔静脉内膜假性增生和血管扭曲，亦可能造成难以修正的再狭窄。而对于BCS而言，下腔静脉再狭窄即意味着肝静脉流出道再次阻塞，亦疾病复发，往往伴随着症状复发或加重（图22-5、图22-6）。既往研究亦表明，发生术后再狭窄的患者死亡风险相较于未发生再狭窄的患者高4.8倍。因而尽可能减少再狭窄的发生，发生再狭窄后及时修正尤为必要。而相比于发生再狭窄后反复修正，从根源上减少再狭窄的发生的更好的选择。

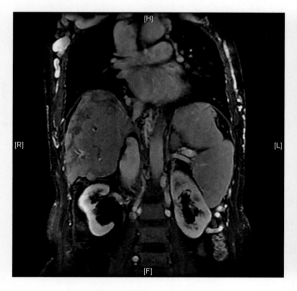

图22-1　MRV显示下腔静脉节段性阻塞（正位）

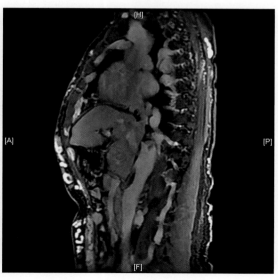

图22-2　MRV显示下腔静脉节段性阻塞（侧位）

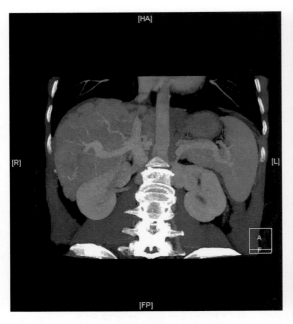

图22-3 CTV显示下腔静脉节段性阻塞（正位）

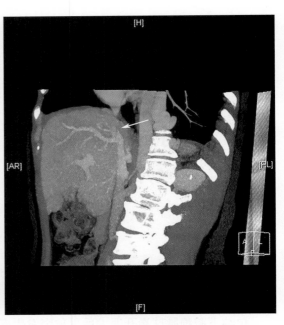

图22-4 CTV显示下腔静脉节段性阻塞（侧位）

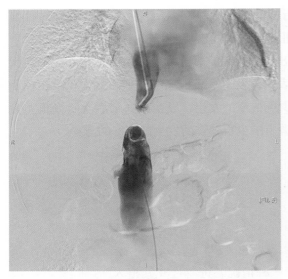

图22-5 下腔静脉球囊扩张后，DSA显示下腔静脉血流通畅性欠佳

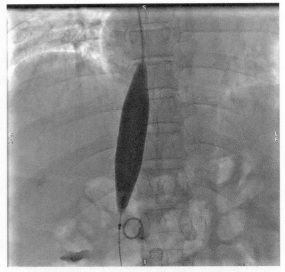

图22-6 30~75mm下腔静脉支架植入术后，DSA显示下腔静脉恢复通畅

  减少术后再狭窄的有效措施是在下腔静脉狭窄段植入金属支架。早在1999年发表的球囊开通治疗BCS的研究中，Fisher等人即提出使用金属支架有利于维持开通静脉的长期通畅性。既往我国一项回顾性研究表明，下腔静脉球囊开通联合金属支架植入能将再狭窄风险降低75%。因此，从减少再狭窄的角度出发，金属支架植入是良好的选择。

  下腔静脉支架植入术是下腔静脉球囊扩张术的补充治疗方法，而不是替代治疗方法。

球囊扩张后造影复查，倘若下腔静脉阻塞不能有效解除，下腔静脉压力下降不理想，不能达到下腔静脉球囊扩张术治疗成功的标准，应植入血管内支架。对于下腔静脉球囊扩张术后反复再狭窄者或下腔静脉长段阻塞初次治疗患者，推荐采用支架置入术治疗，因为此类患者支架植入术的远期通畅率明显高于单纯下腔静脉球囊扩张术（图22-7、图22-8）。

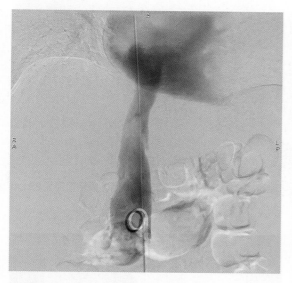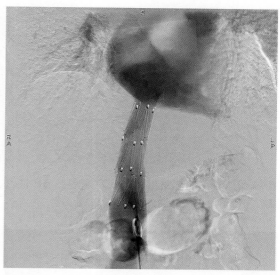

图22-7　下腔静脉球囊扩张术后，DSA显示下腔静脉血流通畅性欠佳

图22-8　30~75mm下腔静脉支架植入术后，DSA显示下腔静脉恢复通畅

下腔静脉支架植入术的适应证

　　既往认为下腔静脉支架应选择性植入，主要包括两种情况：①初次行下腔静脉球囊开通术中不植入金属支架，仅在术后发生再狭窄时植入金属支架；②初次手术时选择性植入金属支架。对于前一种情况，金属支架植入属于补救性措施，虽然有利于减少反复再狭窄，但不能有效预防初次再狭窄的发生。对于后一种情况，选择性支架植入的目标人群一般依照术者经验选择术后容易发生再狭窄的高危患者，如对节段性阻塞和肝静脉阻塞进行常规金属支架植入。但这些高危因素的标准仍有待进一步检验其可靠性。另外，对于长段下腔静脉梗阻，一般推荐行支架植入术。

　　与上述情况相比较，韩国宏教授团队开展的一项随机对照研究表明，对于所有接受球囊开通术治疗的患者常规性支架植入可将再狭窄的相对风险降低96%，绝对风险降低36%，且膜性阻塞和下腔静脉阻塞患者亦可从支架植入术中获益。另外，金属支架植入还能相应地将症状复发的相对风险降低75%。即相比于选择性支架植入，常规支架植入可能是更好的选择（图22-9～图22-12）。该研究结果的稳健性还需进一步研究证实。

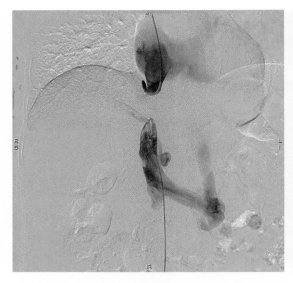

图22-9　下腔静脉双向造影显示下腔静脉节段性阻塞，下腔静脉周围有粗大侧支循环血管显影

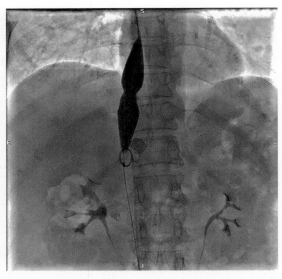

图22-10　下腔静脉阻塞段开通后，采用直径为26mm的球囊扩张下腔静脉阻塞处

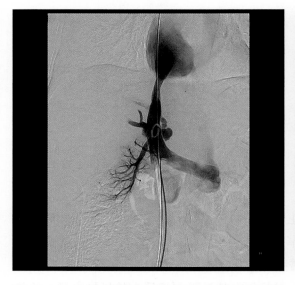

图22-11　下腔静脉球囊扩张后，DSA显示下腔静脉管腔狭窄

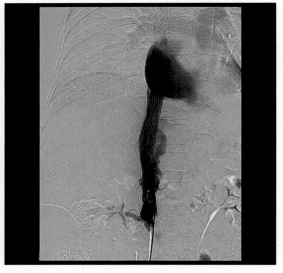

图22-12　30~75mm下腔静脉支架置入术后，DSA显示下腔静脉恢复通畅

三　支架的选择

目前国内、外生产的用于下腔静脉的血管内支架基本上可以分为3种类型，下腔静脉支架植入术一般选择自膨胀金属材质支架。我国多选用三节式"Z"形支架，亦有使用网管状支架或其他类型支架，近年也有暂时放置下腔静脉可回收式滤器并可在短期内回收的报道。

支架的直径应适合或略大于下腔静脉直径，以充分支撑下腔静脉，一般为25~30mm。下腔静脉阻塞后，阻塞端下方的下腔静脉多有不同程度扩张，其扩张程度与侧支循环的多少成反比，侧支循环形成不良时，下腔静脉扩张可达到5cm。下腔静脉支架大小的选择应根据下腔静脉造影所示下腔静脉的宽度和长度而定，支架直径应大于下腔静脉直径的10%~20%，长度以超过狭窄部两端各0.5~1.0cm为宜，才能达到有效的支撑力和稳定性。支架长度应能够完全覆盖下腔静脉阻塞或狭窄段，且宜以三节支架的中间一节覆盖狭窄段，以使支架的上下节呈漏斗形打开，固定支架于狭窄段，避免支架移位。三节式"Z"形支架长度一般为60~75mm。若单个支架植入不能完全覆盖狭窄段，可先植入一枚支架，使其末端一节漏斗形打开，其余两节覆盖梗阻段，然后再植入另外一枚支架压住前一枚支架，并使末端一节漏斗形打开。

放置下腔静脉内支架时，使支架中点与狭窄或闭塞段的中点相吻合，支架长度大于狭窄或闭塞段才能最大限度地发挥支架的支撑作用。确定下腔静脉狭窄段或闭塞段的中点在球囊扩张时是十分容易的，然而球囊导管退出后，确定狭窄或闭塞段的中点则十分困难。体表定位虽然有助于确定狭窄或闭塞段，但是仍然受呼吸运动的影响。将血管造影闭塞端和球囊扩张过程中的切迹位置与胸椎的对应位置作为支架放置的标记是较为理想的方法之一。

下腔静脉支架的放置可以经股静脉，也可以经颈静脉。经股静脉放置具有操作方便的优点。在下腔静脉阻塞部位距离右心房下腔静脉开口较长者（大于1.5cm）可以考虑经股静脉途径放置支架。对于下腔静脉阻塞部位距离右心房下腔静脉开口较短，特别是狭窄靠近右心房开口者，应经颈静脉途径放置下腔静脉支架，因为"Z"形支架在放置过程中易出现"前跳"现象，在释放时支架进入右心房，导致严重后果。

四　支架植入术的有效性

既往报道单纯下腔静脉球囊开通术后1年内再狭窄率为20%~50%。相比而言，选择性金属支架植入术后1年内再狭窄率约为13%，而常规支架植入术后1年内再狭窄率为0%~5%。由此可见，单纯下腔静脉球囊开通术、选择性金属支架植入术、常规金属支架植入术后开通静脉通畅性依次升高。

五　支架植入术的安全性

金属支架植入术性对安全，短期内极少发生并发症，长期并发症发生率约在5%以内，主要包括以下几种。

（一）支架内再狭窄

金属支架植入术后再狭窄发生率极低，一般见于存在下腔静脉严重机化、扭曲、狭窄而难以充分打开或存在基础血栓形成倾向的患者。发生支架内再狭窄时应行球囊扩张开通狭窄段，必要时植入金属支架以保证其远期通畅性。存在基础血栓形成倾向的患者应着重病因治疗，避免再次发生血栓形成而阻塞支架内部。

（二）支架植入导致继发性肝静脉狭窄

金属支架植入位置跨越肝静脉汇入下腔静脉开口处时可能发生此并发症，发生机制尚不明确。发生此并发症后视情况行肝静脉开通或经颈静脉肝内门体分流术治疗。

（三）支架移位

支架移位主要由支架植入位置不佳引起，如选用的支架过短，不能完全覆盖狭窄段，或支架长度足够但未能确保支架上下末端两节呈漏斗形打开，固定支架。这种情况下随着狭窄段的挤压与邻近处右心房的收缩和舒张，容易导致支架向远心端或近心端移位。主要预防措施如上文所述，即选择良好的支架位置和长度，确保支架良好地固定在下腔静脉内。若发生支架移位，应以保守治疗观察为主，必要时行介入手术进行干预或外科手术取出金属支架。

（四）支架断裂

支架植入位置过高，进入右心房，长期在右心房收缩与舒张的击打下发生记忆金属疲劳，进而造成支架断裂。主要预防措施为严格控制支架植入的高度并选择直径略大于下腔静脉直径的支架。针对狭窄段邻近下腔静脉汇入右心房开口处的情形，植入支架时应使支架上缘高出狭窄段1~2cm，从而确保支架打开后，其上缘突入右心房的节段长度不超过此数值。再撤回导管并打开金属支架时应动作缓慢，避免此过程中出现支架移动。在此基础上选用直径为28~30mm的支架，其直径略大于下腔静脉直径，打开后可稳定在下腔静脉内，不致进入右心房，避免支架断裂。若发生支架断裂，应严密监测患者生命体征及有无心律失常，通过胸片、心脏彩色多普勒超声或造影明确支架断裂支的位置及是否存在嵌顿。若无支架嵌顿或心律失常等并发症，应以观察和保守治疗为主；出现上述情况时，应视支架断裂支的位置选择介入干预或外科手术取出支架。

六 支架植入术后随访与管理

（一）有效性相关指标的随访与管理

支架植入术后管理与单纯下腔静脉球囊开通术后随访管理基本相同，即启动抗凝治疗并密切监测INR及抗凝相关出血事件，复查影像学有无支架后再狭窄，复查肝功能并随访症状复发情况，采取相应的处理措施。

（二）安全性相关指标的随访与管理

主要通过影像学检查监测有无支架移位及断裂，通过心电图和超声心电图检查有无心律失常、心功能不全等并发症。出现支架相关并发症时，应立即密切监测，必要时尽快采取介入或外科手术等措施干预。

总之，下腔静脉支架植入相较单纯下腔静脉球囊扩张术能有效减少再狭窄，改善开通静脉的长期通畅性，并能够减少症状复发。选择支架时，一般选择三节式"Z"形支架，其直径等于或略大于下腔静脉直径，长度应超过狭窄段。支架相关并发症发生率极低，但仍应密切关注有无支架内再狭窄、继发性肝静脉再狭窄、支架移位和断裂等，一旦发生并发症，应及时采取相应措施。

（徐　浩　韩国宏　王秋和）

参考文献

[1] CHENG D，XU H，LU ZJ，et al. Clinical features and etiology of Budd-Chiari syndrome in Chinese patients：a single-center study[J]. J Gastroenterol Hepatol，2013，28（6）：1061-1067.

[2] DARWISH MURAD S，PLESSIER A，HERNANDEZ-GUERRA M，et al. Etiology，management，and outcome of the Budd-Chiari syndrome[J]. Ann Intern Med，2009，151（3）：167-175.

[3] DING PX，HAN XW，WU G，et al. Outcome of a retrieval stent filter and 30mm balloon dilator for patients with Budd-Chiari syndrome and chronic inferior vena cava thrombosis：a prospective pilot study[J]. Clin Radiol，2010，65（8）：629-635.

[4] EAPEN C E，VELISSARIS D，HEYDTMANN M，et al. Favourable

medium-term outcome following hepatic vein recanalisation and/ or transjugular intrahepatic portosystemic shunt for Budd Chiari syndrome[J]. Gut, 2006, 55（6）: 878-884.

[5] HAN G H, QI X S, ZHANG W, et al. Percutaneous recanalization for Budd-Chiari syndrome: an 11-year retrospective study on patency and survival in 177 Chinese patients from a single center[J]. Radiology, 2013, 266（2）: 657-667.

[6] PELAGE J P, DENYS A, VALLA D, et al. Budd-Chiari syndrome due to prothrombotic disorder: mid-term patency and efficacy of endovascular stents[J]. Eur Radiol, 2003, 13（2）: 286-293.

[7] VALLA DC. Budd-Chiari syndrome/hepatic venous outflow tract obstruction[J]. Hepatol Int, 2018, 12（Suppl 1）: 168-180.

[8] VALLA D C. Primary Budd-Chiari syndrome[J]. J Hepatol, 2009, 50（1）: 195-203.

[9] WANG Q, HAN G. Image-guided treatment of Budd-Chiari syndrome: a giant leap from the past, a small step towards the future[J]. Abdom Radiol, 2018, 43（8）: 1908-1919.

[10] WANG Q, LI K, HE C, et al. Angioplasty with versus without routine stent placement for Budd-Chiari syndrome: a randomised controlled trial[J]. Lancet Gastroenterol Hepatol, 2019, 4（9）: 686-697.

第二十三章

巴德－基亚里综合征肝静脉阻塞的介入治疗

肝静脉在解剖学上为3个分支，即肝左静脉、肝中静脉、肝右静脉，而在肝左静脉、肝中静脉、肝右静脉发生阻塞或闭塞后，副肝静脉和尾状叶静脉可以成为肝静脉血液的重要分支，其中副肝静脉主要引流肝右静脉回流区域，而尾状叶静脉则主要引流肝中静脉、肝左静脉回流区域（图23-1）。副肝静脉和尾状叶静脉同样可以发生阻塞。此外，左侧膈静脉也参与了肝静脉的回流。

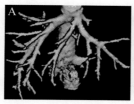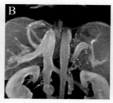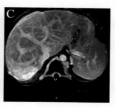

图23-1　BCS患者MR重建图像
　　A. 三支肝静脉和下腔静脉MR重建图像；B. MR显示副肝静脉；C. MR三维重建显示粗大尾状叶静脉与肝中静脉交通。

肝静脉在解剖上还存在着多种变异，包括肝左静脉与肝中静脉共干，肝中静脉与肝右静脉共干，肝左静脉、肝中静脉、肝右静脉共干（图23-2）。熟悉肝静脉开口位置是进行肝静脉造影和介入治疗的基础。肝右静脉开口于下腔静脉右侧壁，肝中静脉开口于下腔静脉前壁，肝左静脉开口于下腔静脉左前方，副肝静脉开口于下腔静脉右侧壁，而尾状叶静脉开口于下腔静脉前壁。

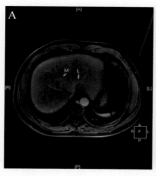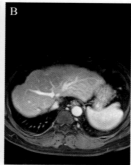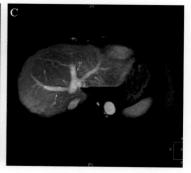

图23-2　部分肝静脉解剖变异示意图
　　A. MR显示肝中静脉与肝右静脉共干；B. MR显示肝左静脉、肝中静脉、肝右静脉三支共干；C. DSA显示肝右静脉开口处膜性闭塞。

肝静脉阻塞型巴德－基亚里综合征（BCS）是欧美地区患者的常见类型，在我国发生率相对较低，约占患者总人数的15%。与下腔静脉阻塞型BCS相比较，肝静脉阻塞型BCS病程往往相对较短，患者群体中基础性血栓形成倾向的患病率也更高。由于肝静脉解剖特点是肝左静脉与肝中静脉共干占多数，因而单纯肝左静脉或肝中静脉阻塞很少导致BCS相关症状出现。即使肝左静脉与肝中静脉同时阻塞或二者共干处阻塞，抑或肝右静脉阻塞，往往又有副肝静脉代偿性开放增粗及肝内侧支循环开放，因而肝静脉阻塞型BCS一般存在无症状期，少数患者甚至在体检时意外发现，确诊时仍无症状。出现症状的患者中单支肝静脉阻塞相对少见，多数患者往往存在两支以上肝静脉阻塞，且肝内侧支循环及副肝静脉不能完全代偿。

基于上述临床表现不同及肝静脉回流系统解剖结构特点，若患者仅存在一支肝静脉阻塞而无症状，可先给予保守治疗。若仅有一支肝静脉阻塞且已出现BCS相关症状，需尽可能开通阻塞的肝静脉。患者存在多支肝静脉阻塞时，一般考虑先开通一支肝静脉并继续观察。若处理后症状及肝功能改善，则表明该肝静脉分支开通后代偿良好，可常规随访病情变化。若病情未改善或加重，则需进一步开通其他阻塞的肝静脉或转行经颈静脉肝内门体分流术（transjugular intrahepatic portosystemic stent-shunt，TIPS）治疗。肝静脉阻塞型BCS患者相较于下腔静脉阻塞型BCS更容易发生再狭窄，且基础血栓形成发病率更高。肝静脉阻塞型BCS的开通手术一般常规植入金属支架。金属支架一般选择14~16mm，略大于肝静脉正常直径，以充分支撑肝静脉并固定，减少支架移位的发生。

既往研究亦表明肝静脉阻塞型BCS接受球囊开通术治疗后较下腔静脉阻塞型BCS更易发生再狭窄。除金属支架植入外，为尽可能避免或减少再狭窄的发生，肝静脉开通的患者术后应立即启动严格的低分子肝素抗凝治疗，并在出院后改为口服华法林抗凝治疗，密切随访。但对于术中采取经皮肝穿刺入路的患者，为避免肝包膜下出血或腹腔内出血，应推迟至出院后再行华法林抗凝治疗。所以，肝静脉阻塞型BCS仅有一支肝静脉阻塞者病程进展缓慢，若未出现症状可先行抗凝保守治疗。出现症状者往往存在多支肝静脉阻塞，若球囊开通术可行，则可先开通一支肝静脉并观察随访治疗效果。若不适合球囊开通术治疗或球囊开通术后效果不佳，应考虑转行TIPS治疗。开通后的肝静脉较下腔静脉可能更容易发生再狭窄，一般建议常规行支架植入术，且球囊开通术后应严格抗凝治疗并长期随访。

■ 介入治疗适应证及选择

（一）术前影像学评估

在欧美地区，BCS患者肝静脉阻塞以肝静脉血栓形成和炎症为主，而在东方国家，肝静脉阻塞以隔膜形成为主。由于病理性质的不同，我国介入治疗方法与欧美地区亦存在差异。肝静脉阻塞型BCS经多普勒超声及造影评估后，若梗阻段远端的肝静脉粗大且通畅性良好，未发生弥漫性阻塞或纤维条索化，则认为该肝静脉可行球囊扩张术治疗。反之，则开通治疗成功率极低，应考虑行TIPS治疗。

我国肝静脉阻塞的类型包括肝静脉、副肝静脉开口外膜性闭塞，肝静脉近心端节段性闭塞，肝静脉广泛性阻塞和部分病例伴有血栓形成，而上述阻塞可以被超声、CT、MRI在介入治疗前明确显示，在此基础上，国内祖茂衡等将肝静脉阻塞分为4种亚型，对肝静脉阻塞介入治疗方法的选择具有重要的指导意义。

肝静脉阻塞亚型如下。

1. 肝静脉、副肝静脉开口处阻塞　见图23-3。

2. 肝静脉节段性阻塞　见图23-4。

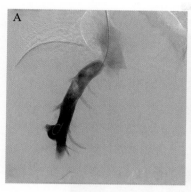
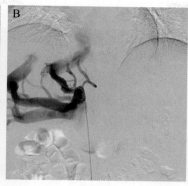
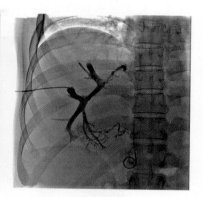

图23-3　肝静脉、副肝静脉开口处阻塞
　　A. DSA显示肝右静脉开口处膜性闭塞；B. DSA显示副肝静脉开口处膜性闭塞。

图23-4　肝右静脉节段性闭塞示意图

3. 肝静脉广泛性阻塞　见图23-5。

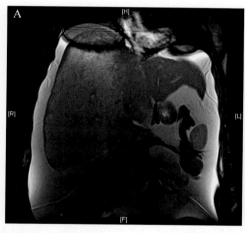
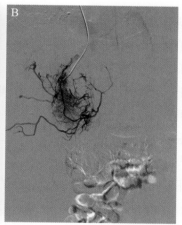

图23-5　肝静脉广泛性阻塞示意图
　　A. MR显示肝静脉广泛性闭塞，肝脏体积增大，肝静脉血管影消失；B. DSA显示肝静脉主干消失，肝内网织状细小血管影。

4. 合并血栓形成　见图23-6。

肝静脉阻塞可以单独发生，更多的是合并下腔静脉阻塞。根据祖茂衡和韩新巍统计的2 000多例下腔静脉阻塞的资料分析，下腔静脉阻塞而三支肝静脉完全通畅病例仅占5%左右，单纯从解剖学的定义出发，国人混合型病例的比例可达95%左右。下腔静脉阻塞型病例中最常见的是合并肝左静脉或肝左、肝中静脉阻塞，然而由于肝静脉容易出现交通支形成，特别是副肝静脉和尾状叶静脉的存在，可以起到完全的代偿作用，换言之，尽管存在着肝左静脉或肝中静脉解剖学上的闭塞，但是肝静脉血液回流的功能上没有阻塞，故笔者认为对阻塞的肝静脉是否需要全部开通，应根据临床症状、影像学检查所见、肝静脉开口位置、有无腹水和消化道出血等多因素综合判断和个体化分析。

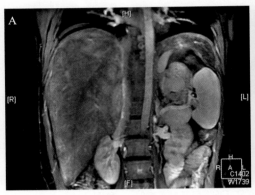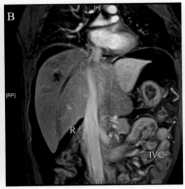

图23-6　MRV显示肝右静脉闭塞伴血栓形成

（二）介入治疗适应证

1. 适应证
（1）肝静脉开口外膜性闭塞。
（2）肝静脉开口处节段性闭塞。
（3）肝静脉闭塞远端主干内存在新鲜血栓。
（4）肝静脉广泛性闭塞。

2. 禁忌证
（1）严重肝、肾、凝血功能不全。
（2）肝静脉开口闭塞且闭塞处位于右心房下缘为相对禁忌证。

（三）术式选择

1. 球囊扩张治疗
（1）经颈内静脉入路：球囊开通治疗一般优先考虑创伤相对较小的经颈内静脉入路。利用Rosch-Uchida穿刺系统经颈内静脉入路，自肝静脉梗阻段近心端向远端穿刺。穿刺成功后用14~15mm球囊扩张肝静脉，完成肝静脉开通。存在新鲜血栓的患者，应考虑留置局部导管内尿激酶溶栓。
（2）经颈内静脉入路联合经皮肝穿刺入路：若单纯经颈内静脉入路难以穿通阻塞段，应联合经皮肝穿刺入路。在超声引导下将导丝在肋间或剑突下经皮穿刺肝静脉，自梗阻段远心端向近端穿刺，并在近心端经颈内静脉留置鹅颈抓捕器，捕捉经皮肝穿刺入路穿刺的导丝。穿刺成功后用14~15mm球囊扩张，开通肝静脉。手术完成后需用钢圈或明胶海绵栓塞穿刺道，避免腹腔内出血。

2. TIPS治疗　对于存在弥漫性肝静脉阻塞、肝静脉扭曲或纤维条索化等情况，以及出现严重门静脉高压并发症如反复食管-胃底静脉曲张出血和难治性腹水的患者，考虑优先行TIPS治疗。若患者有可用于穿刺的肝静脉残端，即可按常规TIPS治疗经肝静脉残端穿刺门静脉；若无可用的肝静脉，则通过下腔静脉穿刺门静脉。

3. 肝静脉内支架置入　对于肝静脉或副肝静脉膜性闭塞性球囊扩张但扩张效果不满意者、肝静脉或副肝静脉节段性闭塞者、肝静脉或副肝静脉球囊扩张术后出现再狭窄者、下腔静脉支架引起肝静脉阻塞适宜行肝静脉内支架植入术治疗者，由于闭塞的肝静脉已经被扩张过，故肝静脉支架植入在操作技术上并不复杂，但是，肝静脉支架植入的型号选择、定位和支架膨胀后在下腔静脉内的留置长度是支架植入操作的难点。

▣ 肝静脉膜性阻塞的介入治疗

由于肝静脉开口处闭塞后导管无法直接进入肝静脉内，加之透视下无法看到肝静脉开口位置，再加之肝静脉开口位置距离右心房距离较近，容易发生心包压塞、肝包膜下出血等严重并发症，故肝静脉阻塞的介入治疗是介入治疗中的难题之一。

（一）经颈静脉途径破膜穿刺行肝静脉球囊扩张术

经颈静脉途径破膜穿刺行肝静脉成形术的最大优点是对肝脏毫无损伤。

先行下腔静脉正侧位造影，根据下腔静脉造影图像确定肝静脉开口的位置。将单弯导管送至下腔静脉中段，将破膜穿刺用钢针前端塑形成弧形后插入已经位于下腔静脉内的导管内，破膜钢针伸出导管前端2~3cm，缓慢后退破膜穿刺针至肝静脉开口位置。根据术前影像学检查选择靶血管，若肝右静脉闭塞，后前位透视下调整破膜穿刺钢针向右侧穿刺（图23-7）。若肝中静脉闭塞，侧位透视下调整破膜钢针方向向前方穿刺（图23-8）。若肝左静脉阻塞，正侧位透视下调整破膜钢针方向朝向左前方穿刺（图23-9）。破膜穿刺是肝静脉成形术中关键性的操作步骤，也是容易发生并发症的关键时刻。

破膜穿刺成功后将造影导管插至肝静脉中段位置

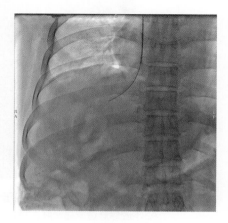

图23-7　肝右静脉破膜穿刺方向

行肝静脉造影，造影图像可以明确阻塞的形态、程度和肝内交通支，并利用造影导管测量肝静脉压力。经造影导管插入交换导丝到肝静脉远端，退出造影导管，沿交换导丝插入直径为4mm或6mm的球囊进行预扩，然后根据造影显示肝静脉开口处管径选择相应尺寸的球囊进行扩张。球囊尺寸的选择可以大于肝静脉近端直径的20%~40%。

球囊扩张成功后再次进行造影和测压（图23-10）。

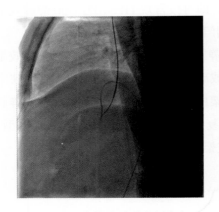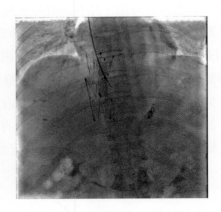

图23-8　肝中静脉破膜穿刺方向　　　　图23-9　肝左静脉破膜穿刺方向

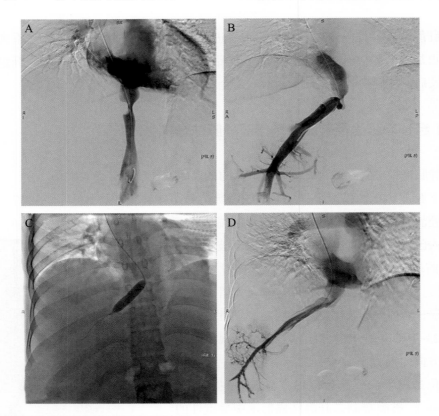

图23-10　球囊扩张术后进行造影和测压示意图

 A. 下腔静脉造影显示肝右静脉开口处隔膜膨出征；B. 破膜穿刺后造影显示肝右静脉膜性阻塞；C. 球囊扩张肝右静脉闭塞处；D. 球囊扩张后造影显示肝右静脉血流通畅。

（二）经皮肝穿刺和经颈静脉行肝静脉成形术

国内李天晓、李彦豪等于1995年就报道了经皮肝穿刺肝静脉造影和肝静脉开通技术，经皮肝穿刺适用于无腹水或仅有肝包膜下少量积液的病例，不适用于大量腹水患者。经皮肝穿刺肝静脉可以在透视引导下进行，更推荐在超声引导下进行。

经皮肝穿刺肝静脉的目的如下。

1. **了解肝静脉的解剖**　若血管造影之前因为条件限制而未给予MRI检查，经颈静脉逆行破膜未能成功，经皮肝穿刺肝静脉行肝静脉造影才能实现对肝静脉解剖的了解（图23-11）。

2. **为经颈静脉开通做标志**　经皮经肝开通穿刺后，经穿刺针插入导丝，将导丝放置于阻塞的肝静脉管腔内，以此作为经颈静脉途径开通穿刺的标志，可以提高经颈静脉开通穿刺的成功率（图23-12）。

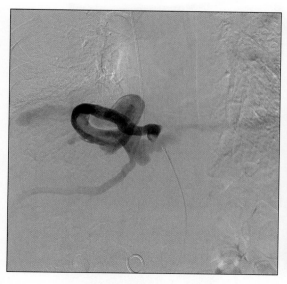

图23-11　经皮肝穿刺肝静脉造影显示肝静脉阻塞

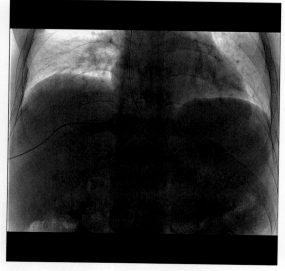

图23-12　经皮肝穿刺插入导管进入肝静脉内作为标志，经颈静脉途径破膜穿刺

3. **经皮经肝顺行性破膜穿刺**　经皮肝穿刺肝静脉成功后行肝静脉造影，使用交换导丝，插入4F单弯导管至闭塞处，然后使用导丝硬端行破膜穿刺，导丝硬端进入下腔静脉后，推进单弯导管进入下腔静脉，然后交换导丝软端进入下腔静脉、右心房和上腔静脉内，经颈静脉插入圈套器将导丝经颈静脉引出，形成导丝贯穿。笔者在此强调建立导丝贯穿是为经颈静脉途径进入球囊导管提供便利，同时对肝组织不造成损伤。有文献报道了经皮肝穿刺行顺行性开通穿刺成功后直接沿导丝插入球囊导管进行扩张，此种做法直接增加了穿刺通道对肝组织的创伤。

经皮肝穿刺肝静脉的靶血管选择与经颈静脉途径相同，应选择最粗大的一支作为靶血管。经皮肝穿刺肝静脉成功后，宜使用4F导管进入肝静脉内。笔者强调使用4F导管的意义在于使用最细的导管可以最大限度地减少经皮肝穿刺对肝组织的创伤。若使用5F以上的导管或者直接经皮经肝途径插入球囊导管时，撤离造影导管或球囊导管时必须使用弹簧圈或医用胶对穿刺通道进行封堵，否则术后抗凝治疗可以导致穿刺通道出血。

4. **肝静脉造影和测压**　破膜穿刺成功后，将导管插至肝静脉主干内进行肝静脉造影和测压，在肝静脉完全闭塞的病例中，肝静脉内压力可以达到30~50cmH₂O（2.94~4.90kPa）。测量闭塞远端肝静脉主干直径供选择球囊大小用。

5. **球囊扩张**　导丝贯穿后经颈静脉途径插入球囊导管，依次扩张闭塞处。

6. **造影和测定压力**　球囊扩张成功后退出球囊导管，插入造影导管至靶血管内进行造影和测压，然后封堵经皮肝穿刺通道，以杜绝穿刺通道因术中、术后抗凝治疗而出现腹腔或肝包膜下出血（图23-13和图23-14）。

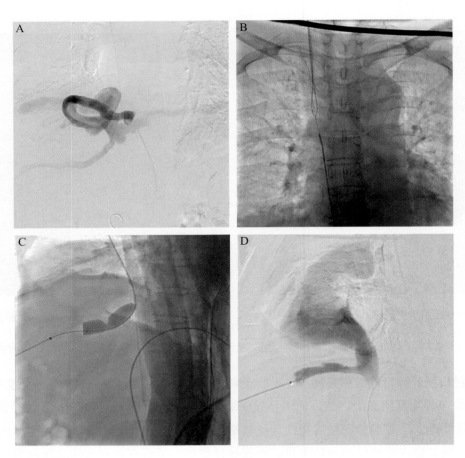

图23-13　操作示意图1
A. 经皮肝穿刺造影显示肝中静脉阻塞与交通支；B. 经颈静脉途径插入抓捕装置牵引出经皮经肝插入的导丝，形成导丝贯穿；C. 球囊扩张闭塞的肝中静脉；D. 扩张后造影显示肝中静脉通畅。

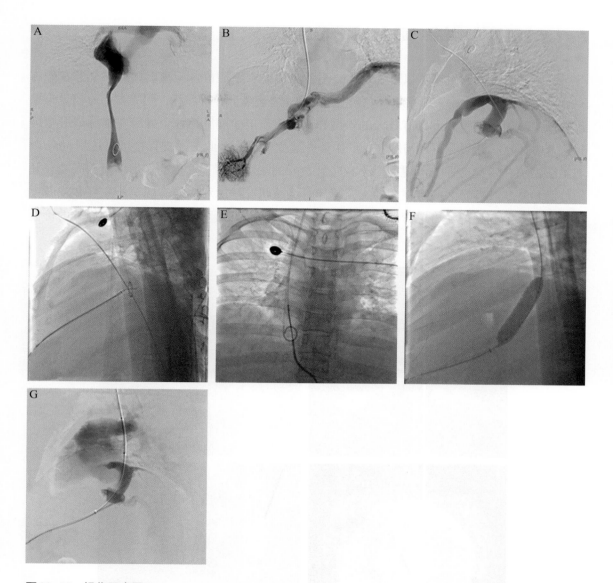

图23-14 操作示意图2
A. 血管造影显示下腔静脉受压变细；B. 血管造影显示肝中静脉与肝左静脉阻塞，粗大左膈静脉代偿引流；C. 经皮肝穿刺造影显示肝左静脉闭塞；D. 侧位透视下行顺行性肝左静脉破膜穿刺；E. 破膜后前位透视将导丝导管送至上腔静脉；F. 导丝贯穿后行肝左静脉扩张；G. 扩张后造影显示肝左静脉通畅。

　　球囊扩张时使用手推法即可达到球囊完全扩张的程度，球囊扩张的满意度以球囊切迹完全消失为标准。若手推法难以使球囊达到完全扩张时，应使用压力泵推注对比剂以达到最大压力。球囊扩张的持续时间在切迹消失后根据患者对疼痛的耐受力而定，球囊扩张的持续时间可以控制在1~5分钟。

（三）经尾状叶途径行肝中、肝左静脉成形术

肝中、肝左静脉阻塞可以单独发生，更常见的是在下腔静脉阻塞时，肝中、肝左静脉同时发生阻塞（发生率大于90%）。肝左静脉开口位置高于肝右静脉，距离右心房较近，导致经颈静脉途径破膜穿刺具有较大的难度和风险。当下腔静脉阻塞合并肝左静脉或肝中静脉阻塞时，尾状叶静脉可以与肝左、肝中静脉建立交通支，此交通支直径可以达到6mm以上（图23-15）。此交通支的建立对于减轻肝左叶的淤血发挥了重要的作用。由于肝左、肝中静脉与尾状叶静脉之间存在交通支，将导管经尾状叶静脉和交通支插至肝左静脉或肝中静脉内是容易实现的。将单弯导管经尾状叶静脉和交通支插至肝左静脉或肝中静脉的价值有以下四点。

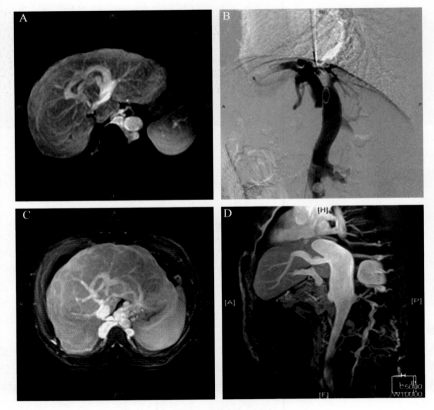

图23-15 下腔静脉阻塞合并肝左静脉或肝中静脉阻塞造影示意图
A. MRV显示肝左静脉闭塞，肝左静脉与尾状叶静脉之间建立交通支；B. DSA显示肝左静脉闭塞，肝左静脉与尾状叶静脉之间建立交通支；C. MRI显示肝中静脉闭塞，肝中静脉与尾状叶静脉之间建立交通支；D. MRV三维重建显示肝中静脉闭塞，肝中静脉与尾状叶静脉之间建立交通支。

1. 可以直接行肝中静脉或肝中静脉造影，明确肝左、肝中静脉阻塞端的位置、阻塞的程度和范围。

2. 对于肝左静脉或肝中静脉膜性闭塞或膜性带孔的病例，经尾状叶静脉和交通支进行

顺行性破膜穿刺和插入导丝，并将导丝经颈静脉引出，形成经股静脉–下腔静脉–尾状叶静脉–肝左（中）静脉–上腔静脉–颈静脉的导丝贯穿，经贯穿导丝直接插入球囊进行扩张（图23-16）。

3. 对于肝左、肝中静脉隔膜坚韧或节段性闭塞病例，将导管插至肝左静脉或肝中静脉内，此导管可以作为经颈静脉途径破膜穿刺的定位标志。在透视下对准位于肝左静脉或肝中静脉内的标志进行破膜穿刺，可以提高经颈静脉途径破膜穿刺成功率和安全性，破膜穿刺成功后经颈静脉途径插入球囊给予扩张（图23-17）。

4. 导管经尾状叶静脉进入肝左、肝中静脉，可以避免具有创伤性的经皮经肝穿刺行肝静脉造影。

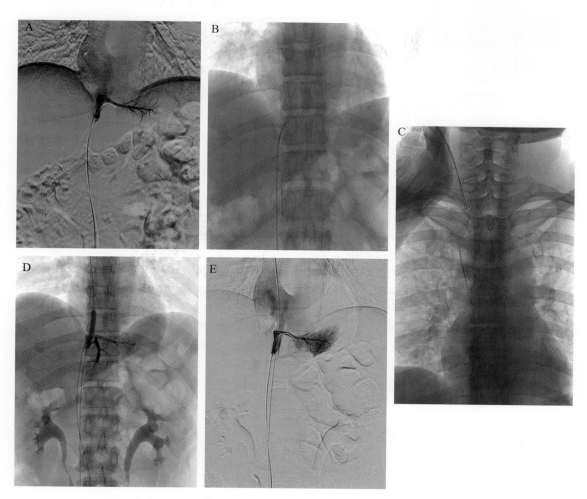

图23-16　肝左静脉或肝中静脉膜性闭塞破膜操作示意图
　　A. 导管经尾状叶静脉进入肝左静脉造影显示肝左静脉闭塞；B. 经尾状叶静脉行肝左静脉破膜穿刺；C. 经颈静脉途径插入抓捕装置牵出贯穿之导丝；D. 经颈静脉途径插入球囊行肝左静脉扩张；E. 扩张后造影显示肝左静脉血流通畅。

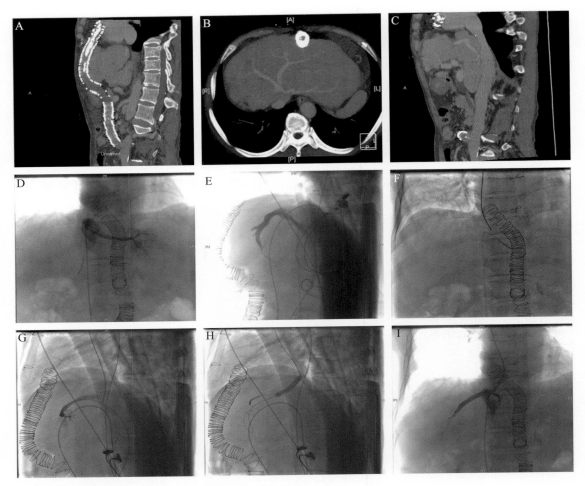

图23-17　腔-房转流术后破膜病例示意图

　　A. 患者女性，53岁，20年前因下腔静脉阻塞行腔-房转流术，MR显示人工血管内血栓形成伴钙化；B. MR显示肝左、肝右静脉共干，开口闭塞；C. MRV三维重建显示尾状叶静脉与肝左、肝中静脉交通；D. 导管经尾状叶静脉进入肝左静脉造影显示肝左静脉闭塞；E. 侧位造影显示尾状叶静脉与肝左静脉交通；F. 以位于肝左静脉内导管为标志经颈静脉途径破膜穿刺；G. 侧位显示以位于肝左静脉内导管为标志经颈静脉途径破膜穿刺；H. 经颈静脉途径插入球囊形闭塞处扩张；I. 扩张后造影显示肝左、肝中静脉共干血流通畅。

三 肝静脉内支架植入术

（一）适应证

　　1. 肝静脉或副肝静脉膜性闭塞性球囊扩张扩张效果不满意。

　　2. 肝静脉或副肝静脉节段性闭塞。

3. 肝静脉或副肝静脉球囊扩张术后再狭窄者。

4. 下腔静脉支架引起肝静脉阻塞。

（二）禁忌证

肝静脉直接开口于右心房或开口距离右心房小于1cm者，应视为内支架放置相对禁忌证。

（三）手术要点

1. **肝静脉内支架植入方法**　肝静脉支架植入总是在球囊扩张后紧接着进行。球囊扩张后退出球囊导管，保留导丝于被扩张的肝静脉内，沿导丝插入支架输送套装至肝静脉开口处，保持支架近端位于下腔静脉内在1cm左右，缓慢释放支架，直至内支架完全弹开，保留导丝退出支架输送系统，经导丝再次插入造影导管行支架植入后造影，再次测量肝静脉内压力（图23-18）。

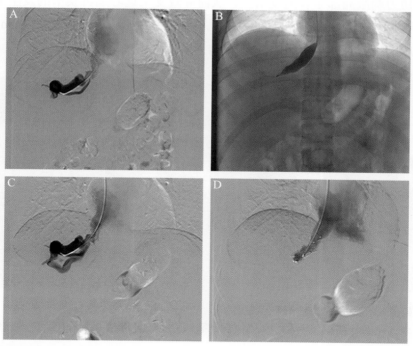

图23-18　肝静脉内支架植入示意图
　　A. 血管造影显示肝右静脉闭塞；B. 球囊扩张肝右静脉；C. 球囊扩张后造影见扩张效果不满意；
　　D. 支架植入后造影见支架弹开满意，血流通畅。

2. **支架类型的选择**　目前可供选择的支架有"Z"形支架和网织型支架。由于"Z"形支架在结构上一节一节连接而成，节与节的连接处是支架支撑力最薄弱点，而此薄弱点又非常容易滑动和嵌顿在肝静脉与下腔静脉交界处，导致近心端有一节位于下腔静脉内。有一节留置在下腔静脉内，是导致下腔静脉血栓形成和继发阻塞的直接因素之一。若肝静脉直接开口于右心房或开口距离右心房小于1cm时，同样会导致支架连接点嵌顿在肝静脉与右心房交界处，使一节支架游离于右心房内，故肝静脉开口于右心房或开口位置距离右心房距离小于1cm，视为支架植入的禁忌证。

由于肝静脉主干远心端到开口处为由细到粗，因此理想的肝静脉支架也应该是由细到粗才能够符合肝静脉解剖上的需要。

3. 支架大小的选择 为了保证支架的稳定性，选择的支架直径应大于肝静脉主干直径的40%。笔者早年放置5例直径为10mm的"Z"形支架，2年后复查全部发生再阻塞。近10年来放置直径为14mm的支架后，发生支架远心端再狭窄的现象普遍存在。目前市场上销售的支架长度多为40mm和60mm，由于肝静脉支架在下腔静脉内的游离长度应小于1cm，使用40mm或60mm支架时，支架在肝静脉主干的长度将达到30~50mm。由于肝静脉主干直径由近心端向远心端逐渐变细和存在较多的分支，直径为14mm的支架伸入肝静脉主干30mm和50mm后即表现为过度扩张。此时过度扩张的支架远心端对肝静脉管壁形成一种剪切力，此剪切力刺激局部血管内皮增生，从而导致支架远心端再狭窄的发生（图23-19）。为了减少肝静脉支架远心端再狭窄的发生，总长度在30mm、近心端为14mm、远心端为10~12mm的支架是适用于肝静脉的理想支架。

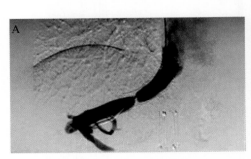
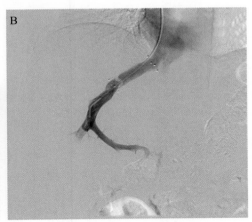

图23-19 支架植入术后远心端狭窄造影示意图
A. 肝右静脉支架植入3年后远心端发生再狭窄；B. 肝右静脉支架植入2年后远心端发生再狭窄。

四 下腔静脉支架导致肝静脉阻塞的介入治疗

在下腔静脉阻塞病变的介入治疗中，某些病例需要放置下腔静脉支架。1995年之前，下腔静脉支架引起肝静脉阻塞的文献报道甚少，由于时代和临床经验的局限性，在开展下腔静脉支架植入的早期阶段，下腔静脉支架可以引起肝静脉阻塞的情况未能引起人们的高度关注。随着下腔静脉支架植入病例的不断增多，下腔静脉支架引起肝静脉阻塞的报道不断增加。

由于下腔静脉支架的存在，通过下腔静脉支架行肝静脉成形术的难度明显大于无支架者。支架的存在首先影响肝静脉开口的寻找和开通穿刺针的进入。由于"Z"形支架的支杆折曲处呈"V"字形，在部分病例中，即使破膜穿刺针通过支杆间隙，而随后的球囊导管通过支杆间隙同样是非常困难的。

经颈静脉途径支架穿刺破膜未能破膜穿刺成功时，推荐经皮肝穿刺肝静脉行顺行性破膜穿刺，破膜穿刺成功后给予导丝贯穿技术并行球囊扩张术或支架植入术（图23-20）。

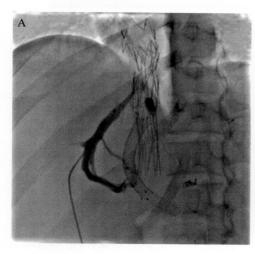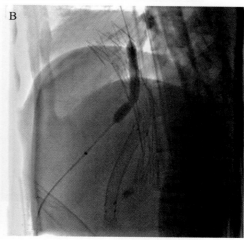

图23-20　操作示意图
A. 经皮肝穿刺造影显示下腔静脉支架导致肝中静脉闭塞；B. 经皮经肝和经颈静脉穿刺及导丝贯穿后球囊扩张肝中静脉。

由于下腔静脉支架跨越在肝静脉开口处，球囊扩张是相对容易实现的，但是球囊扩张的效果是差的，此时多需要给予肝静脉支架植入。

五　副肝静脉成形术

Grace解剖学认为，肝静脉的血液回流可以分为上、下两组，上组肝静脉即肝左静脉、肝中静脉、肝右静脉，下组肝静脉主干称为副肝静脉。副肝静脉和尾状叶静脉开口位置低于上组肝静脉，距离右心房下缘具有一定的距离，在进行介入治疗时其安全性高于上组肝静脉，而副肝静脉主干走向与下腔静脉之间存在多个夹角（图23-21），由此导致破膜穿刺时需要根据副肝静脉的走向选择不同的穿刺途径。尾状叶静脉开口位置相对固定，开口位于下腔静脉前壁，寻找尾状叶静脉时应在侧位透视下进行。

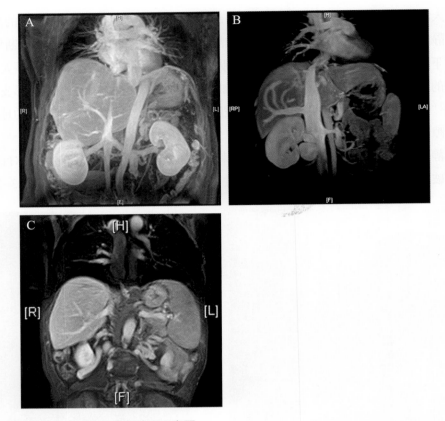

图 23-21　副肝静脉与下腔静脉夹角造影示意图

　　A. MRV 显示副肝静脉主干预下腔静脉夹角呈锐角；B. MRV 显示副肝静脉主干预下腔静脉夹角呈直角；C. MRV 显示副肝静脉主干预下腔静脉夹角呈钝角。

　　由于肝静脉阻塞可以是膜性、节段性和广泛性阻塞，由此导致副肝静脉和尾状叶静脉的代偿具有多样性，其管径、走向及与肝静脉的交通存在着较大的变异，然而副肝静脉和尾状叶静脉同样可以发生膜性狭窄与闭塞（图 23-22）。

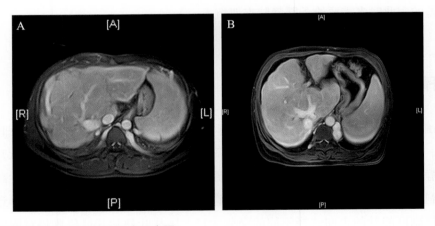

图 23-22　副肝静脉和尾状叶静脉阻塞示意图

　　A. MRI 显示副肝静脉开口处膜性闭塞；B. MRI 显示尾状叶静脉开口处膜性闭塞。

（一）经颈静脉途径行副肝静脉成形术

当副肝静脉与下腔静脉之夹角为钝角时，采用经颈静脉途径进行破膜穿刺，破膜穿刺成功后，将导管插至副肝静脉内进行造影和测压，经造影导管插入交换导丝，然后插入球囊给予扩张。扩张成功后再次进行造影和测压。若副肝静脉内压力高于下腔静脉压力10cmHg以上时，应给予副肝静脉支架置入（图23-23和图23-24），副肝静脉支架长度的选择以2.5cm为宜，副肝静脉支架伸入下腔静脉内1cm为宜，因为支架伸入下腔静脉内过长容易影响下腔静脉回流。

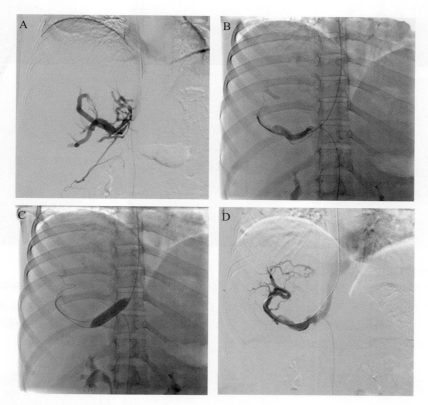

图23-23 经颈静脉途径破膜穿刺造影示意图
　　A. 经股静脉途径破膜穿刺后造影显示副肝静脉开口处闭塞；B. 因副肝静脉与下腔静脉夹角呈钝角，经股静脉途径进入球囊困难，遂行经颈静脉途径插入球囊导管进入副肝静脉；C. 球囊扩张副肝静脉开口闭塞处；D. 扩张后造影显示副肝静脉血流通畅。

（二）经股静脉途径行副肝静脉成形术

在肝静脉和副肝静脉同时闭塞的病例中，特别是肝静脉节段性闭塞时，行肝静脉成形术的技术难度较大，且具有较大的危险性，如误穿心包腔、误穿局部的侧支循环血管等。

肝静脉闭塞合并副肝静脉阻塞时，选择副肝静脉成形术不仅在技术难度上比肝静脉成形术小，而且术中危险性相对较小，同时可以取得令人满意的临床效果（图23-25），故副肝静脉成形术具有和肝静脉成形术同样的价值。

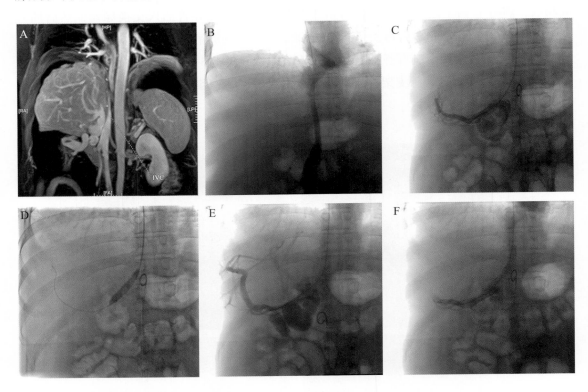

图23-24 副肝静脉支架置入造影示意图

A. MRV显示副肝静脉开口处闭塞，肝右、肝中静脉节段性闭塞，管径细小，肝内多条交通支形成；B. 血管造影显示下腔静脉变细，血流通畅；C. 经颈静脉途径穿刺破膜后造影显示副肝静脉开口处闭塞；D. 球囊扩张副肝静脉开口闭塞处；E. 扩张后造影显示扩张效果不满意；F. 副肝静脉植入支架后造影显示副肝静脉血流通畅。

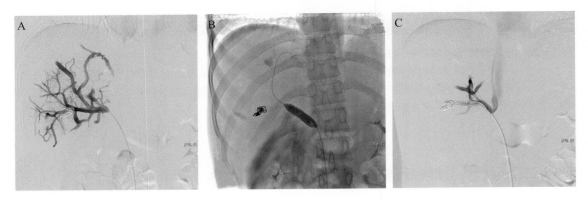

图23-25 副肝静脉成形术

A. 血管造影显示副肝静脉开口处闭塞；B. 经股静脉途径插入球囊导管并行闭塞处扩张；C. 扩张后造影显示副肝静脉血流通畅。

为了明确有无副肝静脉的存在，在介入治疗前行超声、CT、MRI检查可以初步明确副肝静脉的大小，而副肝静脉狭窄的程度、性质、主干走向及其与下腔静脉之间夹角等详细资料需要通过下腔静脉造影和/或经皮肝穿刺肝静脉造影才能明确。在经下腔静脉穿刺未能取得成功时，推荐行经皮肝穿刺肝静脉造影。在副肝静脉发生阻塞的病例中，绝大多数病例存在一个细小的孔道。使用超滑导丝进行探查，导丝比较容易通过此孔道进入下腔静脉，此时经颈静脉或股静脉将导丝引出，形成导丝贯穿，可以使进一步的操作变得容易。

由于副肝静脉主干在肝内的走向存在着较多变化，特别是其主干走向与下腔静脉的夹角存在着3种角度，即锐角、钝角和直角，从而使介入治疗插管的途径应顺从副肝静脉主干的走向，才能取得技术上的成功。所谓技术上的成功，是指开通穿刺、球囊导管进入狭窄或闭塞部位、血管内支架顺利到达靶血管。之所以强调此点，是因为在部分副肝静脉闭塞病例中，虽然开通穿刺取得了成功，导丝和导管进入副肝静脉内，但是由于副肝静脉主干与下腔静脉夹角呈锐角，球囊导管和内支架输送导管无法进入靶血管内而告失败。为了使副肝静脉成形术能够一次治疗成功，在介入诊治的过程中，同时给予股静脉、颈静脉和经皮经肝3个部位穿刺插管，这样做可以使副肝静脉阻塞的介入治疗方案随机而定，灵活地选择和组合不同的方法和技术。

副肝静脉内放置内支架时，应根据副肝静脉与下腔静脉夹角情况决定输送器进入体内的途径，副肝静脉与下腔静脉夹角为锐角时，经颈静脉途径放置。副肝静脉与下腔静脉夹角为钝角时，经股静脉途径放置。肝静脉和下腔静脉均需要放置内支架时，应先放置肝静脉支架，再放置下腔静脉支架。

（三）导丝贯穿技术在肝静脉和副肝静脉多支血管阻塞中的应用

肝静脉和副肝静脉发生阻塞后肝内交通支的出现是机体的代偿反应，交通支可以发生在肝静脉之间，肝静脉和副肝静脉之间，肝静脉和尾状叶静脉之间，又由于副肝静脉的走向与下腔静脉的夹角存在较大的变异，由此派生出多种形式的导丝贯穿技术：①经皮经肝和经颈静脉贯穿；②经颈静脉–肝左（中）静脉–尾状叶静脉–股静脉贯穿；③经颈静脉–肝静脉–副肝静脉–股静脉贯穿。

在肝右静脉和副肝静脉同时阻塞且具有交通支时，经颈静脉途径逆行破膜穿刺肝右静脉成功后，行肝静脉造影进一步了解肝内交通支和副肝静脉走向。使用交换导丝通过交通支进入副肝静脉，导丝进入下腔静脉后向下腔静脉远心端走行，并将导丝插至髂静脉内，经股静脉鞘插入抓捕装置将导丝牵引到体外，形成导丝贯穿，然后将球囊分别经股静脉和颈静脉鞘插入球囊导管至肝静脉和副肝静脉闭塞处并分别给予球囊扩张（图23-26）。

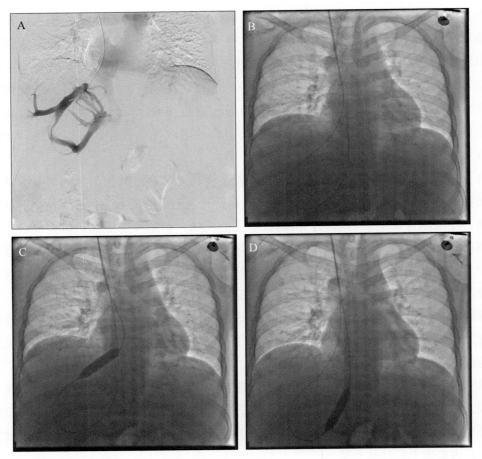

图23-26　肝静脉和副肝静脉多支气管阻塞使用导丝贯穿技术

A. 经颈静脉途径插入导管造影显示肝右静脉和副肝静脉闭塞，肝右静脉与副肝静脉之间存在多条交通支；B. 导丝经肝右静脉进入交通支-副肝静脉-下腔静脉-上腔静脉，经颈静脉导管鞘引出，形成导丝同轴贯穿；C. 经导丝一端插入球囊导管扩张肝右静脉闭塞处；D. 经导丝另一端插入球囊导管扩张副肝静脉闭塞处。

（四）同轴导丝贯穿技术

适用于肝右静脉阻塞和副肝静脉同时闭塞，副肝静脉与下腔静脉呈钝角的病例。先行肝右静脉破膜穿刺，导丝和导管进入肝右静脉后，行肝静脉造影，进一步观察交通支和副肝静脉走向，将交换导丝经交通支插入副肝静脉和下腔静脉内，此时导丝头端向下腔静脉近心端走行。继续推进导丝经过右心房到上腔静脉内。将颈部导管鞘更换为8F，经8F鞘插入抓捕装置并将导丝引出体外，此时交换导丝经8F鞘进入肝右静脉和副肝静脉并经同一鞘管出来，称为同轴导丝贯穿，分别经导丝两端插入球囊导管，依次扩张肝静脉和副肝静脉（图23-27）。肝左、肝中、肝右静脉发生两支血管阻塞且伴有交通支时，同样可以采用同轴导丝贯穿技术对两支肝静脉进行球囊扩张。

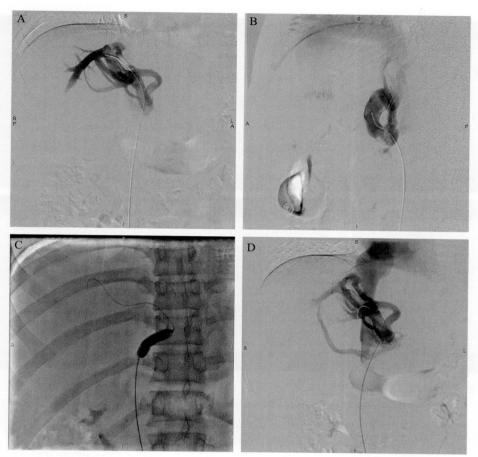

图23-27 同轴导丝贯穿技术
A. 经股静脉途径插入导管进入尾状叶静脉，血管造影显示肝中静脉和尾状叶阻塞伴交通支形成；
B. 侧位造影显示尾状叶静脉明显增粗，开口处阻塞；C. 球囊扩张尾状叶开口处；D. 扩张后造影见尾状叶静脉血流通畅。

（五）尾状叶静脉成形术

肝左、肝中静脉阻塞与尾状叶静脉交通时，尾状叶静脉不仅可以发生代偿性增粗，而且其开口处同样可以发生阻塞。若通过尾状叶静脉行肝左静脉或肝中静脉成形术未成功时，可以直接扩张尾状叶静脉，同样可以取得良好的临床效果（图23-28）。

（六）经下腔静脉行肝内门体分流术

使用TIPS治疗BCS在国内外已有较多的文献报道，笔者在近20年中使用TIPS治疗肝静脉阻塞病例较少，因为肝静脉阻塞患者中95%的病例可以通过肝静脉成形术和副肝静脉成形术解决肝静脉阻塞。笔者的观点是肝静脉阻塞型病例在介入治疗前应进行MRA检查，

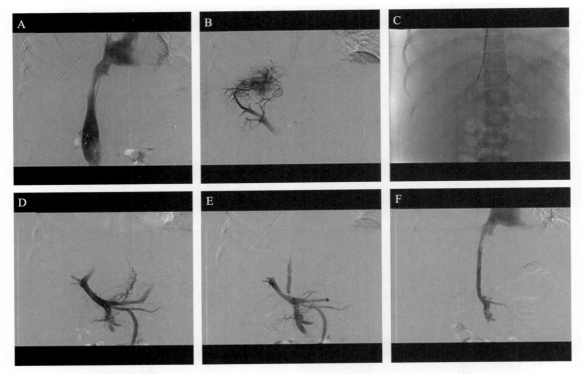

图23-28 尾状叶静脉成形术

A. 血管造影显示下腔静脉血流通畅；B. 肝静脉广泛性闭塞，血管造影显示肝内数量众多微小血管影，肝静脉主干消失；C. RUPS-100经下腔静脉穿刺门静脉；D. 经穿刺通道行门脉造影；E. 球囊扩张穿刺通道；F. 支架植入后造影见分流道通畅。

详细了解肝静脉和副肝静脉全貌。只要存在一支主干大于8mm的肝静脉或副肝静脉，应首选肝静脉或副肝静脉成形术。因为肝静脉或副肝静脉再通后，肝静脉的血液回流完全符合肝脏解剖和生理功能的需要，而TIPS仅能起到降低门静脉高压的作用。TIPS的应用范围主要是广泛性肝静脉闭塞病例（图23-29）。

1. 适应证

（1）肝静脉广泛性狭窄或闭塞。

（2）肝静脉或副肝静脉内放置支架后再闭塞且无法再通。

2. 操作方法 操作方法和步骤同TIPS，此处不再详述。由于肝静脉狭窄或闭塞，无法在肝静脉内穿刺门静脉，从而经下腔静脉，在相当于肝右静脉开口处直接穿刺门静脉。若肝右静脉内已有内支架，穿刺点应定位于支架下方。

肝静脉广泛性阻塞性TIPS治疗的难点是无法经肝静脉穿刺门静脉，而需要经下腔静脉直接穿刺门静脉，其需要穿越较长的一段肝组织进入门静脉，需要放置较长的内支架。

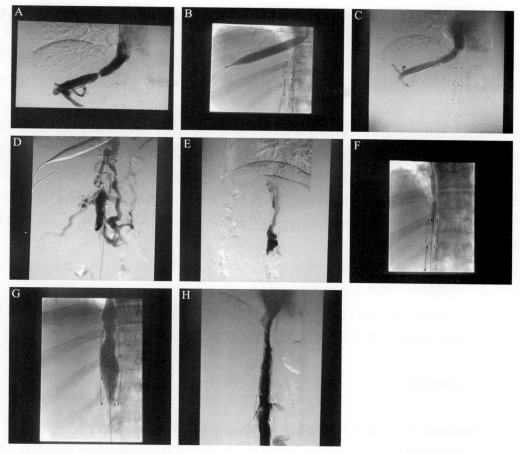

图23-29　TIPS在BCS中使用示意图

A. 肝静脉和下腔静脉混合型阻塞患者，肝静脉和下腔静脉支架植入5年后出现肝静脉支架远心端再狭窄；B. 球囊扩张肝静脉支架远心端狭窄处；C. 扩张后造影显示肝右静脉血流通畅；D. 同一病例，血管造影显示下腔静脉支架完全阻塞；E. 侧位造影见下腔静脉支架内大量血栓形成；F. 肝右静脉支架伸入下腔静脉内导致下腔静脉支架阻塞，小球囊切迹处为肝静脉支架所致；G. 25mm球囊扩张下腔静脉支架及其近心段；H. 扩张后造影显示下腔静脉血流通畅。

（七）肝静脉和副肝静脉成形术后再狭窄的处理

肝静脉和副肝静脉阻塞性球囊扩张术或支架植入术后再狭窄是介入治疗后常见的远期并发症之一，再狭窄可以反复发生，其原因是BCS发热病因和发病机制至今不清楚，致病因素的继续存在是再狭窄的主要原因，而导致再狭窄的病理变化为血管内膜增生、隔膜再形和血栓形成。

由于目前尚无有效的药物预防和治疗肝静脉、副肝静脉球囊扩张术后再狭窄，肝静脉支架远心端出现局限性狭窄时提示再狭窄是血管内皮增生所致时，需要进行球囊扩张，其操作方法与肝静脉成形术相同。对于发生二次以上再狭窄者，可以考虑支架植入术。

肝静脉支架内血栓形成是造成再狭窄的常见原因之一，肝静脉或副肝静脉支架血栓形成可以是急性血栓形成或慢性血栓形成。支架内急性血栓形成的治疗首选溶栓治疗，导管溶栓治疗急性血栓形成的效果是肯定的。为了防止血栓脱落而引起肺动脉栓塞，笔者的经验是经导管每8小时注射尿激酶10万~20万U，连续用药2~3天即可取得令人满意的效果。

　　在临床上遇到的肝静脉或副肝静脉支架内血栓形成病例中绝大多数血栓形成为陈旧性血栓形成。陈旧性血栓形成的处理原则是先使用小于原支架内径的球囊进行扩张，然后保留导管进行溶栓。保留导管溶栓的时间为5~7天，溶栓治疗后再次进行造影复查。陈旧性血栓溶栓效果不满意时，可以使用与支架内径相等的球囊再次进行扩张。肝静脉支架内血栓形成的处理相对而言是容易的，因为支架作为标记，使再次行开通穿刺、球囊扩张和溶栓治疗在技术上均可以实现。

　　肝静脉支架内血栓形成的另一种类型是支架内及其支架远端肝静脉与其分支内广泛性血栓形成，此种类型的处理是极困难的。

　　无论是肝静脉或副肝静脉支架内急性血栓形成还是慢性血栓形成，在保留导管进行溶栓治疗的过程中均需要全身抗凝治疗和监测凝血功能，同时需要仔细的导管护理。

（八）注意事项

　　1. 肝静脉闭塞有大量腹水时，应在利尿和腹腔穿刺引流后再行介入治疗。

　　2. 肝静脉闭塞伴脾大、脾功能亢进的患者，肝静脉再通后若脾功能亢进仍存在，可以进行脾动脉栓塞治疗。

　　3. 肝静脉闭塞合并肝癌时，可以先行肝动脉化学性栓塞，然后再行肝静脉开通。因为肝静脉阻塞有利于化疗药物和碘化油在肝脏内滞留。

　　4. 行肝静脉开通穿刺时，注意观察心影大小和搏动，可以早期发现心包积血，以便及时处理。

（九）并发症处理

　　1. **心包压塞**　为误穿心包腔所致，心包内少量出血时，透视下可见心影轻度扩大，心尖搏动减弱，此时应停止操作，使用超声观察出血量，密切观察患者的呼吸、心率、血压。心包内中等量出血时，心影扩大，心尖搏动微弱或消失，患者出现胸闷、气急、心率加快、脉压小于30mmHg，此时应给予吸氧，心包穿刺引流。心包大量出血时，心影显著扩大，心尖搏动消失。因心包压塞，患者出现突发惊厥、抽搐、面部青紫，血压降低或呼吸、心搏骤停，此时应立即进行胸外心脏按压、吸氧，待心搏恢复后快速进行剑突下心包穿刺引流。透视下见心影缩小、心尖搏动可见时，采用Seldinger技术，放置一根猪尾导管于心包腔内，在超声监视下继续给予引流，同时给予止血药物。猪尾导管置留于心包腔内可达24小时，回抽无活动性出血，超声观察心包腔内无积血声像后，退出猪尾导管。心包穿刺引流的方法优于外科开胸引流，因为心包穿刺引流可以最大限度地赢得抢救时间。

2. 胸腔出血　见于肝右静脉开口位置较高和肝右静脉近段为节段性狭窄时，球囊扩张将肝右静脉撕裂所致，出血进入胸腔后产生胸腔出血。胸腔出血表现为患者突发剧烈胸痛，透视下可见患侧肺部外带透光度降低。对中、大量胸腔出血者，应给予止血药物、胸腔引流或开胸止血。

3. 肝包膜下出血　为经皮肝穿刺采用较粗穿刺针，反复穿刺和经皮经肝出入球囊导管所致，肝包膜下出血的临床表现为肝区疼痛，特别是背部或肩胛区疼痛。对于怀疑肝包膜下出血的患者，超声检查可以明确诊断。为防止经皮肝穿刺通道发生出血，最有效的处理措施是使用弹簧圈或医用胶封堵穿刺通道。

4. 腹腔出血　肝静脉阻塞后对肝脏的直接影响是肝淤血，肝细胞肿胀、坏死，此时肝组织比较脆弱。在进行介入治疗的过程中，为了使导丝具有较强的支撑力，需要将导丝插入肝静脉小分支处，在用力推进球囊导管时导丝可以穿透肝脏而进入腹腔，此种情况是造成腹腔出血的常见原因。引起腹腔出血的另一原因可能是开通肝静脉隔膜或闭塞段穿刺时用力过大而致穿刺针直接穿透肝脏，此种情况更容易发生在开通肝左静脉穿刺时，因为肝左叶体积较小。导丝或穿刺针穿透肝脏而引起出血的处理是对出血通道进行栓塞，采用弹簧圈或医用胶均可取得满意的效果。

（十）术后处理

1. 穿刺点的处理　颈部穿刺点的处理是相对简单的，导管及导管鞘撤离后压迫10分钟后使用无菌纱布覆盖固定即可。腹股沟穿刺点在撤离导管和导管鞘后压迫10~15分钟后，进行加压包扎。回病房后4小时去除加压包扎，平卧12小时。若介入治疗术中进行了经皮经肝穿刺，在撤离导管和导管鞘后应用力压迫穿刺点10~15分钟，使用无菌纱布给予覆盖和固定。

2. 生命体征监测　患者回到病房后，先观察穿刺点处有无出血，然后监测心电、血压、呼吸和血氧饱和度12小时。

3. 抗凝　患者回到病房后，应给予肝素抗凝治疗，可皮下注射肝素50mg，2次/d，连续3天。术后第二天给予华法林2.5mg/d口服，口服华法林3天后监测凝血功能，以凝血酶原时间保持在18~28秒，INR保持在1.5~2.5为理想的抗凝结果。口服华法林抗凝持续时间应在1年以上。近年来新型抗凝血药利伐沙班具有良好的抗凝效果，且不需要检测凝血功能。

在口服华法林抗凝期间，除定期监测凝血功能外，还应告知患者密切注意观察有无出血倾向，如鼻出血、牙龈出血、血尿、月经过多、皮下出血。一旦发生出血，应立即停止服用华法林。另外还应告知患者在服用华法林期间采取避孕措施和防止外伤。

4. 随访 肝静脉阻塞介入治疗成功后仍然存在再狭窄的可能性，术后随访是必要的。首选的复查方法是超声检查，超声复查的内容包括肝静脉或副肝静脉血流方向、血流速度，肝静脉或副肝静脉开口处直径，门静脉血流方向、血流速度，门静脉主干直径，肝脏和脾脏大小，有无腹水等。

（十一）疗效评价

肝静脉阻塞介入治疗后如何评价其效果，目前尚无统一标准，疗效评价可以分为即刻疗效、近期疗效和远期疗效3种。即刻疗效主要评价球囊扩张和血管内支架置入是否成功；近期疗效是评价介入治疗后3个月内临床症状改善和恢复情况；远期疗效是评价介入治疗1年后临床症状和体征消失情况。

1. 即刻疗效的评价指标

（1）压力变化：测量PTA后压力数值；肝静脉和下腔静脉压力差小于5mmH$_2$O即为理想效果。

（2）造影表现：PTA后原闭塞处管腔直径大于或等于原闭塞远端管腔直径，血流通畅；血管内支架位置正确及弹开良好，血流通过支架通畅，为理想效果。

2. 近期疗效的评价指标

（1）临床症状和体征：PTA后1周内腹水吸收，肝、脾缩小，下肢水肿消退，腹壁曲张静脉萎陷；下肢色素沉着颜色变浅，面积缩小；下肢溃疡愈合为近期疗效肯定。

（2）无创性彩色多普勒超声复查：PTA后局部管腔直径较治疗前缩小，血流向心且通畅。

3. 远期疗效的评价指标

（1）临床症状和体征：原症状和体征消失，肝脏恢复正常大小，腹水吸收，消化道出血停止，脾功能亢进消失。

（2）超声或血管造影复查：血流向心且通畅。

（祖茂衡　徐　浩　徐　鹏）

参考文献

［1］ 吴磊，祖茂衡，徐浩，等.巴德－基亚里综合征患者副肝静脉形成与年龄的相关性分析[J].中华肝胆外科杂志，2020，26（3）：218-219.

［2］ 中国医师协会腔内血管学专业委员会腔静脉阻塞专家委员会，巴德－基亚里综合征亚型分型的专家共识[J].介入放射学杂志，2017，26（3）：195-201.

［3］　中国医师协会腔内血管学专业委员会腔静脉阻塞专家委员会，下腔静脉与肝静脉"膜"与"节段"阻塞界定的专家共识[J].介入放射学，2016，25（7）：559-561.

［4］　祖茂衡，徐浩，顾玉明，等，肝静脉阻塞的血管造影表现[J].中华放射学杂志，2004，38（2）：188-191.

［5］　祖茂衡，徐浩，顾玉明，等.经皮经肝和经颈静脉行肝静脉成形术[J].中华放射学杂志，1997，31（8）：543-546.

［6］　DING PX，LI Z，ZHANG SJ，et al. Outcome of the Z-expandable metallic stent for Budd-Chiari syndrome and segmental obstruction of the inferior vena cava[J]. Eur J Gastroenterol Hepatol，2016，28（8）：972-979.

［7］　EUROPEAN ASSOCIATION FOR THE STUDY OF THE LIVER. EASL clinical practice guidelines：vascular diseases of the liver[J]. J Hepatol，2016，64（1）：179-202.

［8］　QI X，GUO X，FAN D. Difference in Budd-Chiari syndrome between the West and China[J]. Hepatology，2015，62（2）：656.

［9］　WANG Q，LI K，HE C，et al. Angioplasty with versus without routine stent placement for Budd-Chiari syndrome：a-365-andomized controlled trial[J]. Lancet Gastroenterol Hepatol，2019，4（9）：686-697.

第二十四章

经颈静脉肝内门体分流术在巴德－基亚里综合征中的应用

经颈静脉肝内门体分流术（transjugular intrahepatic portosystemic stent-shunt, TIPS）最早由 Rosch 于 1969 年提出，是经颈内静脉入路，利用导丝系统建立门静脉与体循环之间的分流道，从而降低门静脉压力的手术。TIPS 早期主要用于治疗肝硬化门静脉高压，而同期巴德－基亚里综合征（BCS）的分流性治疗手段主要为外科分流，如建立门静脉至下腔静脉分流道的门－腔静脉侧－侧分流术、建立肠系膜上静脉到下腔静脉的肠－腔静脉分流术、肠系膜上静脉至右心房的肠－房分流术。然而由于当时技术条件的限制及欧美地区 BCS 患者多存在基础血栓形成倾向的特点，BCS 外科分流术后并发症和再狭窄的发生率较高，死亡率亦高于普通肝硬化门静脉高压患者分流术后死亡率。1993 年，Ochs 等人首次报道了 2 例 TIPS 治疗 BCS 的结果。由于当时此类案例较少，TIPS 在 20 世纪 90 年代一直作为 BCS 患者等待肝移植期间缓解门静脉高压的过渡治疗。2002 年 Perello 等结合 4 家医疗中心 21 例 TIPS 治疗 BCS 的结果，首次提出 TIPS 可作为 BCS 的一种有效的独立治疗措施。2004 年 Hernandez-Guerra 等报道了使用覆膜支架 TIPS 能够进一步提高其治疗 BCS 术后的通畅性，改善远期疗效。2006 年发表的欧洲多中心回顾性队列研究首次明确了 TIPS 应作为球囊开通治疗后的二线介入措施，该观点经 2009 年发表的多中心、大样本、前瞻性队列研究验证后，被写入 2016 年欧洲肝脏血管病指南。

欧美地区 BCS 患者中膜性阻塞或短段梗阻发生率较低，因而球囊开通应用率不如我国普遍，而 TIPS 作为其补救措施则成为欧美地区 BCS 患者主要的微创治疗措施，40%~60% 的患者从 TIPS 中获益。在我国，由于大多数患者接受球囊开通疗效确切，不需进一步治疗，因而接受 TIPS 治疗的患者较少。然而，对于不适宜球囊开通治疗及球囊开通治疗无效的患者，TIPS 相对于外科手术的微创性及其相对于肝移植的可及性，仍使其成为 BCS 治疗决策中重要的选择。

▌ 适应证

根据国际指南及既往研究报道，适宜接受 TIPS 治疗的主要适应证如下。

1. 肝静脉广泛阻塞型 BCS　此种类型的患者肝静脉全程闭塞，无法进行肝静脉成形术，门静脉高压的临床症状和体征重，特别是有顽固性腹水的患者，TIPS 是首选的治疗方法（图 24-1~图 24-3）。

2. 球囊开通治疗疗效不佳　对于球囊开通治疗应答情况，目前国际指南推荐的定义如下。

（1）完全应答：开通治疗后 2 周内同时满足以下 6 条标准：①未接受利尿剂治疗且未限钠的情况下无腹水且血钠、肌酐水平正常；②因子 V 水平恢复到正常值 40% 以上；③结合胆红素水平降至15μmol/L以下；④在使用非选择性β受体阻滞剂及内镜进行食管-胃底静脉曲张出血的一级/二级预防下未发生门静脉高压相关的出血事件；⑤未发生自发性细菌性腹膜炎；⑥腹水及水肿消退后体重指数>20kg/m²。

（2）部分应答：开通治疗后2周内同时满足以下3条标准：①接受低剂量利尿剂治疗且未限钠的情况下有腹水，但处于水盐负平衡状态，且血钠和肌酐水平应有所改善；②因子Ⅴ水平恢复；③结合胆红素水平降低。患者若无上述完全应答或部分应答的表现，则考虑为球囊开通治疗失败，应转为TIPS治疗。

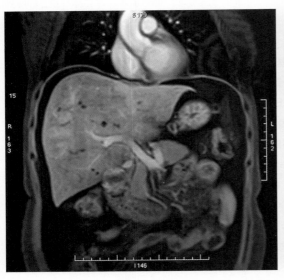

图24-1　MRV显示肝大合并大量腹水，未见肝静脉显影（冠状位）

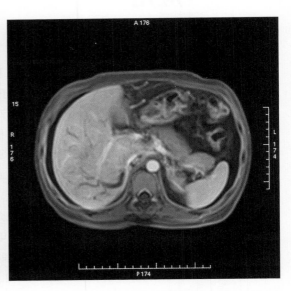

图24-2　MRV显示肝大合并大量腹水，未见肝静脉显影

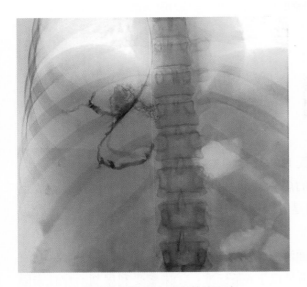

图24-3　肝静脉造影提示广泛肝静脉阻塞

我国对球囊开通治疗应答尚无确切定义，且各医疗中心标准有所不同，但基本都包括以下几点：①腹水、下肢水肿、食管－胃底静脉曲张等BCS相关症状及门静脉高压并发症改善；②肝功能改善；③增强CT下肝淤血减轻（图24-4和图24-5）。

3. 严重门静脉高压并发症 主要包括顽固性腹水及反复发生食管－胃底静脉曲张出血的患者。此类患者往往已由肝淤血进展至肝硬化或由肝炎等其他肝病导致肝硬化，即由肝后型门静脉高压进展至窦性门静脉高压且不可逆，即使解决肝静脉流出道受阻亦难以恢复正常血流动力学状态，因而需要TIPS建立门体静脉间分流道改善门静脉高压（图24-6和图24-7）。

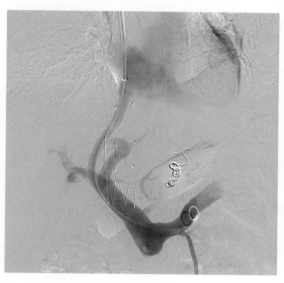

图24-4 栓塞胃冠状静脉，分流道球囊扩张并植入支架，DSA示分流道通畅，胃冠状静脉未显影1

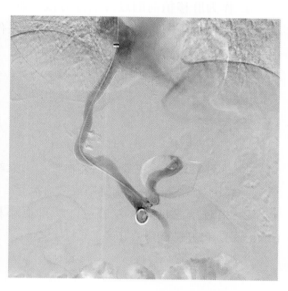

图24-5 栓塞胃冠状静脉，分流道球囊扩张并植入支架，DSA示分流道通畅，胃冠状静脉未显影2

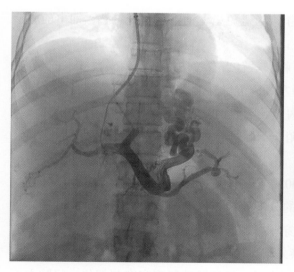

图24-6 经残存肝静脉开口处穿刺门静脉成功，造影显示胃冠状静脉迂曲、扩张

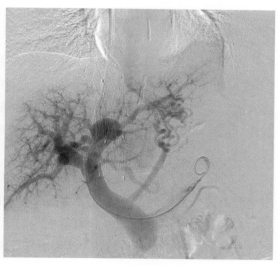

图24-7 经下腔静脉直接穿刺门静脉成功，造影显示门静脉扩张，胃冠状静脉迂曲、扩张

4. 残存的肝静脉或者副肝静脉细小，肝脏血液回流代偿不全，患者有腹水或消化道出血症状（图24-8）。

5. **BCS患者肝硬化失代偿期** 虽然阻塞的肝静脉或者下腔静脉经球囊扩张或者支架植入治疗后保持通畅，但患者临床病史长，肝硬化严重并伴有腹水或者消化道出血。

6. **作为肝移植前的过度治疗方法** 血管腔内成形术无效，患者有意且具备肝移植的条件，由于等待肝源时间较长，可先行TIPS治疗。

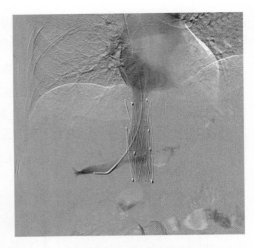

图24-8　副肝静脉造影显示残存副肝静脉管腔纤细

禁忌证

1. **绝对禁忌证** 主要包括充血性心力衰竭、多发肝囊肿、无法解除的胆管梗阻、严重肺动脉高压及未控制的系统感染或败血症。

2. **相对禁忌证** 并发肝癌，严重血小板减少（<20 000/cm³）或严重凝血功能障碍（INR>5），以及肺动脉高压。

操作技术

1. **颈部消毒、铺巾** 患者头部戴上消毒帽，为避免患者铺巾后有窒息感，铺巾前应给面部罩以通气罩。

2. **穿刺颈内静脉** 多选择右颈内静脉穿刺，只有当右颈内静脉穿刺失败或术前超声、CT或MRI检查发现右颈内静脉闭塞时，选择左颈内静脉穿刺。以2%利多卡因行穿刺点局部麻醉。穿刺点选择在下颌角下约2.5cm、胸锁乳突肌前缘，相当于颈三角的上角处。穿刺成功后沿导丝插入RUPS-100装置之导管鞘至下腔静脉患者残存的下腔静脉、肝右静脉近心端。

3. **门静脉穿刺** 沿导管鞘换入RUPS-100装置之穿刺套针，于肝右静脉之开口处寻找闭塞肝静脉开口的盲端，于此穿刺门脉主干的分叉处；如找不到肝右静脉开口，可直接于肝右静脉开口水平的下腔静脉右前壁行门脉穿刺，门脉穿刺成功后，送入180cm长的超滑导丝至肠系膜上静脉或脾静脉，然后沿导丝换入猪尾巴导管。

4. **门脉造影及测压** 用测压管测得门脉压力后，行门脉造影观察穿刺部位、门脉主干及胃冠状静脉情况。

5. 胃冠状静脉行栓塞 如患者合并胃底、食管下段静脉曲张出血，应对曲折的胃冠状静脉行栓塞治疗，如无则不必行此治疗。

6. 球囊扩张及支架植入 通常选用8mm的球囊扩张即可到达满意的临床效果。送入8mm球囊导管行肝内穿刺道扩张，扩张时常能见到两个切迹，分别是肝内穿刺道的肝静脉端和门脉端，用标尺或其他标志记录两者的位置，以便在植入支架过程中作为定位参考。扩张完毕，导入备好的支架并释放。

7. 支架植入后再次测压、造影 根据门脉压力下降程度和分流道形态决定是否扩张分流道。

四 不同情形下的经颈静脉肝内门体分流术术式

BCS患者的TIPS治疗与常规门静脉高压患者的TIPS治疗不同。由于球囊开通治疗是BCS患者的首选侵入性治疗措施，部分患者接受TIPS时已不是初次介入治疗，既往球囊开通治疗过程中可能已经放置下腔静脉或肝静脉金属支架。另外，部分患者可能并发门静脉血栓，因而可能出现以下几种情形。

第一种为既往未接受过任何类型的球囊开通治疗。此类TIPS与常规TIPS基本相同。利用Rosch-Uchida系统经颈内静脉穿刺，导丝送入肝静脉后造影并测量肝静脉楔压和自由压。若有可用的肝静脉残端，则在间接门静脉造影的引导下经肝静脉残端穿刺门静脉；若无可用肝静脉，则直接自下腔静脉穿刺门静脉。穿刺成功后使用球囊扩张肝实质，并植入覆膜金属支架，支架充分打开后测量门体静脉压力梯度。

第二种为既往已放置下腔静脉支架，但支架远心端边缘高于TIPS穿刺点；或既往已放置肝静脉支架，但肝静脉支架位置高于TIPS穿刺点。此类情形下，下腔静脉/肝静脉支架的存在不影响TIPS过程，其操作与未接受任何类型的球囊开通术相同。

第三种为既往已放置下腔静脉支架且TIPS穿刺点在支架覆盖范围内。此类情形下，下腔静脉支架的存在直接影响TIPS。在TIPS穿刺过程中，调整导丝经下腔静脉支架的网眼内穿刺门静脉后，用球囊扩张网眼，再置入TIPS支架。此过程中经下腔静脉支架网眼穿刺是技术难点。

第四种为合并门静脉血栓。门静脉血栓有时可造成间接造影时门静脉不显影。此时需要在超声引导下，经皮经肝途径穿刺门静脉，并反复调整导丝以探通血栓，然后将导丝和导管留置于门静脉系统内，并以此为靶点，经下腔静脉或肝静脉残端穿刺标记的导丝导管。穿刺成功后，利用球囊导管扩张肝实质段，植入支架完成TIPS。术后钢圈栓塞经皮肝穿刺道。若经皮肝穿刺失败，可在超声引导下经皮脾穿刺，由脾静脉探及肝内门静脉，再进行门静脉标记，经颈穿刺肝内门静脉，术后亦需用钢圈栓塞经皮脾脏穿刺道。

五 经颈静脉肝内门体分流术的有效性

TIPS的治疗效果略差于球囊开通术，不排除与TIPS患者多为球囊开通术治疗失败、基础身体状况较差、病情较重有关。术后长期症状复发率约为60%。中国患者接受球囊开通术治疗术后五年生存率约为56%（图24-9）。

相对于下腔静脉及肝静脉的球囊开通术而言，TIPS手术操作更为复杂，且在既往存在下腔静脉支架或门静脉血栓的情况下技术难度更高，并发症发生率也相应更高。既往文献报道TIPS并发症发生率为6%~40%，个别中心还有致死性并发症的报道。BCS的TIPS治疗常见并发症如下。

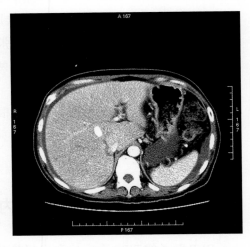

图24-9　TIPS术后CT血管造影显示腹水明显吸收

1. 分流道功能障碍　TIPS分流道功能障碍的定义为分流道狭窄超过50%或完全阻塞或门体静脉压力梯度升高至12mmHg或升高超过25%。主要发生原因可能为裸金属支架刺激局部血管内膜导致内膜假性增生，或分流道内血栓形成。BCS患者TIPS术后分流道功能障碍发生率高于常规肝硬化患者，使用裸支架的TIPS术后5年内分流道功能障碍发生率可达70%以上。为减少分流道功能障碍的发生，应使用覆膜支架，尤其是TIPS专用的覆膜支架可有效降低其5年发生率至30%左右。另外，术后还应严密抗凝并密切监测患者有无分流道功能障碍发生及患者凝血功能变化。

2. 肝性脑病　TIPS建立的门体静脉分流道可能增加肝性脑病发生率。BCS患者相比于常规肝硬化患者基础肝功能相对较好，肝性脑病发生率较低，术后1年内发生率约20%。TIPS术后肝性脑病尚无确切预防措施，发生肝性脑病后应及时明确肝性脑病的诱因如高蛋白饮食、便秘、消化道出血、大量放腹水、利尿治疗、电解质紊乱等，有诱因的患者应尽快去除诱因并采取保守治疗措施，如口服乳果糖及利福昔明、补充优质蛋白和支链氨基酸等。

3. 局部穿刺点出血　主要为TIPS损伤穿刺局部静脉所致。术后应加压包扎，严密监测有无局部穿刺点出血。有活动性出血患者应及时止血。

4. 误穿胆管　主要与术者经验和技术相关，技术成熟的医疗中心此并发症发生率低于5%。发生此并发症后应严密监测患者生命体征，明确是否发生胆管出血和胆瘘，视情况进行保守治疗或外科手术治疗。

5. 肝包膜下出血及腹腔内出血　主要由TIPS穿刺失误引起，发生后应严密监测患者生命体征，视情况行保守治疗或造影下寻找出血点并止血，必要时行外科手术止血。

6. 心力衰竭　主要由TIPS建立门体静脉分流短期内增加右心回心血量所致，多见于基础心功能较差的患者。为减少此并发症，术前应行超声心动图检查并评估心功能，严格筛选患者。充血性心力衰竭及心功能不全的患者应尽可能避免行TIPS。TIPS术后需严格控制液体出入量，避免造成心力衰竭。

7. 支架移位　发生率相对较低，发生后应及时行介入修正治疗。

8. TIPS导致的继发性下腔静脉狭窄　由于BCS患者常需要从下腔静脉穿刺门静脉，支架头端伸入下腔静脉的节段较常规TIPS更长，可能造成继发性下腔静脉阻塞。对于此种情况，应尽可能调整TIPS支架位置。TIPS术后继发性下腔静脉狭窄一旦发生，由于支架尖端的存在难以再行下腔静脉球囊开通与支架置入，因此，若术前评估患者为容易发生继发性下腔静脉狭窄且难以通过调整支架位置避免，则应在TIPS术前先行下腔静脉球囊开通与支架置入，充分撑开下腔静脉，再行TIPS。

六　治疗后随访与管理

（一）术后抗凝治疗的随访与管理

根据指南推荐，下腔静脉开通术后患者需接受长期口服华法林抗凝治疗。另外，由于BCS TIPS术后更易发生再狭窄，严格抗凝治疗尤为必要。抗凝原则与球囊开通术后抗凝相同，即维持INR在2~3，定期复查患者凝血功能，随访患者是否发生各类出血事件，并酌情调整华法林剂量或暂停抗凝治疗。

（二）分流道功能障碍的随访与管理

随访期间患者症状复发、肝功能恶化（尤其是胆红素水平升高）或肝淤血加重，往往提示分流道功能障碍。因此，随访时应额外注重此类情况。另外，患者还应常规行腹部B超检查分流道通畅性，门静脉血流速度降低>50%或流速<28cm/s或门静脉肝内分支血流方向改变等，均提示分流道功能障碍的可能性大。有既往上消化道出血史或食管-胃底静脉曲张的患者还应复查内镜，若曲张静脉直径>1cm和/或出现红色征等出血高危征象，亦提示门体静脉压力梯度>12mmHg。有上述分流道功能障碍可疑征象时，应入院行造影检查。发生分流道功能障碍时，应及时行球囊扩张术予以修正，必要时置入支架。

（三）术后肝功能与症状复发的随访与管理

随访期间应复查患者肝功能及了解BCS相关症状有无改善或加重，及时予以对症治疗。患者出院时，医生应向其交代避免肝性脑病发生的注意事项，如低蛋白饮食、通便等。发生肝性脑病时，应及时了解肝性脑病发生的诱因、频率、严重程度与分级等，并尽可能住院治疗。

（四）进一步治疗的临床决策

根据国际指南推荐，若TIPS治疗无效，或出现暴发性肝衰竭或进行性肝功能恶化时，应考虑肝移植治疗。我国患者TIPS术后五年生存率约为56%。TIPS术后需要密切关注分流道功能障碍及肝性脑病的发生情况。TIPS疗效不好或出现肝衰竭、肝功能进行性恶化时，应考虑适时行肝移植治疗。

七 注意事项

1. **严格掌握BCS行TIPS的适应证**　BCS引起的门静脉高压属于肝后型门静脉高压，解除已阻塞的肝和/或肝后段下腔静脉，恢复肝脏的正常血液循环，从而恢复肝功能，是BCS治疗的最理想方法。特别是在我国及其他亚洲国家，BCS以下腔静脉及肝静脉近段阻塞为主要病理特征，多采用腔内血管成形术治疗，临床成功率高，已成为BCS的主要治疗方法。广大的临床医师应不断学习交流、创新技术，提高BCS血管腔内成形术的技术水平，以获得最佳的临床治疗效果。

2. **肝脏储备功能**　Child-Pugh C级患者不应放弃TIPS治疗。虽然有报道Child-Pugh C级患者死亡风险高，但是也有大量临床成功治疗的病例报道。因为BCS引起肝损伤的病理生理特点与病毒性肝炎引起肝损伤的病理生理不同，特别是急性期BCS合并顽固性腹水的患者，一旦TIPS治疗后门静脉压力降低，患者肝功能检查指标可很快明显好转甚至恢复正常，说明BCS患者的肝损伤通过TIPS治疗是可逆行。

3. **分流道选择覆膜、柔顺性好的血管内支架**　影响TIPS术后症状复发的最主要因素是术后分流道再狭窄。近年来，大量的文献报道采用覆膜支架行TIPS治疗明显降低了术后分流道再狭窄发生率，推荐使用TIPS专用的Viattor支架或者Viabahn支架，因为其不但覆膜，而且柔顺性较好。选择适当类型的支架，对预防术后再狭窄非常重要。张曦彤等报道3例BCS术后健存的患者中2例发生了术后再狭窄，该组病例所用支架皆为"Z"形支架，此支架由于支架之间网孔较大及质地硬，易于出现分流道再狭窄，故宜选择密集型的支架，如Wallstent、Palmaz支架。

4. **支架两端的放置位置**　覆膜支架TIPS术后分流道再狭窄的部位绝大部分发生在支架的两端，原因是支架接触血管壁引起血管内膜增生，因此建议支架覆膜部分的近心端应至少突入下腔静脉5mm，支架的远心端应至少进入门静脉主干内5mm。

5. **术后养成良好的生活习惯，预防肝性脑病**　TIPS术后肝性脑病的发生的该技术临床应用存在的主要缺点，BCS患者TIPS术后肝性脑病的发生率在5%左右，远低于肝炎后肝硬化患者TIPS术后的发生率。术后适量蛋白饮食及保持良好的大便习惯是预防术后肝性脑病发生的重要方法。

（韩国宏　徐　浩　孙玉岭）

参考文献

［1］ EUROPEAN ASSOCIATION FOR THE STUDY OF THE LIVER. EASL clinical practice guidelines：vascular diseases of the liver[J]. J Hepatol，2016，64（1）：179-202.

［2］ FAGIUOLI S，BRUNO R，DEBERNARDI VW，et al. Consensus conference on TIPS management：Techniques，indications，contraindications[J]. Dig Liver Dis，2017，49（2）：121-137.

［3］ GARCIA-PAGÁN J C，HEYDTMANN M，RAFFA S，et al. TIPS for Budd-Chiari syndrome：long-term results and prognostics factors in 124 patients[J]. Gastroenterology，2008，135（3）：808-815.

［4］ HAN G H，QI X S，ZHANG W，et al. Percutaneous recanalization for Budd-Chiari syndrome：an 11-year retrospective study on patency and survival in 177 Chinese patients from a single center[J]. Radiology，2013，266（2）：657-667.

［5］ MURAD S D，LUONG T K，PATTYNAMA P M T，et al. Long-term outcome of a covered vs. uncovered transjugular intrahepatic portosystemic shunt in Budd-Chiari syndrome[J]. Liver Int，2008，28（2）：249-256.

［6］ Perkins J D. Timing of liver transplantation following transjugular intrahepatic portosystemic shunt in patients with Budd-Chiari syndrome[J]. Liver Transpl，2009，15（3）：341-342.

［7］ QI X，GUO X，FAN D. Difference in Budd-Chiari syndrome between the West and China[J]. Hepatology，2015，62（2）：656.

［8］ SEIJO S，PLESSIER A，HOEKSTRA J，et al. Good long-term outcome of Budd-Chiari syndrome with a step-wise management[J]. Hepatology，2013，57（5）：1962-1968.

［9］ VALLA D C. Prognosis in Budd Chiari syndrome after re-establishing hepatic venous drainage[J]. Gut，2006，55（6）：761-763.

[10] VILSTRUP H，AMODIO P，BAJAJ J，et al. Hepatic encephalopathy in chronic liver disease：2014 Practice Guideline by the American Association for the Study of Liver Diseases and the European Association for the Study of the Liver[J]. Hepatology，2014，60（2）：715-735.

第二十五章

下腔静脉和肝静脉阻塞伴血栓形成的介入治疗

■ 一 下腔静脉阻塞伴血栓形成的介入治疗

文献报道，巴德-基亚里综合征（BCS）患者合并血栓形成的发生率为10%～12%，由于内科治疗效果差，外科取栓创伤又大，下腔静脉内血栓一度是BCS治疗的难点。随着介入学的逐步发展，临床上出现多种用于治疗下腔静脉阻塞合并血栓的介入方法，各有优缺点。

（一）下腔静脉内血栓的特征

BCS是各种原因引起的肝静脉和/或肝后段下腔静脉部分或完全梗阻、血液回流障碍，导致淤血性门静脉高压和/或下腔静脉高压。BCS下腔静脉阻塞尤其在完全闭锁时下腔静脉局部血流缓慢，处于边流的血液近于停滞状态，血液中的凝血因子聚集而浓度增高，激发凝血；血液流动缓慢，局部缺氧内皮细胞损伤释放凝血因子，并暴露胶原组织激活凝血过程；下肢静脉、盆腔静脉、肾静脉等向头侧方向回流的血液和血流受阻后改变方向向下逆流的肝静脉血液形成涡流，因消化道出血进行止血治疗或进行下腔静脉插管造影等操作损伤血管，以及血管内膜结构异常等均导致血栓形成。早年文献报道有10%～12%的BCS患者合并下腔静脉血栓。

BCS合并下腔静脉阻塞时，扩张的下腔静脉内血栓在病理学上多为混合血栓和红色血栓；形态上血栓巨大，呈游离或半游离状，血栓不易机化或不易完全机化；时间上，陈旧性血栓与新鲜血栓并存。静脉内血栓不同于动脉内血栓，BCS巨大直径的下腔静脉内血栓又不同于外周深静脉血栓，BCS的下腔静脉管腔巨大、管壁完整、血流缓慢，血栓块大、新旧血栓交替、混合血栓和红色血栓成分居多，血栓多呈游离态，血栓不易机化，血栓不易自行消失。若下腔静脉阻塞解除，巨块血栓脱落，极易引起致死性肺栓塞（图25-1）。

BCS患者病程较长，合并的血栓较广泛，常跨越肝静脉、副肝静脉乃至肾静脉开口区域甚至以远区域。血栓处理不当将影响这些重要血管的血液循环，导致致命性并发症。BCS下腔静脉阻塞时，代偿性扩张的下腔静脉内腔巨大，下腔静脉内血栓不易于附壁和机化，而易于形成混合型血栓和红色血栓，为搅拌溶解血栓奠定了基础（图25-2）。

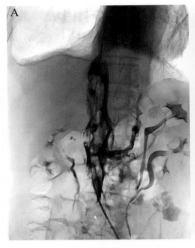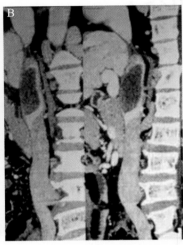

图25-1　BCS患者下腔静脉血栓形成

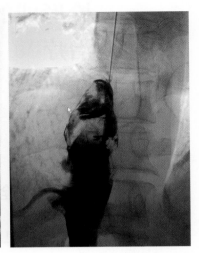

图25-2　BCS患者下腔静脉阻塞

（二）BCS下腔静脉内血栓的治疗

以往BCS下腔静脉阻塞合并血栓被视为介入治疗的禁忌证，主要原因是一旦阻塞的下腔静脉开通后，下腔静脉内的巨块状血栓脱落将导致致死性肺栓塞。因此寻求快速有效地清除血栓，同时减少肺栓塞和各种并发症的出现成了介入治疗发展的方向。另外，新鲜血栓与陈旧性血栓治疗方案往往有所不同，确定血栓的性质是治疗的关键所在。

1. 合并新鲜血栓的介入治疗　近年来使用药物溶栓、超声消融血栓和支架压迫血栓治疗BCS合并下腔静脉血栓，取得了一定疗效，但长期效果不尽如人意。临床应用于BCS合并下腔静脉新鲜血栓的治疗方法有以下几类：①血栓抽吸，溶栓及抗凝治疗后择期行PTA及支架治疗；②导管溶栓后行PTA及支架治疗；③临时性滤器与其他方法联合应用；④超声消融后行PTA及支架治疗；⑤可回收内支架压迫血栓；⑥口服抗凝血药物3个月至血栓机化或溶解后行PTA；⑦自然机化后（半年以上）再行PTA。

血栓抽吸的优点是简单易行，缺点是往往伴随大量失血、抽吸不尽、术后血栓再形成。导管溶栓的优点是失血少，对血管内皮和瓣膜损伤轻；导管溶栓的缺点是完全溶解率不高，有出血和肺栓塞危险。临时性滤器可有效防止肺栓塞，但不少患者血栓位置过高，不适合过滤器置入，也有不少滤器相关并发症，如滤器移位、折断、下腔静脉穿孔等。超声消融术是将血栓碎裂成13μm以下的颗粒，经机体代谢后完全溶解。但超声消融器械无导丝孔，无法引入导丝及导管，无法调整方向，易穿通血管壁，并且性价比低，与其他方法相比较，临床疗效并无明显提高，且花费巨大，特殊的设备不易得到。

下腔静脉内血栓搅拌溶解术：鉴于上述各种方法或操作复杂、疗效欠佳或副作用过大、费用高，搅拌溶栓的方法值得推荐。以亲水膜导丝配合鞘管、猪尾巴导管搅拌碎裂血栓，再配合局部灌注药物溶栓的方法治疗下腔静脉内巨块新鲜血栓。技术优点在于：①搅拌打碎血栓，增加其与溶栓药物的接触面；②碎裂的细小血栓随下腔静脉周围的侧支循环回流心脏进入肺动脉既不会形成严重肺栓塞，也会更容易自溶从而消失；③搅拌使局部血流速度加快，增高了局部血流的应切力，从而使内皮细胞的抗血栓作用明显增强，还有助于增加纤溶酶的活性。

操作方法：猪尾巴状导管卷曲的直径大约为10mm，BCS下腔静脉阻塞后其代偿性扩张的下腔静脉直径高达20~30mm，其内的血栓直径也可能高达20~30mm。以直径为10mm的卷曲襻搅拌，搅拌不彻底，溶栓速度慢，加之导管的扭控力较弱，旋转搅拌遭遇太大的血栓阻力时可能导致搅拌失败。应用大鞘管与猪尾巴导管和成襻导丝配合搅拌溶栓术可大大提高效果。完成下腔静脉造影后，交换引入10~14F的大鞘管至血栓区，经鞘管引入猪尾巴导管和成襻的亲水膜导丝至血栓近心端，在体外以顺时针方向和逆时针方向交替旋转导管和导丝，一般顺时针转动3~5周（360°，3~5周），再逆时针转动3~5周（360°，3~5周），顺时针和交替的逆时针转动角度相等，以预防导管和导丝在血管内扭曲成襻，甚至于成襻折断。经鞘管间歇注射肝素盐水和尿激酶盐水，并每隔3~5分钟经鞘管注射对比剂复查造影，判断血栓溶解情况，以调整导管与成襻导丝搅拌的位置。此节段血栓消失后下移导管和导丝继续下一区域或节段溶栓，如此反复，致全部血栓溶解消失。

导管和成襻导丝配合可加大搅拌效果，并且通过导丝引入可以改变（即加大）猪尾巴段的直径，有利于充分搅拌代偿性扩张的下腔静脉内巨大血栓；导丝和导管配合也加大了转动旋转的扭控力量，长鞘管更增加导管的支撑力，加大了搅拌力。近年来更有可调弯鞘的临床应用，配合转动头端弯曲的鞘管能进一步提高搅拌效率。经鞘管注射溶栓药物、抗凝血药物、对比剂等，搅拌与溶栓彼此不影响，可加快溶栓速度。

亲水膜导丝，导管和鞘管三者皆表面光滑柔软，不易于损伤血管内皮细胞；BCS下腔静脉阻塞时，代偿性扩张的下腔静脉管腔巨大，为猪尾巴导管和/或呈螺旋状的亲水膜导丝旋转提供了足够大的空间；下腔静脉阻塞，代偿的侧支循环血管细小，只有搅拌粉碎的细小血栓微粒才会通过侧支循环回流，而较大的血栓不会流进右心系统和肺动脉，所以血栓搅拌和粉碎是安全的。

搅拌溶栓的优点：①比单纯溶栓迅速、彻底；②节省了应用支架或滤器的经济负担，避免了其可能带来的风险；③不必等血栓机化，极大地缩短了治疗周期。

韩新巍等报道11例BCS下腔静脉阻塞合并血栓者，行介入放射学搅拌溶栓即时有效，一般20~30分钟、30万~50万U尿激酶即可彻底溶解血栓。溶解血栓的药物用量在安全范围之内。血栓溶解后依次完成球囊扩张、内支架植入等治疗。术中未出现呼吸困难、血氧饱和度下降、肺动脉高压等肺栓塞症状，术后1周复查彩色多普勒超声示下腔静脉通畅无血栓，说明搅拌溶栓治疗下腔静脉新鲜血栓的安全性和可行性。随访6~12个月，11例患者下腔静脉原有血栓区管腔通畅，管壁光滑，未见血栓复发的任何征象。下腔静脉搅拌溶栓安全、简单、高效、长效，值得推广。要注意下腔静脉搅拌溶栓时，导管与导丝反复旋转总会对血管内皮细胞造成一定的危害，有潜在性继发血栓形成的危险，故而介入手术后要加强抗凝血治疗。

适应证：病理学上未机化或未完全机化的白色血栓、混合血栓和红色血栓，临床上的新鲜血栓和新旧混合性血栓，特别是影像学上的游离性血栓或未完全附壁的部分游离血栓。

2. 下腔静脉合并陈旧性血栓的介入治疗

（1）下腔静脉内支架压迫血栓术：自从1990年Furail首次报道应用Gianturco血管内支架治疗BCS以来，下腔静脉内支架植入被证明是治疗BCS安全而有效的方法之一。我国汪忠镐教授于1992年首次将支架应用于一例BCS患者。随后徐克教授等在这一方面做了大量工作。研究表明，下腔静脉节段性阻塞和下腔静脉闭塞（包括膜性）伴血栓形成是放置血管内支架的良好适应证。血管内支架的使用让BCS的介入治疗趋向完善，弥补了球囊扩张的不足之处，扩大了介入治疗的适应证，在压迫和固定下腔静脉内血栓以防止血栓脱落等方面具有重要的作用和价值。

血管支架用于人体的时间较短，其远期不良反应尚不清楚。与血管内支架有关的并发症主要有以下2种：①再狭窄问题，支架压迫刺激导致局部血管内膜过度增生，使下腔静脉再狭窄甚至闭塞。文献报道支架术后再狭窄发生率为13%。②继发性肝静脉阻塞，特别是内支架压迫血栓、血栓变形堵塞肝静脉开口、继发内膜过度增生阻塞肝静脉，使下腔静脉阻塞型BCS演变为肝静脉阻塞型，病情更加复杂难治。因此下腔静脉内支架植入压迫血栓的长期疗效已开始受到学界的质疑。

考虑下腔静脉永久性植入内支架压迫血栓可引起继发性肝静脉阻塞，韩新巍教授等将永久性内支架植入改为放置临时性内支架（或称可回收性内支架），在短期内临时性压迫血栓，防止血栓脱落引起肺栓塞的发生，待血栓溶解消失后，取出发挥压迫血栓作用的内支架，避免了内支架永久植入导致的肝静脉阻塞的严重并发症。其初步临床使用结果表明可回收内支架具有以下优点：①能有效防止血栓脱落产生的致死性肺栓塞；②避免永久血管内支架植入压迫血栓变形从而堵塞肝静脉、副肝静脉和/或肾静脉开口，导致血液回流不畅或产生完全阻塞，致使组织器官淤血坏死；③避免支架长期植入引起局部组织增生产生狭窄、闭塞，特别是下腔静脉膜性狭窄、闭锁合并血栓的BCS，而对于下腔静脉节段性闭塞合并血栓的BCS，用可回收内支架，不影响闭塞段血管内支架植入；④支架部分对血管支撑作用可以即时最大限度地恢复下腔静脉血流；⑤在一定程度上也可防止单纯球囊扩张血管成形术后管腔的再狭窄，提高远期疗效；⑥技术操作简便、易于定位、易于放置、易于取出，而且既可永久留置，也可短期内取出；⑦价格较低，患者大多可以接受。但是，可回收内支架的临床应用时间较短，远期疗效尚需进一步观察，也有待于大规模病例随访调查进一步证实。

（2）预开通治疗下腔静脉内陈旧性血栓：鉴于支架血栓的种种缺点，国内有多个医疗中心试探性采用部分性预开通技术治疗，即应用小直径（12~16mm）球囊导管扩张下腔静脉闭塞段，恢复正向血流，辅助抗凝，溶栓药物使血栓溶解后，二期再用大球囊扩张（图25-3）。其理论依据为：①陈旧性血栓与血管壁结合牢固，不易脱落；②使用较小直径球囊导管预开通下腔静脉，阻塞的下腔静脉部分被开通，可以避免大的血栓脱落导致肺栓塞；③预开通阻塞的下腔静脉后，下腔静脉血流呈正向，解除了血栓形成的主要因素，有利于血栓的溶解。丁鹏绪等采用该方法治疗9例，除1例因血栓体积较大，使用小球囊扩张后血栓弹性回缩，堵塞扩张通道，未能有效恢复下腔静脉正向血流，而改行可回收内支架治疗外，余8例全部成功，无肺栓塞并发症发生。

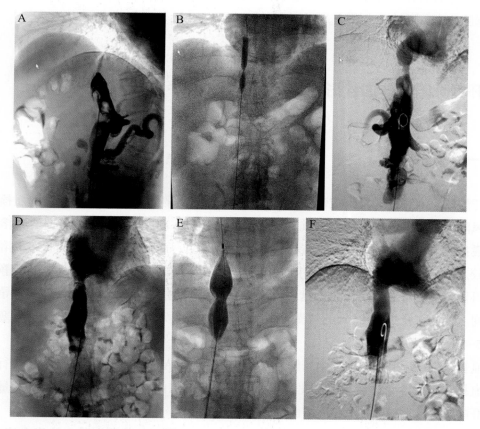

图25-3　预开通治疗下腔静脉内陈旧性血栓
　　A~C. 一期应用小直径球囊导管扩张下腔静脉闭塞段，恢复正向血流；D~F. 二期应用大球囊扩张。

采用预开通技术治疗BCS合并下腔静脉内血栓形成虽然避免了以往治疗方法的缺点，但是从理论上讲仍有发生肺栓塞的可能，应注意适应证的把握：①血栓性质一定是陈旧性血栓。新鲜血栓与下腔静脉管壁一般附着松散，容易脱落，采用该方法容易产生肺栓塞。而陈旧性血栓与下腔静脉管壁附着牢固，不易脱落。下腔静脉内血栓的性质可通过彩色多普勒超声、螺旋CT、MRI进行鉴别。②血栓与下腔静脉管壁应附着牢固。部分BCS合并下腔静脉内血栓为游离性，预开通后血栓可能上移堵塞管腔，不能恢复下腔静脉正向血流，血栓难以溶解。另外，对于厚度较小的陈旧性附壁血栓，由于其与下腔静脉管壁结合紧密，不会脱落，可以直接行下腔静脉球囊扩张成形术，而无须行预扩张。③下腔静脉病变应为膜性病变。下腔静脉节段性病变使用小球囊扩张后管壁回缩明显，难以保持管腔部分通畅，不易恢复下腔静脉正向血流，严重影响抗凝溶栓效果；而膜性病变则不同。④下腔静脉内血栓体积不宜过大。血栓体积过大，甚至基本占据整个下腔静脉管腔，小球囊扩张后血栓弹性回缩，阻塞下腔静脉管腔，难以保持管腔部分通畅，不易恢复下腔静脉正向血流。当合并下腔静脉内血栓体积过大时，应考虑使用可回收支架技术治疗。⑤预开通下腔静脉使用的球囊导管直径不宜过大。预开通下腔静脉时所使用球囊导管直径过大，血栓一旦脱落，可引起肺栓塞，增加手术风险。

■ 肝静脉阻塞伴血栓形成的介入治疗

（一）概述

肝静脉阻塞合并血栓形成治疗要点是既要行肝静脉阻塞的开通，又要清除血栓，其难度和风险大于单纯的膜性阻塞。其难点在于是先行阻塞部位的球囊扩张还是先行溶栓，先行球囊扩张可能发生血栓脱落而导致肺动脉栓塞发生，而在肝静脉阻塞的状态下溶栓的效果比较差。笔者在临床实践中采用小球囊扩张，让阻塞的血液部分流出，降低肝静脉内压力，再留置溶栓导管进行溶栓，这样做既可以较快地改善临床症状，又可以缩短导管留置的时间。使用直径为6~8mm的球囊扩张肝静脉阻塞处，可以有效地防止肺动脉栓塞的发生（图25-4）。

血管造影明确肝静脉血栓为新鲜血栓时，亦可使用Angiojet等血栓抽吸设备进行血栓抽吸，血栓抽吸后给予球囊扩张，此种方法可以快速清除血栓，减少溶栓药物的用量，更适合于肝静脉血栓形成合并消化道出血患者（图25-5）。

留置导管溶栓的导管留置时间并无明确的规定和限制，其原则是血栓完全溶解为止。肝静脉血栓完全溶解后，采用大于肝静脉近端心血管直径20%~40%的球囊对原阻塞处给予扩张，扩张后进行血管造影和测压。

由于使用溶栓药物进行溶栓治疗，溶栓前的破膜穿刺以经颈静脉途径为宜，应尽量避免经皮肝穿刺破膜，以避免溶栓过程中出现经皮肝穿刺通道出血。

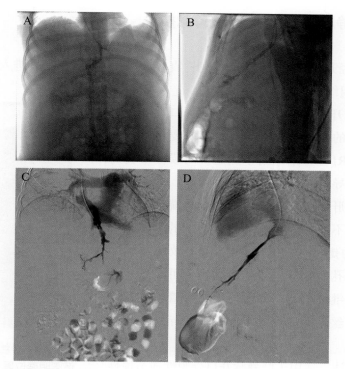

图25-4　小球囊扩张后留置溶栓导管溶栓

　　A、B. 肝静脉阻塞合并血栓形成；C、D. 直径为6~8mm的球囊扩张肝静脉阻塞。

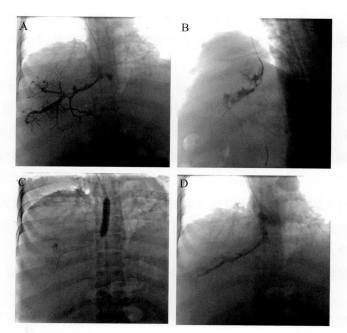

图25-5　新鲜血栓抽吸后行球囊扩张

　　A、B. 使用血栓抽吸设备进行血栓抽吸；C、D. 球囊扩张。

（二）经颈静脉逆行开通穿刺肝静脉技巧

经颈静脉途径开通穿刺的优点是穿刺针直接抵达肝静脉开口处并进入阻塞的肝静脉内，可以避免损伤肝组织，不受腹水的限制。

1. 导丝软端开通法　适用于肝静脉开口处膜性有孔的病例。阻塞的隔膜是否有一孔道，需要在术前仔细阅读超声和MRI检查结果给予判定。对膜性带孔的病例，使用单弯导管，将导管经上腔静脉、右心房插至下腔静脉第二肝门处，使用超滑导丝软端探查肝静脉开口，此时应不断改变导丝和导管前端的方向，力求导管和导丝的走向与隔膜孔的方向一致，导丝才有可能进入隔膜孔。导丝进入隔膜孔后，可以发现导丝沿肝静脉走向继续下行，此时可以将导管沿导丝继续推进，退出导丝，推注少量对比剂证实导管的位置（图25-6）。

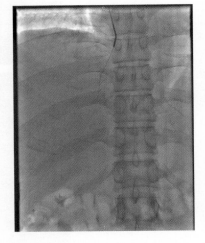

图25-6　导丝进入隔膜孔后，导管造影明确位置

2. 钢针开通法　适用于肝静脉开口处膜性或节段性闭塞。使用导丝软端或硬端开通未能成功时，则需要使用强度更大的破膜穿刺针或RUPS-100穿刺针进行开通穿刺。在进行开通穿刺时，应特别注意穿刺针前端的位置，尤其是准备穿刺肝左静脉时，应确保穿刺针前端位于肝左静脉开口处才能进行开通穿刺。如果穿刺针前端位置稍微高一些，极容易滑动到右心房，造成误穿右心房。

由于肝静脉与下腔静脉之间存在着45°～55°的夹角，使用钢针进行开通穿刺时，穿刺针前端应预制为符合肝静脉与下腔静脉解剖角度的弯曲度，推荐使用可以塑形的穿刺针，并将可塑形穿刺针预制成符合其异常解剖角度的弯曲度。钢针前端伸出导管3~5cm，先缓慢用力使穿刺针前端顶住肝静脉开口处，然后用力穿刺，如果穿刺点位置正确，穿刺针通过膈膜或闭塞段后，操作者可以感觉到突破感和落空感，此时应固定穿刺针，向前推进导管，如果导管走行无阻力，则表明破膜穿刺成功。如果导管前进阻力较大，应退出穿刺针，手推少量对比剂观察导管位置；如果导管位于肝实质内，应退回导管，重新调整穿刺方向，直至破膜穿刺成功。

笔者采用经颈静脉途径进行开通穿刺肝静脉闭塞600多例，在提高穿刺成功率的技巧方面经验如下。

仔细观察下腔静脉造影图片，在下腔静脉造影图像上可以看到以下几个对开通穿刺具有指导意义的征象。

（1）喷射征：肝静脉开口为膜性阻塞合并小孔时，在下腔静脉造影图像上可以看到一条1~2mm斜行走向的负影，根据负影的位置使用cobra导管和超滑导丝配合即可将导丝插入阻塞的肝静脉内。喷射征同样可以见于副肝静脉阻塞患者，在少数副肝静脉开口于下腔静脉前壁时，喷射征表现为点状负影，酷似一小气泡影。根据"气泡影"的位置可以比较容易地找到副肝静脉开口（图25-7）。

（2）膈膜膨出征：由于肝静脉阻塞后的压力升高可以达到40~50cmH$_2$O（3.92~4.90kPa），升高的肝静脉压力可以将较薄的隔膜推向下腔静脉，在下腔静脉造影时可以在肝静脉开口位置出现一半圆形或三角形充盈缺损区。隔膜膨出的位置即为肝静脉开口位置，以此位置进行定位穿刺，可以轻松地开通穿刺成功（图25-8）。

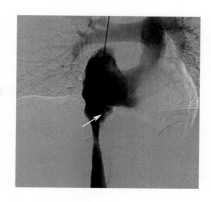

图25-7　喷射征

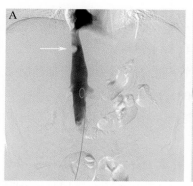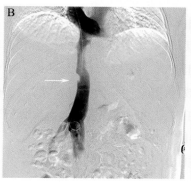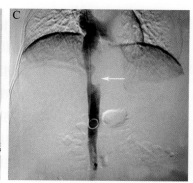

图25-8　隔膜膨出征

（3）交界征：肝右静脉与下腔静脉汇合后即呈现为一膨大段，此段位于肝脏上缘上方，由于此段没有肝脏的包裹，与肝静脉开口下方受压变细的下腔静脉形成一明显的交界，此交界点又是进行肝右静脉穿刺点的定位点，故判定和使用此交界点是进行肝右静脉开通穿刺的要点之一（图25-9）。

TIPS治疗肝静脉完全闭塞合并血栓形成的BCS是快速缓解门静脉高压、恢复肝功能的有效抢救措施，应及时进行。详细内容见相关章节。

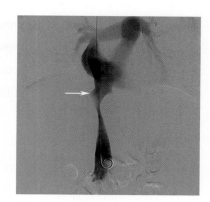

图25-9　交界征

（祖茂衡　孙玉岭　徐　鹏）

参考文献

［1］ 韩新巍，丁鹏绪，高雪梅，等.Budd-Chiari综合征：下腔静脉阻塞合并血栓的可回收内支架设计与应用[J].介入放射学杂志，2006，15（9）：533-536.

［2］ 韩新巍.布-加综合征介入治疗与研究进展[M].郑州：郑州大学出版社，2010.

［3］ 刘亚，高涌，俞朝文，等.分期递增式球囊扩张技术在布-加综合征合并下腔静脉血栓形成腔内治疗中的应用效果及安全性[J].中华解剖与临床杂志，2020，25（1）：49-54.

［4］ 徐克，王长龙，张汉国，等.应用自制无接痕血管内支架治疗Budd-Chiari综合征（附12例报告）[J].中华放射学杂志，1993，27（10）：690-693.

［5］ 中华医学会放射学会介入学组.布-加综合征介入诊疗规范的专家共识[J].中华放射学杂志，2010，44（4）：345.

［6］ 祖茂衡，张庆桥，顾玉明，等.血管内支架在布-加综合征远期疗效再评价[J].中国介入放射学，2008，2：206-208.

［7］ 祖茂衡.布-加综合征的影像诊断与介入治疗[M].北京：科学出版社，2004.

［8］ FURUI S，SAWADA S，IRIE T，et al. Hepatic inferior vena cava obstruction：treatment of two types with Gianturco expandable metallic stents[J]. Radiology，1990，176（3）：665-670.

［9］ YU C，GAO Y，NIE Z，et al. Effectiveness and postoperative prognosis of using preopening and staged percutaneous transluminal angioplasty of the inferior vena cava in treating budd-chiari syndrome accompanied with inferior vena cava thrombosis [J]. Ann Vasc Surg，2019，60：52.

第三篇

特殊内容篇

第二十六章

介入超声学在巴德－基亚里综合征治疗中的应用

随着超声设备成像质量的不断提高和器械材料的发展，各种超声引导下的介入技术水平大大提高，并越来越广泛地应用于临床。近年来，专业医师将超声技术与介入治疗结合，使超声在巴德－基亚里综合征（BCS）的应用方面不仅仅局限在诊断领域，而且在介入治疗中应用得越来越成熟、安全。介入超声凭借其创伤小、操作简单、恢复快、并发症少等诸多优点，在BCS中的应用受到越来越多的关注。

■ 介入超声总论

由于实时超声的引导，介入超声从诊断跨入治疗领域，不仅为临床缩短了诊断和治疗时间，而且大大降低了医疗成本。

（一）介入超声概述

介入超声（ultrasonic）是现代超声医学的一个重要分支，是1983年在哥本哈根召开的第一届国际介入性超声学术会议上正式命名。它是在超声显像基础上为进一步满足临床诊断和治疗的需要而发展起来的一门新技术。

介入超声是指在超声监视或引导下将特制的针具、导管等器械置入病变内，完成获取组织或体液、导入能量或药物进行诊断和治疗的操作，具有实时显像、精准安全、美观微创、费用低廉、无辐射等优点，沿着前沿化、精准化、智能化、前沿化的趋势逐步发展，迈向更精准、安全、有效的新平台，具有广阔的发展前景。

具体的技术方法有穿刺活检、置管引流、局部治疗。介入超声常见分类见表26-1。

表 26-1　介入超声的常见分类

诊断	应用范围
超声引导经皮穿刺	细胞学检查、组织学活检、抽吸物常规及生化检查等
体腔内超声	腔内超声诊断、针吸活检
宫内胎儿诊断	羊水生化检查、遗传学检查、绒毛活检
手术中超声	超声扫描、针吸活检、抽吸物化验

（二）介入超声基础

介入超声在超声引导下将诊疗器械准确导入靶目标，分为实时引导徒手穿刺和导向装置穿刺，常见应用范围见表26-2。

表 26-2　介入超声的常见应用范围

治疗	应用范围
囊肿、脓肿、积液	穿刺抽吸、置管引流、注射药物、冲洗脓肿
胆系疾病	胆管置管引流，胆囊置管引流及溶石、排石
肿瘤治疗	化学消融、热消融、同位素颗粒置入
体腔内超声	某些含液病变穿刺抽吸治疗、穿刺抽吸取卵
宫内胎儿处理	胎儿输血、多胎妊娠的处理等
手术中超声	术中监护、液性病变抽吸引流、胆管造瘘等

在对人体穿刺时，其准确性受多种因素影响：①超声仪分辨力和局部容积效应引起的误差；②患者呼吸和心搏的干扰；③超声导向装置与设备的运用。因此，为精准、安全、便捷、有效地穿刺，介入超声医师既要重视超声仪器的调节、了解超声成像的原理及相关基础知识，又要有精确的引导方法和娴熟的技巧。

对人体穿刺时，要注意以下几点：①重视局部麻醉和呼吸配合；②为保证探头的声束轴线通过被穿刺靶目标，将探头在靶心点上做小幅度侧动，向左、向右（或上、下）侧动探头，反复3~4次微调后，回到正中目标靶心；③使用锋利的穿刺针熟练地穿刺操作，减少穿刺偏离。

（三）介入超声原则

精准诊疗是介入超声的精髓，微创与安全是介入超声的原则和特点。在介入诊断及治疗前，根据患者全身状况、局部情况进行综合判断，严格掌握各个部位、各种操作的适应证和禁忌证。

介入超声的原则：①严格遵守无菌操作规则；②提高穿刺准确性；③诊疗中规范操作；④选择具有代表性的安全部位进行穿刺；⑤重视并发症，做到早发现、早处理；⑥按照介入超声项目程序开展。

■ 介入超声在BCS诊断中的应用

BCS分为急性期、亚急性期、慢性期。BCS的确诊有赖于肝静脉和/或下腔静脉造影及肝活检。BCS合并肝占位时诊断比较困难，其影像学表现缺乏典型特征。

肝活检缩短了BCS的临床确诊时间，使患者能及早获得相应治疗。肝脏穿刺活检适用于肝占位性病变和肝脏弥漫性病变。其操作原则是根据病灶的位置大小选择适宜的穿刺路径，提高穿刺准确性，降低并发症。

穿刺活检操作过程中的注意事项如下。

1. **体位及呼吸**　以充分暴露所穿刺部位为适当体位，患者保持平稳呼吸。

2. **穿刺点及穿刺路径**　应以穿刺病灶距体表最近，而且能避开周围脏器、大血管及胆管为一般原则。

3. **测定穿刺距离**　包括穿刺针的进针深度和针芯弹出的距离。

4. **无菌术**　1%碘伏消毒液对体表穿刺点皮肤消毒，铺无菌消毒巾。

5. **麻醉**　皮内局部麻醉及沿进针途径做皮下局部麻醉，必要时给予镇静剂。

6. **穿刺过程**　在穿刺进针前选取合适的呼吸状态并嘱患者屏气，彩色多普勒超声观察所选定的穿刺路径，迅速进针至靶目标前缘或内部，击发活检枪，在瞬间内自动切割组织，然后迅速拔出穿刺针，完成穿刺活检过程。

7. **标本处理**　按各项病理检查的要求进行标本固定，通常使用10%甲醛溶液固定，特别要求者另外采用相应的固定液。

8. **穿刺部位处理**　穿刺活检术后用敷料包扎伤口，敷以纱布，胶布固定。

9. **术后观察**　介入操作完毕后，患者留观1~2小时，注意观察呼吸、脉搏、血压、皮肤面色、出汗情况及有无加剧性疼痛、咯血、尿血等异常表现，确定无异常后方可让患者离开。

■ 介入超声在治疗中的应用

BCS是肝外门静脉高压症最常见的病因，临床表现是肝硬化、腹水、静脉曲张等，长期慢性肝淤血使BCS患者都有不同程度的肝纤维化，肝纤维化使BCS患者的肝硬化发生率增高，在肝纤维化、肝硬化的基础上容易发生肝癌。另外，BCS以肝脏和下腔静脉回流障碍为主要病理改变，对患者健康危害极大，以往治疗多以手术为主，包括心房破膜术的再通或各种门-腔、房-腔转流术，但手术复杂、创伤大且并发症多。随着科学技术的发展，血管腔内介入治疗日趋增多。但是BCS介入治疗后，常出现支架的再狭窄或闭塞，以及心包、胸腔、腹腔积血等并发症。近年来，随着介入超声学的发展，超声引导下血管穿刺及治疗逐渐显示出优势。

（一）在BCS合并肝癌治疗中的应用

1. 肝活检 详见上文。

2. 肝肿瘤消融治疗 BCS合并肝癌患者，多数合并肝硬化，肝功能较差，大部分患者失去手术切除机会，微波、射频、激光、高强度聚焦超声等多种技术运用于多脏器肿瘤的消融治疗，其中以射频消融为代表的局部消融治疗因创伤小、疗效好、费用低、易操作、可重复性等优点，能够有效地局部灭活肿瘤，最大限度地保留肝功能，已在临床上广泛应用。

射频消融的原理是高频交变电流引起电极附近组织中离子高速震动受热，利用其热效应，引起癌细胞死亡，通过使组织脱水、干涸、蛋白质变性，最后导致凝固性坏死，从而达到治疗目的。

消融流程：①完善消融前检验，包括血尿便常规、凝血功能、血型、血糖、传染病指标、血生化、肿瘤标志物等；②完善消融前检查，心电图、胸片、相应脏器的MRI/CT检查等；③评估消融治疗适应证及禁忌证；④制定消融方案，包括布针方式、消融次数、消融肿瘤数目、辅助措施、麻醉方式、消融后血红蛋白尿的预估及水化、碱化尿液的处理；⑤签署知情同意书，需向患者及家属充分交代患者的病情、病灶情况及其他可替代的治疗方式，治疗费用，相关风险、意外及对风险、意外可能采取的防治措施等；⑥消融前1天下达术前医嘱，包括拟行的手术名称、术前禁食水情况、静脉通道的建立、肠道准备等；⑦进行消融治疗，常规超声扫查后，确定最佳穿刺路径，避开重要结构（大血管、胃肠、胆囊、神经等）进针，必要时训练患者呼吸配合，根据患者情况进行辅助措施，如水隔离、测温等；⑧消融后即刻下达术后医嘱，包括血尿便常规、生化指标、保肝保肾等药物；⑨严密观察患者消融后情况，如果出现并发症，及时对症处理，必要时请相关科室会诊；⑩应用影像学检查评价消融疗效，如超声、超声造影、MRI/CT等影像学检查；⑪下达出院医嘱，交代患者术后复查时间及出院后相关注意事项；⑫按照随访原则进行定期随访，消融术后1、3、6、9、12个月复查，之后视患者病情每隔3~6个月进行一次复查。消融过程见图26-1和图26-2。

（二）血管系统介入性超声

1. 超声引导下下腔静脉支架植入术和球囊扩张术 BCS是肝静脉和/或肝段下腔静脉梗阻导致的肝静脉流出道受阻而引起的综合征，如果未能及时得到改善，对患者的危害极大。虽然BCS的

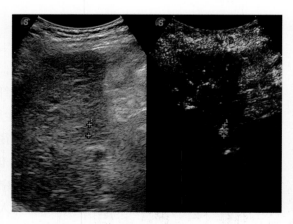

图26-1 消融前超声造影定位病灶

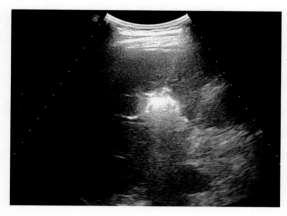

图26-2 消融治疗中，超声显示消融区被强回声所覆盖

介入治疗日趋增多，但大部分是在X射线透视下进行。虽然具有创伤小、成功率高、效果可靠等诸多优点，但是X射线透视不能显示病变下腔静脉内血栓和血流情况，各种导管与组织间没有明显的对比度，且不宜连续监测，多次间断操作使患者长时间受X射线照射，对人体危害较大。超声下不仅可避免受X射线照射和对比剂的注入，且可长时间连续显像。

操作步骤如下。

（1）患者取平卧位，探头放置在剑突下或右肋下，进行移动扫查，探查病变处下腔静脉狭窄长度、内径及隔膜位置，进行选择定位。

（2）消毒右侧股静脉周围皮肤，铺巾，运用Seldinger技术穿刺右侧股静脉，置入14F导管鞘至下腔静脉狭窄段，沿导丝推送球囊导管至病变狭窄处，向球囊内注入生理盐水进行扩张，反复扩张至适合直径，退出球囊，完全闭塞患者用硬头导丝配加硬导管破膜后再扩张。整个过程均在超声实时监测下进行，显示下腔静脉狭窄段及引导钢丝、球囊导管、金属支架，连续显示各种导管、导丝及支架在下腔静脉内的运行，及时判断并快速调整，避免支架放置过深进入心脏，且实时探查术中有无血管壁损伤。

（3）根据注入球囊的盐水量及超声测定结果，判定球囊是否充分展开。充分展开后，退出球囊导管，再由支架输送器放置血管内支架，超声扫查显示位置恰当释放支架。

（4）术后定期复查下腔静脉压力、内径及流速，支架扩张是否充分，血流畅通情况，了解肝、脾大小及是否较术前缩小，原下腔静脉梗阻症状及体征是否得以彻底缓解。

超声引导下下腔静脉球囊扩张及内支架成形术具有简便、迅速、直观、准确的优点，较手术更微创，避免了X射线操作下射线及对比剂对人体的危害，是一项值得推广的治疗技术。

2. 超声引导下人工血管穿刺造影、血管内灌注化疗、溶栓等 以往医护人员常凭借自身经验对外周血管进行盲穿置管，并发症较多，超声引导可辅助操作者更加高效、安全地选择穿刺路径，进而减少并发症。超声引导可以对外周血管疾病进行治疗，如静脉曲张的硬化治疗等，也可行血管造影、溶栓、栓塞、化疗等，极大地满足了患者的临床需求。

血管介入治疗的术前准备如下。

（1）患者准备：①心理准备；②完善术前常规实验室检查及影像学检查；③纠正凝血功能；④术前禁食6~8小时；⑤穿刺部位皮肤准备；⑥控制腹水。

（2）医师准备：①详细了解病史，全面掌握患者术前各项实验室及影像学检查结果；②术前讨论，制定治疗方案；③向患者及家属说明治疗的相关情况，包括必要性、方法、适应证及禁忌证、可能出现的并发症和不良反应、可能采取的相关处理措施，取得患者及家属的知情同意，消除患者及家属的顾虑和紧张情绪，使其签署知情同意书。

（3）器械准备：根据术前讨论的结果，选择合适的相关器械等，提前备好物品。

操作步骤如下。

（1）穿刺点及路径选择。

（2）体位选择，穿刺时患者多采取仰卧位，根据病情及穿刺需要选择合适体位。

（3）操作方法及注意事项：①局部消毒和麻醉，常规消毒、铺无菌巾，用1%利多卡因对穿刺点进行局部浸润麻醉。②对靶血管进行穿刺置管，穿刺路径上无动脉、肿瘤等。依据穿刺目的选择不同型号的导管，经导管可以进行造影、支架置入、灌注化疗等进一步的血管介入操作。③尽可能减少进针次数，如穿刺过程中偶有超声显示穿刺针已进入血管内而回抽未见血液情况，可能是容积效应。可在显示靶血管后轻轻侧动探头，在靶血管显示最清晰时调整进针方向再行操作。④术后患者卧床休息24小时，密切观察患者的症状和生命体征。

锁骨下静脉置管过程见图26-3~图26-5。

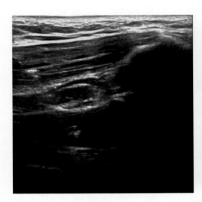 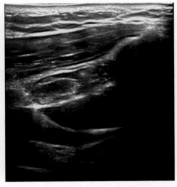 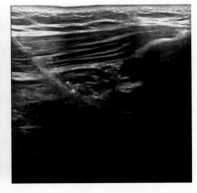

图26-3　穿刺针进入血管　　　　图26-4　经穿刺针送入导丝　　　　图26-5　置管入路后，沿导丝置
　　　　　　　　　　　　　　　　　　　　　扩张　　　　　　　　　　　　　　　　入导管

（三）心包、胸腔、腹腔积液置管引流术

置管是临床常用的一种微创诊疗技术，通过体表解剖定位或影像引导将针具经皮肤穿刺至人体内的液性病变，完成抽液或置入引流管等操作，用于明确诊断（病原学、病理学等）、缓解症状或注入药物等。

1. 置管引流术特点

（1）应用广泛：基本均可在超声引导下进行。

（2）准确快速：实时监测，穿刺准确性高且用时较短。

（3）安全微创：可避开重要结构（血管、胃肠道等），降低风险。

（4）成功率高：适应证范围内穿刺成功率可达100%，尤其对于积液量少、盲穿困难的患者。

2. 方式

（1）一步法（套管针法）：超声引导将内置穿刺针的引流导管直接刺入目标位置，见液体流出后，向前推送套管，放入适当位置后将穿刺针拔出。

（2）两步法（Seldinger方法）：步骤见图26-6。

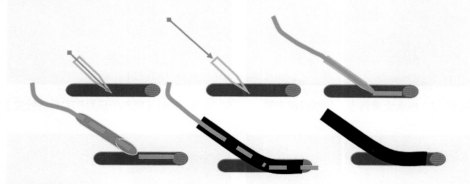

图26-6　Seldinger六步法

3. 心包积液置管引流术注意事项

（1）体位：仰卧位、半卧位、左侧卧位。

（2）进针：剑突下与左肋缘相交的夹角处、胸骨左侧第5肋间，彩色多普勒超声确认路径。

（3）置管：采用Seldinger技术置入单腔中心静脉导管。

（4）在术中可能疼痛的时间点之前需再次告知患者。

（5）穿刺针沿肋骨上缘进针。

（6）咳嗽或呼吸幅度大可用套管针。

（7）一次抽液不应过多、过快，首次抽液量应小于100ml，每日抽液量根据病情而定，抽液过程中观察患者的反应。

（8）出现心律失常等表现且难以纠正时，应拔出穿刺针。

4. 胸水置管引流术注意事项

（1）体位：坐位或半卧位。

（2）进针：腋后线或肩胛下线，彩色多普勒超声确认路径。

（3）置管：采用Seldinger技术置入单腔中心静脉导管。

（4）在术中可能疼痛的时间点之前需再次告知患者。

（5）穿刺针沿肋骨上缘进针。

（6）咳嗽或呼吸幅度大时可用套管针。

（7）一次抽液不应过多、过快，诊断性抽液量在50~100ml，减压抽液首次600ml，抽液过程中观察患者的反应。

穿刺过程见图26-7~图26-10。

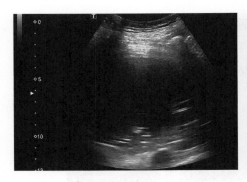

图26-7　患者大量胸水，皮肤局部麻醉

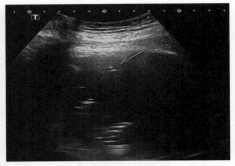

图26-8　进针（箭头所示为PTC针的针尖）

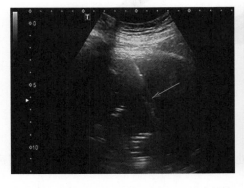

图26-9　拔出PTC针芯后置入导丝（箭头所示为导丝）

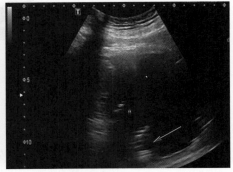

图26-10　沿导丝扩皮后拔出导丝，置入引流管（箭头所示为引流管）

5. 腹腔积液置管引流术注意事项

（1）体位：仰卧位、半卧位。

（2）进针：左侧或右侧髂窝，彩色多普勒超声确认路径。

（3）置管：采用Seldinger技术置入单腔中心静脉导管。

（4）在术中可能疼痛的时间点之前需再次告知患者。

（5）排除囊性占位性病变。

（6）咳嗽或呼吸幅度大可用套管针。

（7）一次抽液不应过多、过快，首次抽液量不超过1 000ml，抽液过程中观察患者的反应。

（张瑞芳　王肖辉　宋新浩）

参考文献

［1］　陈敏华，梁萍，王金锐，等.中华介入超声学[M].北京：人民卫生出版社，2016.

［2］　卢跃忠，吴英哲，唐向利.Budd-Chiari综合征CT检查的临床分析[J].医学影像学杂志，2017，27（2）：366-369.

［3］　GRUS T，LAMBERT L，GRUSOVA G，et al. Budd-Chiari syndrome[J]. Prague Med Rep，2017，118（2/3）：69-80.

［4］　JEMAL A，BRAY F，CENTER M M，et al. Global cancer statistics[J]. CA Cancer J Clin，2011，6（2）：69-90.

［5］　NICOLAS C，LE GOUGE A，D'ALTEROCHE L，et al. Evaluation of Doppler-ultrasonography in the diagnosis of transjugular intrahepatic portosystemic shunt dysfunction：a prospective study[J]. World J Hepatol，2017，9（27）：1125-1132.

［6］　PERZ J F，ARMSTRONG G L，FARRINGTON L A，et al. The contributions of hepatitis B virus and hepatitis C virus infections to cirrhosis and primary liver cancer worldwide[J]. J Hepatol，2006，45（4）：529-538.

［7］　SMITH W L，SURRY K，KUMAR A，et al. Comparison of core needle breast biopsy techniques：freehand versus three-dimensional US guidance[J]. Academic Radiology，2002，9（5）：541-550.

第二十七章

巴德-基亚里综合征的肝移植治疗

巴德-基亚里综合征（BCS）的治疗包括抗凝血药物治疗、血管介入放射学治疗[包括血管成形术和经颈静脉肝内门体分流术（transjugular intrahepatic portosystemic stent-shunt, TIPS）]、外科减压术和肝移植。由于BCS并不常见且研究较难完成，尚缺乏比较不同BCS治疗方式的随机临床试验。因此，推荐个性化的多学科逐步治疗方法。在10%~20%的BCS患者中，尽管进行了各种治疗，如抗凝、血管成形术和TIPS，仍然效果不佳，这时，肝移植就成为治愈BCS的唯一选择。但是，与其他原因的肝移植相比较，BCS受体肝切除术面临肝与膈之间粘连、广泛侧支循环开放、下腔静脉或肝静脉阻塞，腔静脉周围纤维化，尾状叶明显肥大等挑战，使肝移植更为困难。

一 适应证与禁忌证

（一）适应证

1. 急性暴发性肝衰竭或失代偿性终末期肝病。
2. 合并肝硬化或肝癌。
3. 其他治疗失败或BCS复发。

（二）禁忌证

除肝脏以外的恶性肿瘤性疾病，恶性肿瘤晚期全身转移或合并多系统疾病，心、肺功能较差不能耐受手术者外，无绝对禁忌证。

二 主要手术方式

BCS肝移植治疗主要包括尸体肝移植（deceased donor liver transplantation，DDLT）和

活体肝移植（living donor liver transplantation，LDLT）。长期以来，DDLT用于BCS治疗已经有很长时间，因其供肝常含有肝后下腔静脉，肝静脉流出道重建更为容易。然而，尸体供体的普遍短缺，使得LDLT逐渐发展起来。但由于LDLT保留了供体下腔静脉，增加了肝流出道重建的难度，如何将供体肝静脉引流到已经狭窄或闭塞的腔静脉进行肝静脉流出道重建一直是LDLT治疗BCS的难题。本章主要针对肝流出道重建的手术方式进行介绍。

（一）受体下腔静脉保留

1. **保留的受体下腔静脉直接与肝右或肝左静脉吻合**　对于仅有肝静脉阻塞或轻度下腔静脉梗阻者，可直接行保留的受体下腔静脉与肝右或肝左静脉吻合。对于右叶移植，所有直径≥5mm的肝静脉，主要包括V5、V8和右肝下静脉，可采用移植血管向肝右静脉孔延伸，形成"全合一"引流模型，确保所有肝静脉汇入人工肝静脉开孔中。用该技术构建的右叶静脉引流血管直径通常≥5cm。对于一些右肝下静脉与肝静脉距离较远者（大于5cm），右肝下静脉可直接与下腔静脉吻合。对于左叶或左外叶肝移植，可通过将静脉移植血管包裹在肝左静脉周围，形成直径为3~5cm静脉吻合口达到重建流出道的目的。

2. **下腔静脉补片成形术**　移去受体肝脏后，仔细解剖下腔静脉周围的纤维组织，从膈肌脚将下腔静脉向头侧分离2~3cm，以暴露完整的肝上下腔静脉及后纵隔下腔静脉。血管夹完全夹闭肝上下腔静脉和肾上下腔静脉，尽可能切除下腔静脉的血栓性和增厚的血管壁。严重时，3个主要的肝静脉完全闭塞，血栓沿下腔静脉血管壁从肝静脉分叉延伸至下腔静脉血管壁的前部和外侧，则包括肝静脉开口处的下腔静脉也需要切除，即可用静脉移植血管行腔静脉补片成形术。补片的选择广泛，较常用的是受体自身髂外静脉、颈内静脉、远端肾静脉，或供体肠系膜下静脉、卵巢静脉。将静脉移植血管修剪成所需的形状，行连续缝合修补腔静脉，下腔静脉的肝静脉开口应与移植肝静脉相匹配。

（二）下腔静脉置换术或重建术

1. **供体腔静脉与受体右心房吻合**　腔静脉-心房吻合肝移植（liver transplantation，VCAALT）即行供体腔静脉与受体右心房直接吻合的肝移植。BCS患者肝静脉和/或肝后腔静脉血管内血栓形成、血栓机化及纤维化、血管壁钙化或血管狭窄致肝流出道不完全及完全性闭塞，使得许多保留了受体病变的腔静脉的肝移植容易复发。VCAALT既可避免分离受者腔静脉而减少术中大出血的可能，又能够保证肝静脉回流，因此逐渐被移植医师认可。根据BCS受者肝静脉与腔静脉病变特点及范围，VCAALT手术方式可分为桥式背驮式肝移植、心房悬吊式肝移植和腔静脉切除桥式肝移植（图27-1）。

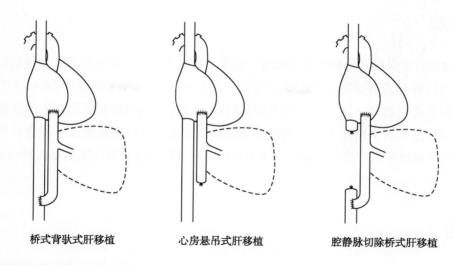

| 桥式背驮式肝移植 | 心房悬吊式肝移植 | 腔静脉切除桥式肝移植 |

图27-1　3种腔静脉-心房吻合移植示意图

　　2. 受体腔静脉重建与供体肝静脉吻合　对于腔静脉阻塞至右心房入口的BCS患者，也可直接行下腔静脉重建并与供体肝静脉吻合。对于腔静脉-心房吻合术，需要将膈肌中心腱状及心包切开以暴露右心房。如果单纯的经膈切开入路不能为暴露右心房提供足够的空间及视野，那么可将切口扩大至低位胸骨，分离膈肌并暴露肝上下腔静脉。在右心房右下侧表面制作一个大约30mm长的切口，以匹配尸体移植血管或人工合成移植血管的大小。移植血管的一端与右心房开口处吻合，另一端与暴露的受体肝下腔静脉吻合重建下腔静脉。并在重建的下腔静脉上合适的位置做肝静脉开口以吻合，重建肝静脉流出道。

（三）右心房与肝静脉直接吻合

　　对某些血栓完全闭塞的下腔静脉，可直接切除受体下腔静脉，不进行腔静脉重建，直接通过移植物血管与右心房吻合。

▤ 术后管理

　　术后抗排异治疗同其他原因肝移植。但由于多数BCS患者血液处于高凝状态，有血栓形成倾向，常需要终身抗凝治疗。具体抗凝方案并无定论，一般要求患者术后INR在1.5~2。已有研究证明，对于有潜在骨髓增生性肿瘤者，移植后应长期使用羟基脲和阿司匹林治疗，以减少未来血栓事件的发生。

四 并发症

除了移植后常见的并发症如术后出血、感染、肝衰竭等外，BCS患者肝移植后最常出现的并发症为门静脉或肝动脉血栓及BCS复发。肝移植术后BCS复发率为2.4%~27%，其复发与两个因素密切相关，即与手术技术相关的吻合口狭窄和与潜在疾病相关的血液高凝状态。前者可通过术后早期超声和长期随访期的临床表现或肝功能检查估计吻合口狭窄的存在。发现后可通过球囊扩张、放置金属支架治疗。后者可通过终身使用抗凝血药物来避免。

五 预后

在BCS患者中，肝移植治疗后的存活率和移植物功能与其他适应证的移植者相似。根据大宗报道，BCS患者移植后5年生存率为71%~89%，最近的一项系统综述表明，在接受DDLT的患者中，DDLT的1年、5年和10年生存率分别为82.5%、70.2%和66.5%。日本肝移植学会最近的一份报告显示，LDLT的1年、3年、5年和10年生存率分别为89%、84%、81%和81%。既往TIPS或经皮支架植入术未对BCS患者肝移植预后产生负面影响。MPN似乎仅影响移植后血管并发症，但不影响生存率，移植后早期启动和持续抗凝治疗对预防血管并发症有一定作用，没有证据表明移植后免疫抑制能够促进MPN进展。BCS移植术后早期死亡主要原因有脓毒症、大出血、移植物失功、肺栓塞等。

（杨　喆）

参考文献

[1] AKAMATSU N, SUGAWARA Y, KOKUDO N. Budd-Chiari syndrome and liver transplantation[J]. Intractable Rare Dis Res, 2015, 4（1）: 24-32.

[2] ARA C, AKBULUT S, INCE V, et al. Living donor liver transplantation for Budd-Chiari syndrome: overcoming a troublesome situation[J]. Medicine, 2016, 95（43）: e5136.

[3] CRUZ E, ASCHER N L, ROBERTS J P, et al. High incidence of recurrence and hematologic events following liver transplantation for Budd-Chiari syndrome[J]. Clin Transplant, 2005, 19（4）: 501-506.

[4] DOĞRUL A B, YANKOL Y, MECIT N, et al. Orthotopic liver transplant for Budd-Chiari syndrome: an analysis of 14 cases[J]. Exp

Clin Transplant, 2015, 14 (6): 641-645.

[5] KARACA C, YILMAZ C, FERECOV R, et al. Living-donor liver transplantation for Budd-Chiari syndrome: case series[J]. Transplant Proc, 2017, 49 (8): 1841-1847.

[6] MELEAR J M, GOLDSTEIN R M, LEVY M F, et al. Haematologic aspects of liver transplantation for Budd-Chiari syndrome with special reference to myeloproliferative disorders[J]. Transplantation, 2002, 74: 1090-1095.

[7] MENTHA G, GIOSTRA E, MAJNO P E, et al. Liver transplantation for Budd-Chiari syndrome: a European study on 248 patients from 51 centres[J]. J Hepatol, 2006, 44 (3): 520-528.

[8] YAMADA T, TANAKA K, OGURA Y, et al. Surgical techniques and long-term outcomes of living donor liver transplantation for Budd-Chiari syndrome[J]. Am J Transplant, 2006, 6 (10): 2463-2469.

[9] YOON Y I, LEE S G, MOON D B, et al. Surgical techniques and long-term outcomes of living-donor liver transplantation with inferior vena cava replacement using atriocaval synthetic interposition graft for Budd-Chiari syndrome[J]. Ann Surg, 2019, 269 (4): e43-e45.

第二十八章

复发性巴德–基亚里综合征的治疗策略

复发性巴德–基亚里综合征（RBCS）指以往因巴德–基亚里综合征（BCS）行介入治疗或者外科手术治疗缓解后再次出现肝静脉和/或其开口以上的下腔静脉阻塞所导致的门静脉和/或下腔静脉高压临床综合征。原阻塞处血流不通畅或者血栓形成，临床症状和体征再次出现。病理生理学为从肝小静脉到下腔静脉和右心房汇合处的任何部位的肝静脉流出道再阻塞。

一 科学评估BCS首次治疗的疗效有助于及时发现RBCS

（一）判断近期疗效

判断下腔静脉和肝静脉压力是否降低。判断下腔静脉和肝静脉压力降低幅度应以右心房与下腔静脉压力梯度差值作为标准，而不是下降的绝对数值。具体评价标准为：①肝静脉和下腔静脉压力通常在血管开通后24小时内恢复到正常；②肝静脉和下腔静脉血流通畅，肝静脉和下腔静脉造影显示经皮球囊开通术后，原阻塞处血流通畅，血管内支架弹开满意。术后1周超声检查见原阻塞处血流通畅；③临床症状和体征消失，下肢水肿消退，下肢与腹壁曲张静脉萎陷，24小时内尿量增加，下肢溃疡渗出减少，肝脏缩小，腹水吸收。

（二）判断远期疗效

临床症状和体征：①双下肢色素沉着变淡，皮肤溃疡愈合，腹壁与下肢曲张静脉萎陷或消失，黄疸与腹水消失，肝功能好转；②无再狭窄发生：介入治疗后至终生无门静脉高压和下腔静脉高压的临床症状和体征复发，超声复查肝静脉和下腔静脉血流通畅。

（三）复发

下腔静脉和肝静脉阻塞经球囊扩张和/或血管内支架植入再通后，五年生存率可达90%以上。但10%左右的患者可能发生再狭窄，双下肢水肿复现，下肢与腹壁静脉明显曲张，下肢溃疡渗出增多。肝脏体积增大，腹水增加。但是经过再介入治疗后其五年生存率仍然在85%以上。约3.5%的BCS患者在病程中发生原发性肝癌，其预后较乙型病毒性肝炎、丙型病毒性肝炎或者酒精性肝硬化病因导致的肝癌相对较好。1%~2%的RBCS患者可发生肝静脉广泛性闭塞，预后相对较差，5年生存率<50%。

治疗策略

我国BCS以下腔静脉及肝静脉同时阻塞的混合型最多见，肝静脉阻塞而下腔静脉通畅的肝静脉阻塞型次之，单纯下腔静脉阻塞型较少见。15%~20%的BCS患者可无症状，这类患者往往只有单一的肝静脉血栓形成或者有大的肝静脉侧支循环形成。75%~80%的BCS患者有一定的临床表现，最常见的包括发热、腹痛、腹胀、腹水、下肢水肿、消化道出血、肝性脑病等。RBCS要强调个体化治疗思维，因不同的病因、发病时间长短、目标血管情况、分型等而治疗不同，要根据患者的具体情况，仔细评估后选用最合适的治疗方案。

（一）RBCS的药物治疗

非手术治疗对缓解肝静脉流出道梗阻的作用较小，2年生存率<10%。所以，仅当介入或外科治疗无法进行或无法起效时，方可采用内科治疗作为过渡措施。药物治疗主要局限于以下情况：控制门静脉高压，治疗腹水，全身性或导管溶栓、抗凝等。内科治疗往往不充分，常用于外科或者介入治疗后的补充。大多数外科或介入治疗后患者需要长期的抗凝治疗以预防血栓形成。

1. 抗凝治疗 适应证：①有新鲜血栓形成的急性病例，以预防梗阻范围扩大；②作为介入疗法前后的辅助治疗，预防复发或人工血管内血栓形成；③肝移植术后预防移植肝的肝静脉内血栓形成。

抗凝血药物有普通肝素、低分子肝素、维生素K拮抗剂和新型口服抗凝剂，后者包括直接凝血酶抑制剂、因子Xa抑制剂，它们具有抗凝效果稳定、药效不受食物影响、药物之间相互作用很小、半衰期较短、用药剂量固定、服药期间无须定期监测凝血功能等特点。

1）普通肝素：剂量个体差异较大，使用时必须监测凝血功能，一般静脉持续给药。起始剂量为80~100U/kg静脉注射，之后10~20U/kg静脉泵入，以后每4~6小时根据APTT再做调整，使其延长至正常对照值的1.5~2.5倍。HIT常于应用肝素5天后出现。通常在使用的第3~10天复查血小板计数，如血小板计数较应用前下降大于30%~50%，或应用肝素5天后血小板计数进行性下降至（8~10）×10^9/L以下，应高度怀疑HIT，此时可行相关抗体的实验室检测进行确诊。HIT诊断一旦成立，应立即停用肝素，改为非肝素抗凝剂（如阿加曲班、利伐沙班等）治疗。

2）低分子肝素（如那曲肝素等）：出血不良反应少，HIT发生率低于普通肝素，使用时大多数患者无须监测。临床按体重给药，每次100U/kg，每小时1次，皮下注射，肾功能不全者慎用。

3）维生素K拮抗剂（如华法林）：是长期抗凝治疗的主要口服药物，效果评估需监测凝血功能的INR。治疗剂量范围窄，个体差异大，药效易受多种食物和药物影响。治疗初始常与低分子肝素联合使用，建议剂量为2.5~6.0mg/d，2~3天后开始测定INR。当INR稳定在2.0~3.0并持续24小时后停用低分子肝素，继续用华法林治疗。华法林对胎儿有害，故孕妇禁用。

4）直接因子Ⅹa抑制剂：在国内，利伐沙班已经被批准用于预防和治疗深静脉血栓。该药的33%通过肾脏代谢，轻、中度肾功能不全患者可以正常使用。推荐用法：前3周15mg/次，2次/d；维持剂量为20mg，1次/d。BCS介入手术患者术前因子Ⅹa抑制剂和低分子肝素联用可有效减少术后血栓形成、血栓脱落及血栓栓塞并发症，是本中心推荐的一线抗凝用药方案。

5）直接因子Ⅱa抑制剂（如阿加曲班）：静脉用药，分子量小，能进入血栓内部，对血栓中凝血酶抑制能力强于肝素，主要适用于BCS合并下腔静脉血栓的急性期。

2. 溶栓疗法　因肝静脉内血凝块形成是一个连续过程，仅很少新鲜血栓能被溶解，故疗效并不确切。RBCS患者中相当比例因血栓形成而复发BCS相关症状，72小时内用尿激酶等可能有效。一旦确诊肝静脉血栓形成，可考虑经颈静脉途径逆行肝静脉造影并置管溶栓治疗，全身溶栓治疗成功仅限于个例报道。

（二）RBCS的介入治疗

1984年Equchi首先报道应用球囊扩张术治疗下腔静脉膜性闭塞获得成功；1990年Fumi等首次用自胀式金属支架成功治疗1例肝段下腔静脉梗阻患者，此后几十年介入疗法得到了不断发展。随着其操作方法简便、创伤小、疗效确切等优势的发挥，介入治疗仍旧是RBCS的主要治疗方法。介入治疗BCS依赖于血管异常的类型，包括球囊扩张术、支架植入术、导管溶栓，门体分流术等。单支肝静脉再闭塞或下腔静脉膜性狭窄或再闭塞，可能仅仅通过球囊扩张或支架植入术就能获得很好的效果。如果单支肝静脉或下腔静脉膜性狭窄或闭塞患者反复介入治疗失败，下一步治疗考虑TIPS。TIPS的优势是损伤小，它制造了一个门静脉进入肝下腔静脉的直接通路，将有效缓解门静脉和下腔静脉的压力。TIPS治疗BCS的效果是可喜的，有90%的成功率和75%的有效率。单纯金属架TIPS有通畅率低的缺点，而创建一个TIPS覆膜支架表现出较好的通畅率。报道提示患者接受TIPS扩大聚四氟乙烯覆膜支架有更高的通畅率。裸支架治疗的患者平均通畅时间为4.4个月，而覆膜支架治疗的患者平均通畅时间为22.2个月。6、12个月的通畅率分别是100.0%和85.7%。TIPS是侵入性很小的治疗，如果由有经验的术者操作，成功率很高。保持分流通路通畅是临床医师面临的重要问题之一，大多数BCS患者需要长期抗凝。

RBCS主要介入治疗手段包括：①经股静脉下腔静脉造影和球囊扩张术；②经股静脉下腔静脉破膜和球囊扩张术后下腔静脉支架植入术；③顺行经皮经肝静脉再通术；④顺行经皮经肝静脉再通术后肝静脉支架植入术；⑤经皮经颈静脉肝静脉再通术；⑥经皮经颈静脉肝静脉再通术后肝静脉支架植入术；⑦经股静脉下腔静脉置管溶栓术；⑧经股静脉下腔静脉逆行肝静脉再通术等。

介入性球囊扩张术可用于Ⅰa型患者，而Ⅱa型者可行球囊扩张＋支架置入术。Ⅰb型患者也可慎用球囊扩张＋支架置入术。对有条件（包括身体耐受和经济承受能力等）的Ⅰb型患者可行介入＋常规手术治疗，即下腔静脉球囊扩张或支架植入术＋分流术的联合手术。下腔静脉完全闭塞伴血栓形成、下腔静脉畸形和长节段病变、破膜不成功者是介入治疗的绝对禁忌证。病变范围大、病变厚韧、斜膜者介入治疗往往不易成功。虽然有下腔静脉狭窄伴血栓形成时介入治疗成功的报道，但术中出现肺栓塞的概率很高。对于肝静脉或下腔静脉的膜性、短段狭窄或闭塞性病变的再狭窄，应积极行球囊扩张术，必要时行支架植入术。对于不适合开通治疗或开通治疗效果不佳者，可考虑行TIPS治疗。TIPS治疗失败者，最终可慎重考虑肝移植。

BCS的治疗已取得了显著进步，但因患者具体情况及各个治疗单位手术方法的局限，治疗后仍有10%～15%的患者短期内出现复发，甚至出现严重并发症。故对BCS治疗的适应证应加以严格规范并予以分级手术管理，对腔内及外科血流重建技术也应加以规范及改进，强调合理有效地应用抗凝血药物，建立可遵循的诊治流程和适合国人的个体化治疗，以改善BCS治疗的远期效果（图28-1、图28-2）。

（三）RBCS的外科治疗

RBCS的外科治疗大致分为根治性矫治术、各种转流减压性手术、各种促进侧支循环的手术、断流术（包括经食管镜硬化剂治疗食管静脉曲张及出血）、肝移植术等。根治性手术创伤大、风险高，临床较少用。

1. 膜性和短段性下腔静脉阻塞（BCS Ⅰ型和Ⅱ型）的治疗

（1）隔膜破裂术：继Kimura于1962年首创经右心房手指破膜术以来，BCS的外科治疗得到了实质性的进展。但针对不同厚度和不同附着方位的隔膜及下腔静脉的管壁厚度和狭窄状态与程度，无论何种破膜术都会存在不同的问题或难以获得良好效果，现已弃用。

（2）根治性病变隔膜切除：破膜失败、复发病例、隔膜下血栓形成或Ⅲ型病例，均宜行直视下病变隔膜切除术。在常温直视下或体外循环下病变隔膜切除及血栓取出。

（3）心包内腔-腔转流术：本手术的优点在于能避免心包炎的发生；与腔-房分流术比较，明显减短了留置人工血管的长度，一般为5～7cm。实验证明，留置段的T形人工血管腔可完全被内皮细胞覆盖，为人工血管保持恒久畅通提供了良好条件。

2. 下腔静脉长节段狭窄伴肝静脉闭塞（Ⅱ型）的手术治疗 此种类型的病变以肝大和

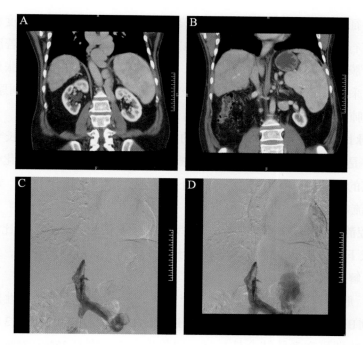

图28-1 介入球囊扩张术后RBCS

A. 下腔静脉旁腹膜后巨大曲张侧支循环形成；B. 下腔静脉肝后段节段性狭窄复发；C. 造影可见下腔静脉肝后端闭塞不显影；D. 腹膜后巨大曲张侧支显影。

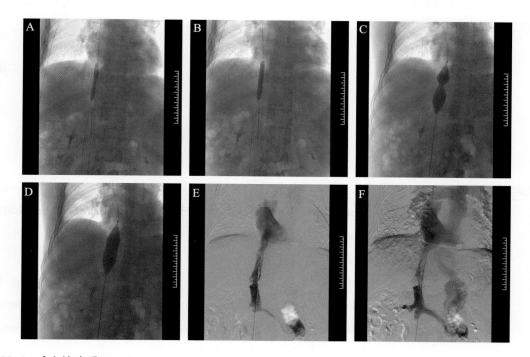

图28-2 介入治疗后RBCS

A、B. 8mm小球囊预扩张下腔静脉；C、D. 22mm大球囊完全扩张成形下腔静脉；E、F. 造影下腔静脉开通成功，腹膜后侧支气管分流量锐减。

顽固性腹水为特征。下腔静脉压力增高较轻微，其与门静脉之间压力梯度较大，因此门体分流术是适宜可行的。对Ⅱ型BCS病例，应以肠-腔分流术作为首选。若肝静脉造影显示肝静脉出口部为膜性阻塞且肝内部分增粗时，可选择经皮肝静脉球囊扩张成形及金属内支架植入术，也可采用经股静脉肝内肝腔静脉支架分流术。腹水较少或对利尿剂反应较好者，部分病例可做脾肺固定附加贲门周围血管离断及大网膜肺固定术。

3. 下腔静脉长节段闭塞伴肝静脉闭塞的手术治疗 由于下腔静脉长节段闭塞，各种门体分流术都将是无效的。对于此型病例的根治术，除早期血栓尚未机化外，都是难能可贵的。可供转流的途径为：①右心房；②左下肺静脉；③上腔静脉干支，如脾-房分流术、脾-颈内静脉分流术。

4. 伴有上腔静脉阻塞或狭窄的BCS（Ⅳ型）的手术治疗 此种类型比较少见，可相应做针对肝静脉或下腔静脉病变的矫治术。由于奇静脉和半奇静脉的作用，术后上腔静脉综合征可同时被缓解。

5. 肝移植 肝移植是BCS的另一种治疗方法。多数专家认为暴发性BCS应立即考虑肝移植。第一例BCS肝移植是在1974年，报道提示BCS肝移植后1年和3年生存率分别是70%和45%，而欧洲研究者的结论是1、5、10年生存率分别是75%、71%、68%。Orloff等提出的肝移植适应证包括：肝硬化和进展性肝功能失代偿；医师合理地预测患者在1年内死亡；门-腔静脉侧侧分流术失败；BCS的症状和体征持久反复发作；门静脉、脾静脉和大部分肠系膜上静脉血栓形成导致无法实施分流术，而仅有的通畅血管则可导致同种供肝脉管化和急性暴发性肝衰竭等。

（孙玉岭　李　健）

参考文献

［1］ BI Y H, CHEN H M, DING P X et al. Comparison of retrievable stents and permanent stents for Budd-Chiari syndrome due to obstructive inferior vena cava[J]. J Gastroenterol Hepatol, 2018, 33（12）：2015-2021.

［2］ CHENG D, XU H, LI C. et al. Interventional treatment strategy for primary Budd-Chiari syndrome with both inferior vena cava and hepatic vein involvement: patients from two centers in China[J]. Cardiovasc Intervent Radiol, 2019, 42: 1311-1321.

［3］ DING P X, HAN X W, LIU C, et al. Long-term outcomes of individualized treatment strategy in treatment of type I Budd-Chiari syndrome in 456 patients[J]. Liver Int, 2019, 39 (8): 1577-1586.

[4] LI H W, ZHANG X, XU H, et al. Long-term outcomes of interventional treatment for Budd-Chiari syndrome with chronic accessory hepatic vein obstruction[J]. Eur J Gastroenterol Hepatol, 2021, 33 (5): 709-716.

[5] ZHANG Q Q, XU H, ZU M H, et al. Strategy and long-term outcomes of endovascular treatment for Budd-Chiari syndrome complicated by inferior vena caval thrombosis[J]. Eur J Vasc Endovas Surg, 2014, 47 (5): 550-557.

巴德-基亚里综合征合并妊娠的临床处理

第二十九章

巴德-基亚里综合征（BCS）合并妊娠较少见，妊娠相关BCS在此类患者中发病率为3.7%~10.6%，BCS合并妊娠如不治疗，则死亡率较高，关键是及时诊断和及时进行介入手术治疗。

■ 一 相互影响

BCS女性患者肝静脉流出道受阻引起的肝静脉、门静脉高压和下腔静脉高压，易影响盆腔血液循环，尤其是盆腔静脉血液回流，因此造成女性生殖系统静脉回流障碍，从而导致不孕。

其主要原因如下：

其一，长期盆腔淤血影响卵巢血供，一方面因缺氧等因素，改变卵巢微环境，引起卵巢合成性激素的能力下降。另一方面肝功能受损使合成性激素功能减退，导致体内雌、雄激素水平下降，不利于卵泡的发育，影响胚胎质量甚至发生不孕。雄激素可经芳香化转化为雌激素，参与卵泡闭锁和颗粒细胞凋亡过程，促进窦前卵泡和卵泡发育；雄激素还能增强卵巢中未成熟卵泡对FSH的敏感度。雌激素可促使卵泡复苏，即协调体内FSH诱导卵泡颗粒细胞上促性激素受体生成，从而使卵泡恢复对促性腺激素的敏感度。所以，卵巢淤血直接影响性激素的分泌和调节，导致患者排卵障碍。长时间不能排卵还可能导致卵巢储备能力下降甚至卵巢早衰。

其二，长期盆腔淤血导致子宫内膜和受精卵发育不同步，使孕卵着床障碍而导致不孕。

其三，盆腔淤血导致盆腔局部组织器官的水肿，长期反复的淤血可能导致输卵管蠕动异常，影响卵子和受精卵运动，输卵管伞部拾卵障碍，导致不孕。

其四，肝脏是甾体激素降解的主要场所，BCS患者往往出现血PRL、FSH、LH升高，性激素分泌紊乱，高水平PRL使卵泡不能成熟及排卵。FSH、LH异常除影响卵巢性激素分泌外，还会导致卵泡发育及排卵障碍。

其五，腹水潴留影响卵泡发育和卵子游走。

以上因素均使患BCS的女性不易妊娠。

BCS合并妊娠对孕妇及胎儿影响较大。BCS患者血栓的易发性使血小板大量消耗，血小板下降将激活血液的凝血功能，使血液处于高凝状态。而血液高凝状态、下腔静脉阻塞

第三篇　特殊内容篇

341

引起的盆腔静脉回流受阻使盆腔内脏器官发生淤血可使胎盘着床时血流灌注不足而导致着床失败。如果受精卵能成功置入，血流的低灌注会使子宫螺旋小动脉发生动脉粥样硬化，管腔狭窄，进一步影响血液供应，功能障碍，导致自然流产、胎儿生长受限、妊娠期高血压疾病、胎盘早剥等。因下腔静脉阻塞出现循环障碍，回心血量减少，子宫和胎盘血供减少，影响母-胎间营养物质和氧气供应，可导致流产、早产、胎儿宫内生长受限、死胎、低体重出生儿等。孕妇因肝静脉-门静脉高压和/或下腔静脉高压及回心血量减少可出现肝损害、食管-胃底小静脉破裂、肾功能不全、心功能不全。如不及时进行有效治疗，可导致孕产妇死亡。另外，妊娠期进行抗凝治疗、肝功能损害引起的凝血物质缺乏、继发脾大引起血小板进一步减少，均可能导致产后出血的发生。

妊娠可能加重BCS病情。妊娠期女性在体内性激素作用下，血液系统出现生理性高凝状态，对分娩后胎盘剥离后的止血有重要意义，但增加了血栓形成的风险；不断增大的子宫对于下腔静脉的压迫，加重盆腔、腹腔脏器和下肢淤血；妊娠期血容量增多及低蛋白血症均可导致孕妇BCS病情进一步加重。

■ 临床表现和诊断

BCS合并妊娠临床表现与肝静脉和下腔静脉阻塞的部位、程度、有无侧支循环形成密切相关，临床症状和体征复杂多样，主要有如下表现。

1. **门静脉高压的表现**　腹胀、腹水、黄疸、肝脾大、食管静脉曲张引起消化道出血、肝功能损伤、肝硬化、肝性脑病等。

2. **下腔静脉高压的表现**　双下肢、会阴部水肿，胸肋、背部、腹壁、双下肢静脉曲张及痔静脉曲张、下肢溃疡；肾静脉回流受阻导致肾功能不全；回心血量减少导致心功能不全。

3. **对孕妇及胎儿的影响**　流产、早产、死胎、妊娠高血压、胎盘早剥、胎儿宫内生长受限、低出生体重儿等。

BCS常见症状有腹胀、右上腹痛及消化道出血，妊娠期子宫增大可能掩盖腹胀症状，另外下肢静脉曲张、水肿也需与妊娠期水钠潴留引起的水肿鉴别。妊娠期雌激素增多使皮肤毛细血管扩张，颜面部、颈部、胸部、手掌等部位可以出现蜘蛛痣及皮肤红斑。因此妊娠期BCS更易发生漏诊、误诊。

除以上门静脉高压和下腔静脉梗阻的临床表现外，彩色多普勒超声检查可发现是否存在肝静脉和下腔静脉阻塞。肝静脉和下腔静脉造影为诊断本病的金标准。

三 治疗

BCS合并妊娠者死亡率高，多于妊娠期或产后死于肝衰竭，未经治疗的BCS合并妊娠成功分娩在临床罕见。因此BCS女性患者未进行有效外科治疗前应严格避孕。BCS病情未控制者，妊娠早期建议终止妊娠。妊娠中晚期出现BCS复发或加重者，要根据患者的孕周、病情及BCS分类进行个体化治疗，目前无标准治疗方案。症状严重的BCS患者可考虑介入手术，如肝静脉出口处破膜和扩张和/或支架植入术。介入手术应考虑胎儿所受最大放射剂量。有研究报道，低于50mGy的放射剂量不会造成胎儿畸形和死亡，高于150mGy的放射剂量时胎儿畸形的风险才会显著提高。如孕周已超过28周，可在促胎肺成熟后严密观察患者肝功能、凝血功能等情况，必要时提前终止妊娠，然后接受常规外科介入治疗。

介入手术治疗后病情稳定的育龄女性可以妊娠，建议与介入手术间隔半年以上。妊娠期应严密随访，预防血栓复发。预防性抗凝治疗可有效预防介入术后BCS患者妊娠后复发，建议妊娠中晚期及产褥期给予抗凝治疗。对于合并自身免疫病和抗心磷脂抗体阳性的患者，可从妊娠早期使用预防性抗凝治疗。由于妊娠期应用华法林会增加患者自然流产和胎儿发育异常的风险，可能导致"胎儿华法林综合征"；而普通肝素可能发生血小板减少，因此妊娠期抗凝治疗首选低分子肝素。抗凝治疗期间需要定期监测母体肝肾功能、凝血功能和胎儿情况。分娩前至少12小时停药，以降低分娩时出血的风险。

四 分娩方式的选择

BCS合并妊娠患者病情加重时随时需要终止妊娠，对于未足月患者宫颈不成熟，引产失败率高，可考虑行剖宫产术。对于足月患者阴道分娩过程中可能因腹压升高造成曲张静脉破裂导致大出血，严重时可能危及生命，故应放宽剖宫产指征。BCS合并妊娠患者盆腔脏器淤血充血，剖宫产手术难度大，术中出血可能性大，术中应直视下充分止血，术后注意预防血栓发生。有效外科介入治疗后病情稳定且没有产科剖宫产指征的患者可考虑阴道分娩，分娩时应缩短第二产程，注意防治产后出血。

综上所述，BCS女性患者易发生不孕，妊娠是BCS的危险因素，经外科介入治疗后病情稳定的患者可以妊娠。妊娠期、分娩期及产后均须加强监测。BCS合并妊娠临床症状和体征多种多样，临床医师应提高警惕，对于妊娠早期发现的BCS建议终止妊娠后行外科治疗，对于妊娠中晚期发生的BCS，应根据病情仔细分析，采取个体化治疗。

（许雅娟　胡璐璐）

参考文献

[1] 李林，党晓卫. 布-加综合征与不孕[J]. 中华普通外科学文献（电子版），2014，8（4）：313-316.

[2] 李秦帆，姜利佳. 布-加综合征患者的临床特点分析[J]. 浙江临床医学，2019，21（9）：1211-1213.

[3] 任维榕，祁兴顺，韩国宏. 布-加综合征与妊娠[J]. 临床肝胆病杂志，2014，30（4）：27-30.

[4] 沈铿，马丁. 妇产科学[M]. 3版. 北京：人民卫生出版社，2017.

[5] 孙丽洲，刘丽萍. 妊娠合并布-加综合征[J]. 中国实用妇科与产科杂志，2011，27（10）：744-745.

[6] 孙志华，盖铭英. 布-加氏综合征介入治疗后妊娠17例分析[J]. 中国妇产科临床，2000（2）：72-73.

[7] RAUTOU P E, ANGERMAYR B, GARCIA-PAGAN J C, et al. Pregnancy in women with known and treated Budd-Chiari syndrome: maternal and fetal outcomes[J]. J Hepatol, 2009, 51（1）：47-54.

巴德-基亚里综合征的临床护理

巴德-基亚里综合征（BCS）的病理改变主要是下腔静脉和主肝静脉闭塞引起的下腔静脉高压（inferior vena cava hypertension，IVCHT）和门静脉高压（portal hypertension，PHT）。因此，纠正导致这两个综合征的血流动力学紊乱是进行治疗方式选择的根本所在。通过手术治疗可以解除梗阻，恢复血流；分流减压，缓解淤血；保护肝脏，防治出血；消除腹水，缓解脾亢等。手术室护士术前须全面评估患者，了解手术方式和手术步骤，充分做好术前准备；术中严密观察患者病情变化，及时提供所需物品和药品，配合手术医师处理各种突发状况，确保患者安全度过围手术期。

第一节 手术护理

一、介入手术的护理配合

（一）下腔静脉或肝静脉球囊扩张成形术

1. **麻醉方式** 局部麻醉。

2. **手术体位** 仰卧位。

3. **特殊物品准备** 血管鞘、超滑导丝、加硬导丝、造影导管、球囊扩张导管、高压注射器针筒及附件、压力延长管、止血阀、充盈压力泵系统、对比剂、压力传感器、5%利多卡因注射液、肝素钠注射液、穿刺针、各型号的注射器、高压注射器。

4. **手术步骤及护理配合**

（1）消毒、铺巾：选定右侧股静脉穿刺，局部消毒穿刺部位。将4块治疗巾覆盖穿刺点四周，交角固定，也可一次铺下一块长方形孔巾形成无菌区。铺手术单遵循先头侧后足侧的原则，覆盖头部及足部，左右两侧悬垂至手术床左右两侧缘30cm以上，穿刺处周围至少覆盖4~6层，其他部位至少覆盖2层。

（2）连接仪器设备：安装高压注射器，抽取对比剂，连接压力延长管。

（3）穿刺右侧股静脉，置入血管鞘：配制2%利多卡因注射液，进行局部麻醉。穿刺针成功穿刺右侧股静脉，置入血管鞘。

（4）血管造影：配制肝素钠生理盐水混合液并充盈导管，在超滑导丝的引导下置入造影导管至下腔静脉后，与压力延长管相连接，调节高压注射器的参数，推注对比剂，观察血管闭塞（或狭窄）的部位、程度、长度、侧支循环、有无血栓、肝静脉/副肝静脉血流等情况。

（5）测量梗阻远端的下腔静脉压力：压力传感器一端连接造影导管，另一端连接监护仪，测量下腔静脉压力。

（6）扩张下腔静脉/肝静脉狭窄段：更换加硬导丝及粗血管鞘，必要时使用破膜针打通下腔静脉闭塞或狭窄部位，将型号合适的球囊扩张导管置于下腔静脉/肝静脉闭塞或狭窄部位，调节充盈压力泵系统压力，充盈球囊扩张导管扩张下腔静脉/肝静脉闭塞或狭窄部位。

（7）复查血管造影：撤去球囊扩张导管，妥善放置，连接造影导管，造影检查确认血流通畅、大部分侧支循环消失及下腔静脉/肝静脉压力下降满意，检查肝静脉回流情况。

（8）拔出血管鞘：拔出血管鞘，纱布压迫穿刺处，局部加压包扎。

（二）经颈静脉肝内门腔内支架分流术

1. 麻醉方式　局部麻醉。

2. 手术体位　平卧位。

3. 特殊物品准备　血管鞘、造影导管、球囊扩张导管、高压注射器针筒及附件、压力延长管、止血阀、超滑导丝、加硬导丝、经颈静脉肝内穿刺器械、覆膜支架系统、对比剂、经皮导入期、鹅颈抓捕器、5%利多卡因注射液、肝素钠注射液、高压注射器。

4. 手术步骤及护理配合

（1）消毒、铺巾：选定右侧颈内静脉、右侧股动脉穿刺，以穿刺点为中心消毒。将4块治疗巾覆盖穿刺点四周，交角固定，也可一次铺下一块长方形孔巾形成无菌区。铺手术单遵循先头侧后足侧的原则，覆盖头部及足部，左右两侧悬垂至手术床左右两侧床沿30cm以上，穿刺处周围至少覆盖4~6层，其他部位至少覆盖2层。

（2）连接仪器设备：安装高压注射器，抽取对比剂，连接压力延长管。

（3）穿刺右侧股动脉及置入血管鞘：配制2%利多卡因注射液，进行局部麻醉，穿刺针成功穿刺右侧股动脉并置入血管鞘。

（4）间接门静脉造影：配制肝素钠生理盐水混合液充盈导管，在超滑导丝的引导下置入造影导管至肠系膜上动脉起始部，与压力延长管相连，调节高压注射器的参数，推注对比剂，行间接门静脉造影，了解门静脉空间位置结构。

（5）穿刺右侧颈内静脉，置入经颈静脉肝内穿刺器械：使用2%利多卡因注射液进行局部麻醉，穿刺针成功穿刺右侧颈内静脉并置入血管鞘。抽取肝素钠生理盐水混合液充盈导管，在超滑导丝的引导下置入造影导管，进入肝左静脉。交换加硬导丝，引入经颈静脉肝内穿刺器械。

（6）若导丝难以通过闭塞部位，使用经皮导入器采用右腋中线第七或第八肋间斜向第二肝门进针，穿刺进入肝静脉，进行造影，进一步了解阻塞部位、阻塞程度和交通支的情况。确保穿刺针顶端进入肝静脉主干，然后将导丝经穿刺针引入肝静脉主干，交换导丝和造影导管，成功后将导丝软头经扩张棒插入右心房。再经右颈内静脉穿刺插入鹅颈抓捕器至右心房，捕抓导丝软头，并经颈内静脉将导丝拉出，再置入经颈内静脉肝内穿刺器械进行操作。

（7）直接门静脉造影：引入超滑导丝及造影导管至门静脉远端，行门静脉造影。

（8）放置支架：引入加硬导丝，经导丝引入球囊扩张导管至肝内穿刺道，调节充盈压力泵系统的压力，扩张肝内穿刺道，然后引入覆膜支架系统建立分流道，成功释放支架，交换球囊扩张导管后扩张支架。

（9）复查造影：引入造影导管连接高压注射器，推注对比剂进行造影，确认分流道通畅，无对比剂外溢。

（10）拔出血管鞘：拔出血管鞘，穿刺点压迫止血，加压包扎。

（三）护理要点

1. 全面评估患者，了解患者病情，查看血常规、出凝血时间、凝血酶原时间、肝功、肾功等检验结果及既往影像学检查结果。详细询问患者有无碘剂、麻醉药物和其他食物、药物过敏史及过敏时的情况

2. 术前与手术医师沟通，了解手术方式，保证物品、药品准备齐全，特别是型号合适的球囊扩张导管和覆膜支架系统。

3. 注重患者心理护理，认真倾听患者感受，给予解释、安慰，说明手术配合的重要性，增加其信任感、安全感。

4. 加强患者非投照部位的辐射防护，尤其是甲状腺、性腺、眼晶状体等器官的防护，合理使用防护用品。工作人员实施自我防护，穿戴铅帽、铅衣、铅围裙、铅眼镜等防护用品，术中禁止未穿戴防护用品的人员进入手术间。

5. 使用静脉用生理盐水稀释利多卡因和肝素钠，切勿使用冲洗用生理盐水。

6. 连接高压注射器后排尽空气，调节注射器针筒头端向下。

7. 铺置无菌单时应保证足够的无菌面，无菌单应覆盖整个手术床。术中严格无菌操作，术中物品妥善放置，导丝、造影导管及球囊扩张导管等高值医用耗材较长，避免污染。

8. 高值医用耗材使用前检查保证其功能完好，使用后检查其完整性。

9. 密切关注手术进程，认真听取患者主诉，随时询问有无不适。球囊扩张时可出现不同程度的疼痛，嘱患者深呼吸或通过交谈转移注意力，必要时遵医嘱给予镇静剂，确保手术顺利进行。

10. 观察患者面色、精神状态、心电监护、尿量等，给予低流量吸氧，保持静脉通路通

畅。出现肺栓塞、急性心力衰竭、出血及静脉破裂等情况时，及时告知手术医师配合抢救或给予相应处理。

11. 对比剂对人体肾脏有损害，应遵医嘱使用并记录，术中观察患者尿液情况，随时提醒手术医师对比剂的用量。

12. 高值医用耗材与患者信息绑定，纳入医院医疗器械追溯系统，一人一用一废弃，使用后进行毁形，放置在指定位置并登记。

13. 术后对穿刺部位进行压迫，彻底止血，嘱患者穿刺侧下肢伸直并制动。注意观察有无穿刺部位出血、下肢肿胀、足背动脉搏动减弱、远端皮肤温度低及颜色变化。

14. 防护用品使用后每天进行清洁，沾染污染物时及时清理，感染手术使用后进行消毒并登记，不可使用高温高压消毒灭菌。防护用品不用时妥善放置，勿折叠损害铅丝，影响其寿命和防护能力。

▤ 根治术的护理配合

1. **麻醉方式**　全身麻醉
2. **手术体位**　左侧卧位
3. **特殊物品准备**　人工血管、滑线、肝素钠注射液、球囊导尿管、自体血回输装置、测压管。
4. **手术步骤及护理配合**

（1）消毒、铺巾：取右侧第6或第7肋间切口，以切口为中心消毒，范围超过切口周围15cm的区域。将4块治疗巾覆盖切口四周，交角固定。也可一次铺下一块长方形孔巾形成无菌区。铺手术单遵循先头侧后足侧的原则，覆盖头部及足部，左右两侧悬垂至手术床左右两侧床沿30cm以上，切口周围至少覆盖4~6层，其他部位至少覆盖2层。

（2）连接仪器设备：连接电刀及吸引器。

（3）打开胸腔：再次消毒胸部切口周围，22号刀切皮，电刀笔切开皮下组织、凝血，甲状腺拉钩牵开组织，长纱拭血。创面用丝线结扎或缝扎，骨蜡止血，开胸器牵开胸腔。

（4）探查下腔静脉和肝静脉：电刀切断肺下韧带，推开右肺。弯钳、神经拉钩游离右侧膈神经并向右侧牵引。在相当于膈神经的位置切开心包，大弯钳、直角钳游离心包内段下腔静脉，单极电凝止血，0号丝线结扎或缝扎血管。沿下腔静脉行径切开膈肌，在肝脏裸区显露下腔静脉5~8cm，探查下腔静脉和肝静脉出口的病变性质和范围。

（5）充分暴露肝静脉与下腔静脉汇合处：沿膈上段和肝后段下腔静脉后外侧纵向切开右侧胸膜和膈肌，用黏膜剥离子钝性分离下腔静脉周围粘连的结缔组织，充分暴露肝静脉与下腔静脉汇合处及其上下5cm的下腔静脉。

（6）阻断下腔静脉：用阻断带尽量高位阻断下腔静脉近心侧，距梗阻下端3~5cm处环周游离下腔静脉。

（7）阻断肝静脉和下腔静脉：在阻断的下腔静脉间纵向切开下腔静脉至正常处1cm，向阻塞远侧插入球囊导尿管，完全阻断肝静脉和下腔静脉。

（8）根除病灶：连接自体血液回输管道和机器，直视下检查下腔静脉和肝静脉病变的性质、部位和范围，实施隔膜切除、取栓和狭窄畸形矫正等措施。

（9）缝闭下腔静脉切口：递血管器械（无创血管钳或心耳钳）和滑线缝合血管，缝闭下腔静脉切口，取出球囊导尿管。必要时取适当大小心包片或人工血管，修补下腔静脉切口，扩大管腔。

（10）关闭胸腔：电刀笔进行创面止血，生理盐水冲洗后观察有无渗血及出血。放置引流管引出体外并固定，逐层关闭胸腔。

5. 护理要点

（1）全面评估患者，了解患者病情，查看检验结果及影像学检查结果，了解患者过敏史。

（2）术前与手术医师沟通，了解手术方式，备齐所有物品，尤其是各类滑线，必要时备心包片和人工血管。

（3）多数患者病情较重，术前应给予患者心理护理，以减轻其焦虑和恐惧情绪。

（4）建立外周静脉通路和中心静脉通路，保证输液通畅。根据患者情况调节输液速度，下腔静脉切开前控制输液速度，病变切除恢复血流后以输自体血为主。严密监测中心静脉压，防止发生心力衰竭，必要时遵医嘱使用强心、利尿剂。

（5）合并腹水的患者切开膈肌抽取腹水后及时记录腹水量。

（6）记录下腔静脉阻断及开通时间并提醒手术医师，积极配合手术，缩短阻断时间。

（7）密切关注手术进程和患者病情变化。肝素化后注意观察患者出血情况及尿液颜色；松开阻断带后注意患者有无肺栓塞发生，发现异常及时通知手术医师。

（8）缝合血管时应打湿滑线，以方便打结。使用后及时回收缝针，妥善放置，防止遗失。

（9）术中大量输注库存血时，可导致酸中毒和高钾血症，遵医嘱给予碱性药物和钙剂。

（10）加强体温监测，合理使用保温措施，避免发生低体温或温度过高。

（11）加强皮肤管理，使用具有防压疮功能床垫，保持床单元清洁、平整、干燥，根据患者情况合理使用防压疮敷料，预防手术压疮。

（12）术毕观察引流液的颜色、性状和量，短时间内引流大量血液可能是血管吻合口破裂、漏血或创口大量渗血，及时通知手术医师。

三　腔－房人工血管转流术的护理配合

1. 麻醉方式　全身麻醉。

2. 手术体位　平卧位。

3. 特殊物品准备　人工血管、滑线、测压管、肝素钠注射液。

4. 手术步骤及护理配合

（1）消毒、铺巾：胸部及上腹部正中切口，以切口为中心消毒，范围超过切口周围15cm的区域。将4块治疗巾覆盖切口四周，交角固定。也可一次铺下一块长方形孔巾形成无菌区。铺手术单遵循先头侧后足侧的原则，覆盖麻醉头架及足部，左右两侧悬垂至手术床左右两侧床沿30cm以上，切口周围至少覆盖4~6层，其他部位至少覆盖2层。

（2）连接仪器设备：连接电刀、胸骨锯及吸引器。

（3）打开胸、腹腔：再次消毒胸腹部切口周围，22号刀切皮，电刀笔切皮下组织、凝血，长纱拭血，胸骨锯劈开胸骨，骨蜡止血，开胸器牵开胸腔。

（4）探查胸、腹腔：拉钩牵拉胸、腹腔，探查心脏、肝脏及下腔静脉。

（5）游离下腔静脉：递血管器械、电刀笔游离下腔静脉，3-0号或2-0号丝线缝扎或结扎离断血管。

（6）暴露右心房：打开心包、暴露右心耳。

（7）心房人工血管吻合　使用心耳钳钳夹部分心耳，切开约1.5cm，使用滑线与人工血管连续吻合，渗血点用部分心包加固止血，生理盐水冲洗确认无渗血及出血后松开心耳钳，可见血流经人工血管流出，观察吻合口处有无渗血。

（8）下腔静脉人工血管吻合：将人工血管经膈肌、胃前方向下至下腔静脉处。再次使用心耳钳夹闭下腔静脉壁，切开直径约1.6cm，使用滑线采用间断"降落伞式"吻合法缝合人工血管和下腔静脉，吻合完毕后将人工血管向下和下腔静脉完整吻合，松开阻断钳后检查有无渗血及出血。

（9）排出人工血管内气体：向人工血管内注射肝素钠生理盐水，充分排出人工血管内气体。

（10）关闭胸、腹腔：电刀笔进行创面止血，生理盐水冲洗后观察有无渗血及出血。于纵隔及肝下下腔静脉吻合口处各放置引流管1根引出体外并固定，逐层关闭胸、腹腔。

5. 护理要点

（1）~（12）同"根治术的护理配合"。

（13）与手术医师沟通后准备所需人工血管。由于人工血管价格昂贵，打开前再次与手术医师核对其型号。

四　肝移植术护理配合

1. 麻醉方式　全身麻醉。

2. 手术体位　仰卧位。

3. 特殊物品准备　氩气刀、滑线、肝素钠注射液、尿激酶、20%人血白蛋白、硫酸庆大霉素注射液、亚甲蓝注射液。

4. 手术步骤及护理配合

（1）消毒、铺巾：取上腹部"人"字形切口或反"L"形切口，以切口为中心消毒，范围超过切口周围15cm的区域。将4块治疗巾覆盖切口四周，交角固定。也可一次铺下一块长方形孔巾形成无菌区。铺手术单遵循先头侧后足侧的原则，覆盖麻醉头架及足部，左右两侧悬垂至手术床左右两侧床沿30cm以上，切口周围至少覆盖4~6层，其他部位至少覆盖2层。

（2）连接仪器设备：连接电刀、氩气刀及吸引器。

（3）打开腹腔：再次消毒胸部切口周围，22号刀切皮，电刀笔切皮下组织、凝血，长纱拭血。

（4）探查腹腔：拉钩拉开腹腔，生理盐水湿手，无损伤血管镊、长纱协助探查腹腔。

（5）暴露出肝上、下腔静脉：无损伤镊、长组织剪游离肝周韧带，离断后用0号或2-0号丝线结扎或缝扎小血管，安装悬吊拉钩牵拉切口两侧，充分暴露术野。

（6）游离第一肝门，结扎离断肝动脉、门静脉：大、小游离钳游离第一肝门，0号或2-0号丝线结扎或缝扎血管，血管夹阻断肝动脉，阻断钳阻断门静脉，备冰屑和滑线。

（7）病肝切除：阻断钳阻断肝上、下腔静脉，精细组织剪剪开，移除病肝。

（8）肝床止血：检查肝床，氩气刀充分止血，3-0号或4-0号的滑线缝扎止血，将备好的冰屑洒在肝脏上，用湿纱垫包裹供肝。

（9）修整供、受体肝上和肝下下腔静脉，精细剪刀和无损伤血管镊修整供肝，配制肝素钠、尿激酶及生理盐水混合液。

（10）吻合肝上、下腔静脉：无损伤血管镊、3-0号滑线（双针）缝合受体、供体下腔静脉右侧角，4-0号滑线（双针）缝合受体、供体下腔静脉左侧角。将新肝置入右膈下原位，右侧角双线不打结，用皮钳固定左侧角，双线打结后自左侧角开始连续缝合后壁至右侧角，左侧角另一根针线自左侧角开始连续缝合前壁至右侧角后同后壁缝线打结。

（11）吻合肝下下腔静脉：无损伤血管镊、持针器夹4-0号或5-0号滑线（双针），同肝上、下腔静脉法吻合肝下下腔静脉。缓慢松开门静脉阻断钳，经门静脉灌注4℃蛋白水溶液500~1 000ml（20%人血白蛋白50ml+生理盐水500ml）。

（12）吻合门静脉：阻断钳钳夹门静脉，拔出门静脉插管，用圈镊、6-0号滑线（双针）缝合门静脉前壁，抽取肝素、尿激酶生理盐水冲洗门静脉管腔。

（13）依次开放肝上、下腔静脉、门静脉、肝下下腔静脉：松开阻断钳，检查有无流血，必要时用型号合适的滑线进行修补，温热生理盐水灌注腹腔进行复温。

（14）肝动脉重建：小游离钳、3-0号丝线结扎出血点，大血管夹夹肝动脉重建口，小血管夹夹供肝肝动脉，注射器抽取肝素钠、尿激酶及生理盐水混合液冲洗动脉断端，圈镊、笔式持针器夹持7-0号（或8-0号）滑线连续缝合肝动脉（方法同肝上、下腔静脉），开放肝动脉。

（15）切除胆囊：无损伤镊辅助，氩气刀离断周围组织并止血，2-0号丝线结扎或缝扎出血点。中弯钳夹闭胆囊颈，组织剪断，切除胆囊。7×17圆针、2-0号丝线缝扎断端。

（16）吻合胆管：注射器抽取硫酸庆大霉素和生理盐水冲洗胆管。准备合适的T管，配制亚甲蓝和生理盐水。圈镊、持针器夹6-0号（或7-0号）PDSⅡ缝线连续缝合胆管前后壁，抽取亚甲蓝和生理盐水注入胆管检查吻合口。

（17）关闭腹腔：电刀笔进行创面止血，生理盐水冲洗后观察有无渗血及出血。分别于左肝下、右膈下、网膜孔各放1根28号引流管，逐层关闭腹腔。

5. 护理要点

（1）全面评估患者，了解患者病情，查看检验结果及影像学检查结果，了解患者过敏史。

（2）肝移植手术较复杂，术前与手术医师沟通，备齐所有物品。

（3）多数患者病情较重，术前应给予患者心理护理，以减轻其焦虑和恐惧情绪。

（4）提前铺置供肝修整台，准备不同型号的无菌盆、修肝器械和物品，大无菌盆内准备好无菌碎冰及生理盐水。供肝修整必须在0~4℃环境中进行，取出的供肝放入修肝小盆中，并置于大盆冰水内，器官的修整和保存始终保持低温状态。

（5）全肝切除前备足够的冰屑或冰泥，保证无肝期供肝的低温状态。当门静脉和下腔静脉被完全阻断后，即进入了无肝期，患者全身血循环量锐减，血压下降，须密切观察患者生命体征，出现异常及时通知手术医师。

（6）无肝期时洗手护士提前准备器械，加快传递速度，缩短无肝期的时间。滑线缝合血管时，应打湿滑线，以方便打结。巡回护士密切观察生命体征及尿量变化。

（7）经门静脉灌注4℃蛋白水溶液（20%人血白蛋白50ml+生理盐水500ml）排空气体，避免再灌注期间的空气栓塞。

（8）在新肝再灌注期，全肝血流开放后可能出现吻合口出血等情况，故密切关注患者血压及变化。

（9）受体尿量分期计量：切取病肝期、无肝期、新肝期。

（10）术中大量输注库存血时，可导致酸中毒和高钾血症，遵医嘱给予碱性药物和钙剂。

（11）加强体温监测，合理使用保温措施，避免出现低体温或温度过高。

（12）加强患者皮肤管理，使用具有防压疮功能床垫，保持床单元清洁、平整、干燥。根据患者情况合理使用防压疮敷料，预防手术压疮。

（13）随时做好应急准备，及时处理术中大出血、空气栓塞、心搏骤停、肾衰竭等突发情况。

（14）术毕观察引流液的颜色和量，大量出血时可能是血管吻合口破裂、漏血或创口大量渗血，及时通知手术医师。

（15）提前联系重症监护病房，准备转运物品。转送途中注意保护人工气道、输液管路、引流管路等，防止引流管脱落，并与重症监护病房的医护人员做好交接。

（张增梅　程慧敏）

第二节　BCS围手术期的护理

■ 一 介入治疗的护理

（一）术前护理

1. **缓解焦虑与恐惧**　BCS患者有呕血、黑便、腹水、腹胀等症状，会紧张、恐惧。护理人员应充分利用沟通技巧，建立良好的护患关系，向患者及家属介绍手术的必要性及手术成功案例，解除患者的思想顾虑，帮助患者树立战胜疾病的信心。

2. **改善营养状况**

（1）宜采用高热量、优质蛋白、高维生素、低脂、易消化饮食，少食多餐。

（2）出现腹水时限制液体及钠盐摄入量，每日钠摄入量限制为500~800mg，少食咸肉、酱菜、罐头等含钠高的食物。

（3）肝功能受损者肌内注射维生素K_1，纠正凝血功能，预防术后出血。

3. **护肝治疗**　因多数BCS患者有门静脉高压症（主要表现为腹水、呕血或黑便）且肝脏不同程度受损，须要指导患者保证充足的睡眠和休息，禁烟酒，避免劳累。遵医嘱静脉输注人血白蛋白、异甘草酸镁注射液、丁二磺酸腺苷蛋氨酸等保肝药物，减轻肝脏负担，避免使用红霉素、巴比妥类、盐酸氯丙嗪等肝毒性药物。必要时服用番泻叶等缓泻剂以保持大便通畅，避免用力排便、剧烈咳嗽等导致的腹压增加引起曲张静脉破裂出血。多吃新鲜水果和蔬菜，如橙汁、石榴、绿色蔬菜等。

4. **观察病情**

（1）腹水者每天定时定位测量腹围，密切观察24小时出入量，以了解消长情况。

（2）对于下肢水肿的患者，定期测量下肢周径的变化，可将下肢抬高，利于静脉回流，减轻下肢水肿。

（3）合并上消化道出血者须严密监测生命体征的变化，监测呼吸、循环及尿量，观察出血的量、性状，以及大便的颜色、性质和量。

（4）观察患者有无四肢软弱无力、厌食、呕吐、腹胀等低钾血症表现。

5. **完善术前检查与准备**

（1）积极完善术前相关检查，如胃镜、X射线钡餐、腹部CT、血常规、凝血时间等，做对比剂、抗生素过敏试验。

（2）行双侧腹股沟及会阴部手术区域备皮，术前8小时禁食，4小时禁饮，备好所需物品及药品，必要时输液，补充营养和维持体液平衡。

（二）术后护理

1. 休息与饮食

（1）介入治疗者绝对卧床24小时，股静脉穿刺点沙袋压迫6小时，穿刺侧肢体伸直制动12小时，不能弯曲或过度用力，可不弯曲腿翻身。

（2）颈内静脉穿刺者，应尽量减少颈部活动，避免大幅度转头，咳嗽时用手压迫，防止颈部出血。

（3）术后4小时即可进食无渣软食，肝功能损伤较轻者，可酌情摄取优质蛋白质饮食（50~70g），肝功能严重受损者应限制蛋白质摄入量，有腹水者限制水和钠的摄入量。

2. 严密观察病情

（1）术后24小时内严密观察并记录患者的生命体征、意识、面色、尿量及原有症状有无减轻。

（2）持续吸氧，增加血氧浓度，促进肝细胞代偿。

（3）定时遵医嘱监测血常规、出凝血时间、电解质及肝肾功能，及早发现内出血、感染、肝性脑病、肝衰竭、心功能不全的征象，维持水、电解质平衡，如发现异常，及时告知医师处理。

3. 穿刺部位的观察与护理

（1）BCS介入治疗对股静脉及颈静脉损伤大，术后穿刺侧肢体制动6小时，腹股沟穿刺点弹力绷带加压包扎1~2天。

（2）观察切口敷料及穿刺侧肢体的颜色、温度、感觉、运动及动、静脉搏动情况，以防出血造成局部血肿或假性动脉瘤等。

（3）如经颈部穿刺，穿刺处需要用小沙袋压迫，同时观察呼吸情况。

4. 药物应用的护理

（1）遵医嘱及时使用有效的抗生素，预防感染。

（2）BCS患者术后一般需要抗凝治疗，治疗期间密切观察皮肤黏膜有无出血点，二便颜色。肌内注射及静脉穿刺时按压时间应稍长些，避免皮下出血及血肿形成。定期监测凝血功能，发现异常及时通知医师。

5. 并发症的观察及护理

（1）肝性脑病：①患者表现为性格异常、定向力减弱、嗜睡与躁动交替等症状，与血氨增高有关，应立即告知医师，及时检测血氨浓度，对症使用支链氨基酸、精氨酸等，降低血氨水平，并限制蛋白质摄入量。②忌用肥皂水灌肠，给予乳果糖灌肠效果较好，术后慎用吗啡、地西泮类药物。

（2）心力衰竭：①阻塞的血管通畅后，会导致大量淤滞的血液回流到心脏，使心脏负担突然增加，患者表现为突然心悸、气促、心率快、口唇发绀、频频咳嗽等，立即告知医师，协助患者取半坐或端坐位，给予高流量氧气吸入。②输液时须限制液体量及速度，遵医嘱及时给予利尿、强心、扩血管等药物，减轻心脏负担。③若有中心静脉导管，须监测中心静脉压，2h/次，了解患者心脏功能，根据血压及中心静脉压的变化，指导输液，防止水、电解质失衡。

（3）术后再狭窄：①再狭窄是BCS介入术后最常见的并发症，是血管壁对损伤的反应，常由球囊对阻塞部分扩张不充分，支架直径较小或长度过短，术后抗凝治疗不规范等造成。②术后正规的抗凝治疗可能降低其发生率，术后症状复发时应行超声检查，明确诊断后，再行球囊扩张术可取得满意效果。

（4）出血：①介入治疗中使用球囊导管直接扩张狭窄或闭塞的下腔静脉有潜在的血管损伤风险，严密观察病情变化，测量脉搏、血压。②注意观察切口敷料有无渗出，观察患者面色、四肢末梢的血液循环、皮肤及黏膜色泽，有出血情况及时告知医师。

6. 出院指导　①避免感冒、劳累及较重的体力活动。②禁烟酒，少喝浓茶和咖啡，避免吃干硬、辛辣食物，以免损伤食管和胃黏膜，诱发出血。③定期复查肝功能、凝血时间及凝血酶原时间，以了解抗凝情况。遵医嘱服用华法林、阿司匹林肠溶片等抗凝血药物，不能漏服或停服。服药期间，注意有无出血倾向，如鼻黏膜、牙龈出血，皮肤黏膜出现不明原因的红色斑点或瘀斑。④定期复查彩色多普勒超声，了解肝静脉及腔静脉血流通畅情况。⑤如出现呕血、黑便、腹水、下肢水肿等情况，及时就诊。

▤ 手术治疗的护理

（一）术前护理

1. 缓解焦虑与恐惧　BCS患者有呕血、黑便、腹水、腹胀等症状，会紧张、恐惧。护理人员应充分利用沟通技巧，建立良好的护患关系，向患者及家属介绍手术的必要性及手术成功案例，解除患者的思想顾虑，帮助患者树立战胜疾病的信心。

2. 改善营养状况

（1）宜采用高热量、优质蛋白、高维生素、低脂、易消化饮食，少食多餐。

（2）出现腹水时限制液体及钠盐摄入量，每日钠摄入量限制为500~800mg，少食咸肉、酱菜、罐头等含钠高的食物。

（3）肝功能受损者肌内注射维生素K_1，纠正凝血功能，预防术后出血。

3. 护肝治疗　因多数BCS患者有门静脉高压症（主要表现为腹水、呕血或黑便）且肝脏不同程度受损，须要指导患者保证充足的睡眠和休息，禁烟酒，避免劳累。遵医嘱静脉输注人血白蛋白、异甘草酸镁注射液、丁二磺酸腺苷蛋氨酸等保肝药物，减轻肝脏负担，避免使用红霉素、巴比妥类、盐酸氯丙嗪等损害肝的药物。必要时服用番泻叶等缓泻剂以保持大便通畅，避免用力排便、剧烈咳嗽等导致的腹压增加引起曲张静脉破裂出血。多吃新鲜水果和蔬菜，如橙汁、石榴、绿色蔬菜等。

4. 观察病情

（1）腹水者每天定时定位测量腹围，密切观察24小时出入量，以了解消长情况。

（2）对于下肢水肿的患者，定期测量下肢周径的变化，可将下肢抬高，利于静脉回流，减轻下肢水肿。

（3）合并上消化道出血者需严密监测生命体征的变化，监测呼吸、循环及尿量，观察出血的量、性状，以及大便的颜色、性质和量。

（4）观察患者有无四肢软弱无力、厌食、呕吐、腹胀等低钾血症的表现。

5. 完善术前检查与准备

（1）积极完善术前相关检查，如胃镜、X射线钡餐、腹部CT、血常规、凝血时间等，做对比剂、抗生素过敏试验。

（2）行双侧腹股沟及会阴部手术区域备皮，术前8小时禁食，4小时禁饮，备好所需物品及药品，必要时输液，补充营养和维持体液平衡。

（二）术后护理

1. 休息与饮食

（1）术后平卧，全麻清醒后取半卧位，以利于胸腔引流，增加肺活量；

（2）分流术者，为使血管吻合口保持通畅，术后取平卧位或半卧位（<15°）；一般术后3~5天即可下床活动，但不可过早或活动量大，以防发生切口血管破裂及心包压塞。

（3）术后肠蠕动恢复后，可流质饮食，以后逐步过渡至低脂饮食，分流术者应限制蛋白质摄入量。

2. 严密观察病情

（1）术后24小时内严密观察并记录患者生命体征、意识、面色、尿量及引流液的量和颜色。

（2）持续吸氧，增加血氧浓度，促进肝细胞代偿。

（3）定时遵医嘱监测血常规、出凝血时间、电解质及肝肾功能，及早发现内出血、感染、肝性脑病、肝衰竭、心功能不全的征象，维持水、电解质平衡，如发现异常，及时告知医师处理。

（4）分流术取自体静脉者，观察局部有无静脉回流障碍。

3. 引流管及切口的护理

（1）引流管妥善固定，保持其引流通畅，避免扭曲、拖拉，观察记录引流液的颜色、性状、量，若有异常，应及时报告处理。

（2）开胸术后应保持胸腔闭式引流管的通畅和密闭等，注意水柱波动情况。

（3）若每小时引流量超过100ml，应考虑活动性出血，及时报告医师。

（4）为防止血液堵塞引流管，可以挤压引流管。

（5）应注意观察切口有无渗血、渗液，敷料渗湿后及时更换。

4. 药物应用的护理

（1）遵医嘱及时使用有效的抗生素，预防感染。

（2）BCS患者术后一般需要抗凝治疗，治疗期间密切观察皮肤黏膜有无出血点，二便颜色。肌内注射及静脉穿刺时按压时间稍长些，避免皮下出血形成血肿。定期监测凝血功能，发现异常及时通知医师。

5. 加强基础护理

（1）加强皮肤护理，预防压疮。

（2）加强口腔护理，观察黏膜情况，预防感染。

（3）鼓励患者深呼吸、咳嗽、排痰，必要时雾化吸入，预防肺部并发症。

（4）更换引流管时，严格遵循无菌操作原则。

6. 并发症的观察及护理

（1）肝性脑病：①分流术后来自肠道的血液未经肝脏处理，直接进入体循环，易诱发肝性脑病。②患者表现为性格异常、定向力减弱、嗜睡与躁动交替等症状，与血氨增高有关，应立即告知医师，及时检测血氨浓度，对症使用支链氨基酸、精氨酸等，降低血氨水平，并限制蛋白质摄入量。③忌用肥皂水灌肠，给予乳果糖灌肠效果较好。④术后慎用吗啡、地西泮类药物。

（2）心力衰竭：①阻塞的血管通畅后，会导致大量淤滞的血液回流到心脏，使心脏负担突然增加，患者表现为突然心悸、气促、心率快、口唇发绀、频频咳嗽等，应立即告知医师，协助患者取半坐或端坐位，给予高流量氧气吸入。②输液时须限制液体量及速度，遵医嘱及时给予利尿、强心、扩血管等药物应用，减轻心脏负担。③若有中心静脉导管，须监测中心静脉压2h/次，了解患者心脏功能，根据血压及中心静脉压的变化，指导输液，防止水、电解质失衡。

（3）血胸：①严密监测生命体征，尤其注意呼吸形态、呼吸音、频率及氧饱和等变化。②观察引流液颜色、性状及量，若每小时引流量超过200ml，并持续3小时以上，引流出的血液快速凝固，患者出现持续血压下降、脉搏增快，血红细胞计数、血红蛋白及血细胞比容持续下降，提示可能有活动性出血，应积极协助医师，做好开胸手术准备。

（4）出血：①密切观察病情测量脉搏、血压及每小时尿量，及时发现有无严重胸腔或腹腔出血。②注意观察切口敷料有无渗出，观察患者面色、四肢末梢血液循环、皮肤及黏膜色泽，有出血情况及时告知医师。③遵医嘱给予输液治疗及止血药物，监测血常规结果，及时更换引流装置。

7. 出院指导 ①避免感冒，劳累及较重的体力活动。②禁烟酒，少喝浓茶咖啡，避免干硬、辛辣食物，以免损伤食管及胃黏膜，诱发出血。③定期复查肝功能、凝血时间及凝血酶原时间，以了解抗凝情况，遵医嘱服用华法林、阿司匹林肠溶片等抗凝药物，不能漏服或停服，服药期间，注意有无出血倾向：如鼻黏膜、牙龈出血，皮肤黏膜出现不明原因的红色斑点或瘀斑。④定期复查彩色多普勒超声，了解肝静脉及腔静脉血流通畅情况。⑤如出现呕血、黑便、腹水、下肢水肿等情况，及时就诊。

（李　星　李利梅）

参考文献

［1］ 侯晓旭.腔-腔静脉转流46例术中配合体会[J].郑州大学学报（医学版），2003，38（2）：311.

［2］ 黄建冰，袁艳梅，何素娇.1例重症布-加综合征介入治疗术后的护理[J].全科护理，2014，12（20）：1919-1920.

［3］ 孟庆义.布-加综合征的病因学基础和外科治疗方法选择研究[D].郑州：郑州大学，2012.

［4］ 乔江蓉.布-加综合征球囊扩张置入支架介入治疗患者围手术期的护理对策[J].四川医学，2017，38（12）：1454-1456.

［5］ 屈清荣，李胜云.外科、手术室疾病护理常规[M].郑州：郑州大学出版社，2011.

［6］ 史青苗，袁新，李娟，等.布-加综合征的介入治疗研究进展[J].中华介入放射学电子杂志，2019，7（3）：251-254.

［7］ 孙玉岭，马秀现，许培钦，等.布-加综合征的分期治疗[J].中华普通外科杂志，2010，25（3）：202-204.

［8］ 田荣华.37例布-加综合征介入治疗围手术期的护理[J].当代护士，2014，10：57-58.

［9］ 吴晓玲，杜映，曾艳.布-加综合征介入治疗的护理[J].护理实践与研究，2015，12（7）：44-45.

［10］ 吴欣娟，徐梅.手术室护理工作指南[M].北京：人民卫生出版社，2016.

［11］ 杨艳芳，冯英璞，张桂芳，等.介入治疗布-加综合征的观察与护理[J].临床医学，2013，33（3）：125-126.

［12］ 张小明，汪忠镐，王仕华.联合腔肠房人工血管转流术治疗布-加综合征14例体会[J].中华普通外科杂志，2002，17（1）：22-24.

［13］ 中华护理学会手术室护理专业委员会.手术室护理实践指南[M].北京：人民卫生出版社，2020.

[14] ORLOFF M J, DAILY P O, ORLOFF S L, et al. A 27-year experience with surgical treatment of Budd-Chiari syndrome[J]. Ann Surg, 2000, 232: 340-352.

第三十一章

继发性巴德-基亚里综合征

在非洲国家，巴德-基亚里综合征（BCS）以女性多见，最常见的原因是肝静脉阻塞。在亚洲国家，BCS以男性更为常见，最常见的原因是下腔静脉阻塞或下腔静脉与肝静脉混合型阻塞。在中国，BCS的年发病率约为0.88/100万。根据其病因学，可分为原发性BCS与继发性BCS。

原发性BCS是最常见的类型，大多是由于获得性疾病使血液呈高凝状态或凝血机制异常，最终导致静脉内血栓或隔膜形成，肝静脉及其流出道梗阻，如骨髓增生性肿瘤、阵发性睡眠性血红蛋白尿、抗磷脂综合征等。还有一部分原发性BCS与一些先天性疾病如因子Ⅴ莱登突变或抗凝血酶缺乏相关。

继发性BCS通常是由血管以外的疾病侵袭或压迫，从而引起肝静脉或下腔静脉梗阻，如恶性肿瘤、囊肿或增生结节等。此外，据报道约20%的患者为特发性BCS。由于继发性BCS较原发性BCS更为罕见，本章着重就继发性BCS的病因、病理生理学、临床表现、诊断和治疗进行阐述。

■ 病因

恶性肿瘤是引起继发性BCS的重要原因，主要通过外部压迫或形成癌栓阻塞肝静脉流出道。在所有BCS患者中，因肿瘤起病者约占10%，其中，肝癌、肾细胞癌及肾上腺癌较常见。肝癌是引起BCS最常见的肿瘤，但也可能是慢性BCS的并发症。研究显示，肝癌合并继发性BCS的发生率为0.7%~3.9%。4%~10%的肾细胞癌患者被发现伴有下腔静脉癌栓侵袭。血管平滑肌脂肪瘤压迫肝静脉、肾脏原发尤文氏肉瘤伴下腔静脉癌栓形成所致的继发性BCS都曾被报道过。

导致继发性BCS的主要机制可能为：①肝、肾等器官与下腔静脉在解剖结构上相互毗邻，一旦该部位发生恶性肿瘤容易侵袭或压迫下腔静脉。②下腔静脉解剖结构独特，血流易形成涡流，为血栓或癌栓形成提供了有利条件。③恶性肿瘤患者血液大多数呈高凝状态，促进了血栓形成。但总体而言，癌栓阻塞肝静脉或下腔静脉，从而导致继发性BCS仍较为罕见。

除肿瘤以外，单纯性肝囊肿、寄生虫性肝病如肝包虫病或阿米巴肝脓肿，也是继发性BCS的罕见病因。既往文献也报道过化脓性肝脓肿继发BCS的病例。引起继发性BCS的病因有肝癌、肾细胞癌、肾上腺癌、原发性肝血管肉瘤、上皮样血管内皮细胞癌、囊型包虫病、曲霉病、非寄生虫性肝囊肿、巨大脓肿、局灶性结节增生、肝内血肿、创伤相关下腔静脉血栓形成、肝切除术、移植等。

病理生理学

正常肝脏由门静脉及肝动脉供血，经小叶间动静脉于汇管区汇入肝血窦，后经中央静脉、小叶下静脉逐级汇入肝静脉左、中、右属支，最后汇入下腔静脉。BCS的病理生理学可以总结为肝静脉流出道受阻、继发性充血损伤及肝实质再生几个阶段。

单条肝静脉属支阻塞往往不引起临床症状，而2条及2条以上肝静脉属支流出道梗阻就会导致肝窦压力和门静脉压力增加，从而引起相应的临床症状：一方面，肝静脉流出道受阻，血液流速减慢，血栓形成的风险增加；另一方面，肝窦内血流淤滞可以造成肝淤血、肿大，肝窦内皮细胞缺血缺氧损伤诱导自由基释放，造成邻近肝实质细胞氧化损伤，最终演变为非炎症性小叶中心细胞坏死。

在病理生理学上，BCS可分为急性期和慢性期。在急性期受累的节段常表现为肿大和坏死，可导致肝衰竭。而慢性期则以纤维化为主。在梗阻后的几周内，纤维化主要发生在小叶中心区，病变部位出现萎缩伴进行性小叶中心纤维化和肝静脉侧支循环形成。在之后的几个月内，门静脉周围形成良性再生结节，最终发展为肝硬化。

临床表现

大多数BCS患者表现为腹痛（61%）、腹水（83%）和肝大（67%）。其临床表现往往与阻塞的部位、程度、形成速度及是否有肝内、外侧支循环形成有关。因此BCS患者可能有不同的临床表现。

根据梗阻部位不同，将BCS分为肝静脉梗阻型和下腔静脉梗阻型。肝静脉阻塞型主要临床表现有腹痛、腹胀、肝脾大、腹水、消化道出血等门静脉高压的症状和体征。下腔静脉阻塞型主要临床表现有双下肢肿胀、色素沉着、胸腹壁静脉曲张等。

临床上根据起病方式不同，将BCS分为暴发性、急性、亚急性、慢性BCS。大多数BCS患者（约60%）为慢性或亚急性BCS。此外，15%~20%的患者缺乏明显的临床症状，这可能是因为静脉管腔不完全梗阻、梗阻仅累及单条肝静脉属支或肝内、外侧支循环已经建立缓解了肝淤血及门静脉压力。

暴发性BCS常常在几天内出现，患者表现为严重肝衰竭，转氨酶、胆红素升高，可并发肝性脑病。体征主要包括肝脏体积增大伴肝区疼痛、腹水等。急性BCS往往在1个月内出现，多表现为难治性腹水、腹痛、肝大、转氨酶升高，病理表现为肝淤血或伴肝坏死而无肝内、外侧支循环形成。腹部外伤所致继发性BCS多为暴发性或急性。亚急性和慢性BCS起病隐匿，常伴肝功能不全，亚急性患者腹水症状轻，而慢性患者往往已经出现门静脉高压症，如脾大、食管-胃底静脉曲张等，病理表现为充血性肝硬化。大量腹水者可伴腹胀、食欲缺乏。此外，部分患者可表现为肾衰竭。

四 诊断

当患者出现以下非特异性症状时，临床医师应高度警惕：①突发腹水、肝大伴肝区疼痛；②大量腹水，肝功能相对正常；③暴发性肝衰竭并肝大、腹水；④不明原因的慢性肝病；⑤肝病伴血栓性疾病；⑥肝活检提示肝血窦扩张（已排除心脏病）。此外，BCS和心脏病可能有相似的临床特征。对于疑似心脏病的患者，如三尖瓣反流、缩窄性心包炎和右心房黏液瘤，诊断BCS时必须与心脏病进行鉴别诊断。

血清谷氨酸氨基转移酶和门冬氨酸氨基转移酶水平，在暴发性及急性BCS中可能是正常值上限的5倍以上，而在亚急性BCS中升高幅度较小。如果肝窦压力因门体分流或门静脉侧支循环形成而降低，肝功能可逐渐恢复正常。血清碱性磷酸酶和胆红素水平在BCS患者中也有不同程度升高，同时伴有人血白蛋白水平下降。

彩色多普勒超声检查是一种无创、快捷且经济的筛选和诊断方法。其诊断BCS的敏感度和特异度均在85%以上。在怀疑BCS时彩色多普勒超声应作为首选的检查手段，约80%的患者仅通过超声检查就可确诊。不同病理变化所表现的直接征象包括：①肝后段下腔静脉管腔内见线状强回声；②病变血管处管壁增厚、管腔变细模糊；③肝静脉或下腔静脉内血栓形成；④继发性BCS表现为占位或肿大的肝脏使压迫部位血管管腔变细，血流通过受阻。间接征象包括：肝内回声光点增多增粗、不均匀，肝脏包膜形态不光整，门静脉内径增宽、脾大、腹水、肝内交通支扩大或异常交通支形成等。但是超声检查结果受检查者的经验影响较大，可能会对诊断的准确性造成影响。

CT平扫对肝脏及血管显影效果欠佳，诊断BCS主要依赖动态增强CT及三维成像技术。急性BCS的CT表现主要包括肝脏形态正常、肝实质斑片状强化、尾状叶肿大、下腔静脉或肝静脉管腔内充盈缺损及腹水。亚急性BCS的表现取决于静脉受累的类型，可能包括门体和肝内侧支循环形成及肝动脉扩张。慢性BCS中常见肝脏形态改变和再生结节形成，这些结节通常在动脉期及门静脉期呈持续高密度。

MRI较CT扫描费用高，但是MRI能更好地显示下腔静脉全程。与CT相比较，MRI可以较好地判断血栓的新旧分期及是否合并钙化，并且可以区分急性、亚急性和慢性BCS。MRA在诊断BCS中有一定作用，尤其是三维增强MRA技术，因为它显示了多方位的血管解剖，包括肝内侧支循环。这项技术还可能显示肝静脉、门静脉和下腔静脉内存在的血栓。

静脉造影被认为是诊断BCS的金标准，不仅可以明确病变部位，病变范围，肝内、外侧支循环形成情况，还可以明确栓塞性质，为临床病理分型提供更多信息。静脉造影包括经皮肝穿刺肝静脉造影和单向顺行性下腔静脉造影。其优点是可以在检查的同时进行介入治疗，以恢复血管通畅。静脉造影虽然能准确显示梗阻静脉的位置和严重程度，但其有创性限制了检测的实用性，且其本身也有引起继发性血栓的可能。

由于影像学技术的广泛应用，当影像学检查显示肝静脉流出道受损或梗阻时，诊断

BCS不需要肝活检，所以肝活检并不作为诊断BCS的常规检查手段。然而，当影像学无法发现梗阻部位或发现可疑肿瘤时，可采用活检策略。BCS患者肝活检的结果常常是非特异性的，主要表现为小叶中心区域肝窦充血扩张和坏死，随着疾病进展，可以见到肝小叶中心纤维化形成和门静脉周围再生结节出现。肝小静脉闭塞性疾病是肝静脉窦壁损伤引起的内皮下肿胀导致非血栓性静脉阻塞，与服用有毒药物或骨髓移植有关。肝活检是区分BCS与肝小静脉闭塞性疾病的重要手段。此外，肝活检也有助于排除恶性肿瘤引起的继发性BCS。

五　治疗

继发性BCS应该以治疗原发疾病为重点，以缓解肝静脉流出道梗阻、预防血栓形成及门静脉高压并发症为目的，最终改善肝脏病理学损伤。应根据继发性BCS的病因、临床类型及严重程度选择治疗方法。由于继发性BCS往往存在肝静脉或下腔静脉流出道受压，外科手术应是首选的治疗方式。手术直接切除病变部位或将癌栓、血栓取出，解除下腔静脉或肝静脉梗阻，矫正血管狭窄，使血管恢复正常血流和正常解剖生理状态。

随着技术日新月异地发展，介入治疗逐渐成为BCS微创化首选的治疗策略。经皮球囊开通术（percutaneous angioplasty，PTA）和血管内支架植入术（endovascular stent implantation，ESI）可以考虑作为肝静脉及流出道血管再通、缓解梗阻的手段。PTA主要采用经皮穿刺途径，将带导管的球囊置于血管狭窄处反复扩张，最终使血管再通。然而，伴有肝静脉弥漫性血栓形成或门静脉高压合并严重并发症，如顽固性腹水或复发性静脉曲张出血的患者，不适宜采用PTA。ESI是指利用经皮穿刺和金属支架植入等技术再通狭窄和闭塞的血管的技术。ESI适用于下腔静脉或肝静脉节段性闭塞、膜性闭塞多次球囊扩张后再狭窄、闭塞合并血栓形成及下腔静脉支架引起的肝静脉或副肝静脉阻塞。

当血管再通治疗无效且BCS患者病情逐渐恶化时，通过外科分流或TIPS可有效降低门静脉压力，缓解因门静脉高压引起的并发症。急性和慢性BCS患者经TIPS治疗预后良好，5年和10年生存率可分别达到90%和80%。

肝移植被认为是治疗BCS最后的选择，大多数研究者同意并非所有的BCS患者都应该接受肝移植，而且这种治疗方法可能只适用于暴发性BCS患者或慢性肝硬化患者。移植后，BCS患者5年生存率约为75%。由于BCS患者常处于高凝状态，肝移植后应维持长期抗凝治疗。

综上所述，继发性BCS是一类罕见的临床疾病，须要准确、及时的诊断和积极的治疗。其治疗方案需要根据其病因、病理学基础及临床表现来制定。

（周　琳　郑梦真）

参考文献

[1] MOHAMMAD K V, AMIR A, HOSSEIN D M, et al. Myxoma immediately above the junction of the inferior vena cava and the right atrium: a rare cause of Budd-Chiari syndrome[J]. J Tehran Heart Cent, 2016, 11 (3): 139-142.

[2] NP A, MDBA B, RSA B, et al. MR imaging features and long-term evolution of benign focal liver lesions in Budd-Chiari syndrome and Fontan-associated liver disease[J]. Diagn Interv Imaging, 2022, 103 (2): 111-120.

[3] PXD A, CHAO L A, XWH A, et al. Obstructed membranous transformation of the inferior vena cava in patients with hepatic vein-type Budd-Chiari syndrome: a case series[J]. Clin Res Hepatol Gastroenterol, 2020, 44 (2): e17-e24.

[4] ROCHA-SANTOS V, WAISBERG D R, PINHEIRO R S, et al. Living-donor liver transplantation in Budd-Chiari syndrome with inferior vena cava complete thrombosis: a case report and review of the literature[J]. World J Hepatol, 2021, 13 (1): 151-161.

[5] SHUKLA A, SHRESHTHA A, MUKUND A, et al. Budd-Chiari syndrome: consensus guidance of the Asian Pacific Association for the study of the liver (APASL) [J]. Hepatol Int, 2021, 15 (3): 531-567.

[6] XU P, LYU L L, LU X, et al. Evaluating the short-term clinical efficacy of magnetic resonance elastography in patients with Budd-Chiari syndrome[J]. Academic Radiology, 2021, 28 (Suppl 1): S179-S183.

[7] YWZ A, CHAO L A, MPY A, et al. Sequential interventional therapy for Budd-Chiari syndrome associated with fresh inferior vena cava thrombosis[J]. J Vasc Surg Venous Lymphat Disord, 2020, 8 (6): 945-952.

巴德-基亚里综合征（BCS）是一种相对罕见的多病因疾病，临床表现多样，可无症状、慢性或暴发性，临床转归可治愈、复发，甚至并发原发性肝癌。自20世纪60年代我国始有BCS病例报道以来，BCS的治疗经历了由外科手术向介入治疗转变的过程，目前介入治疗已成为BCS的首选治疗方法，实施严格的长期随访是管控BCS转归行之有效且十分必要的措施，并应根据患者的具体情况采取个体化治疗的策略。

第三十二章 巴德-基亚里综合征的展望

一 进一步加强病因学的研究

在经历了数十年的研究之后，人们对BCS的整体认识和临床诊治有了显著提高。然而，针对BCS病因及发病机制的探索研究一直是其薄弱环节，目前人们对其仍知之甚少。

欧美地区BCS患者大多是肝静脉阻塞，呈现以血栓阻塞形成为主的急性病程，而亚洲国家BCS患者通常以下腔静脉入心房处狭窄或阻塞，同时合并肝静脉病变的混合型为主，并呈现慢性病程，而且在已知的病因和发病机制方面二者大相径庭。国外研究认为，血液高凝状态常被认为是BCS主要的致病因素，并与遗传性因素如凝血酶原 $FⅡ$ $G21010A$ 基因突变、因子 $Ⅴ$ 莱登突变、蛋白S缺乏、蛋白C缺乏，以及获得性病因如心包压塞、骨髓增生性疾病、口服避孕药、分娩、抗磷脂抗体综合征、阵发性睡眠性血红蛋白尿等密切相关。然而，国内少数学者的研究结果却并不支持上述结论。事实上，我国缺乏较全面的流行病和病因学研究资料，现有的零星报道提示可能与性别、年龄、地理环境、生活状况、卫生条件、劳动强度、基因突变等都有关系。临床医师在日常临床工作中会偶尔遇到呈家族式暴发的病例，那么，BCS常作为一种慢性隐匿性起病且呈典型区域性分布的罕见良性病，是否会存在一定遗传倾向呢？针对我国BCS的发病特点，未来应对高发地区展开全面调查，甚至全国性的流行病学筛查，对BCS病因进行更加深入的研究，争取提高早期诊断水平，尽早采取有针对性的预防和治疗措施。

当前正处于大数据蓬勃发展的时代，高通量技术的发展积累了大量的组学数据，这使得由精细的分解研究转向系统的整体研究成为可能，多组学层次分析能够实现对生物系统的全面了解。目前业已成熟的基因组学、转录组学、蛋白质及代谢组学等技术在医学微生物学中的应用研究如火如荼。BCS依然存在诸多未知领域亟待进一步深入地挖掘：从基因组、转录组、蛋白质组及代谢组等多维度注释信息；从原因和结果两方面分析BCS的内在变化，从而探索其遗传倾向和环境因素的影响，明确致病的关键基因和蛋白、信号通路及发病机制，提供准确而丰富的数据信息，并最终揭开其发病和致病机制的神秘面纱。

▇ 新型诊断标志物的筛选

BCS是肝静脉流出道梗阻的各种异质性疾病的综合体，临床症状具有多样化的特点，最常见的包括发热、腹痛、腹胀、腹水、下肢水肿、消化道出血及肝性脑病等，15%~20%的BCS患者可无临床症状，因此，单凭临床表现很难明确诊断。此外，BCS患者的一般生化检查也没有特异性，影像学诊断BCS有着特殊优势。随着彩色多普勒超声为主的影像技术的普及，大的医疗中心均可清晰描述下腔静脉近心房处的病变及3支肝静脉血流及病变情况，诊断准确率达90%以上。CT和MRI可以提供更为客观的影像资料，可明确显示病变的部位、阻塞的程度、侧支开放的情况，逐渐替代了有创的DSA成为诊断BCS的金标准，而DSA常在施行腔内治疗时的同时进行，血管腔内测压还可帮助制定手术方案及预测手术效果等。

然而，针对我国人口众多和医疗资源相对不满足的境况，想要依靠目前影像学技术对该病进行大规模筛查和研究，代价十分昂贵且不切实际。如果能够通过简单而易得的血、尿、粪便而不依赖影像学就能实现对BCS的筛查，那无疑是提高BCS诊断率的最理想方法。因此，针对BCS患者血、尿、粪便等新的生物学标志物的探索研究显得尤为迫切而又重要。事实上，笔者课题组已率先开展了BCS患者尿液的代谢组学分析，通过多元统计分析的代谢组学模型和数据挖掘，已遴选出特异性较强的代谢标志物和相关的代谢通路，后期通过进一步扩大样本进行确证实验，以明确具有BCS早期诊断意义的血清或代谢标志物。

肠道微生物中关键功能菌及功能基因也可成为BCS的新型生物标志物，并可通过调节肠道菌群结构促进机体代谢、营养、免疫赋活、维持内环境稳定及屏障作用。这是目前国内外学者研究的焦点。笔者课题组在国际上已率先分析了BCS患者肠道微生态特点，并鉴定BCS特异的关键菌群。未来需要更多相关的基础研究进一步验证和揭示BCS发生发展中机体肠道微生态的变化规律及其对肠道屏障功能和免疫状态的影响，同时，研发靶向特征菌群来早期预警BCS的发生和复发。靶向肠道微生态治疗甚至可作为BCS的一种潜在有效的新治疗手段，为BCS提供新型的诊治策略。

总之，相信不远的未来，随着针对BCS患者血、尿、粪便的基因组、蛋白质组及代谢组学等的开展和整合分析，一定能够遴选出更多更特异的生物学标志物，以便于开展高发地区大规模人群的筛查，同时，也能加强对BCS治疗后复发的预警，从而大大提升我国BCS的防治水平。

▇ 进一步加强治疗方案及措施

随着医学影像与血管腔内技术的发展，腔内微创治疗因操作简单、可重复进行等优点已经逐渐成为BCS首选的治疗方式并迅速得到了广泛的普及。对于肝静脉或下腔静脉的膜性或短段狭窄或闭塞性病变的适应证者，积极行球囊扩张术或必要时的支架植入术；对于不适合开通治疗或开通治疗效果不佳者，可考虑行 TIPS 治疗。而 TIPS 治疗失败者，可考虑行外科静脉分流术或肝移植。虽然 BCS 的整体治疗效果已取得了很大进步，但因患者具体情况、目前治疗手段及方案的局限性，仍有 10%~15% 的患者术后复发，甚或出现严重并发症，如再狭窄/闭塞、心包压塞、腔静脉损伤、支架移位脱落、分流道急性血栓形成、肝性脑病等。此外，BCS 呈现特殊的肝损伤模式——肝淤血—肝纤维化—肝硬化—肝癌，有别于病毒性、脂肪性、酒精性肝病。慢性隐匿性长病程的 BCS 患者，有相当一部分临床转归为致死性的肝癌。

除了要加强病因学研究以外，治疗中的问题仍有待解决。

对于 BCS 患者的干预治疗，笔者强调一种分期治疗的理念，是完全有别于介入和手术的联合治疗。分期治疗是在充分考虑患者 IVCHT 和 PHT 自然代偿的基础上，首先治疗某一主要血流动力学紊乱（多数情况下是 IVCHT），然后再根据患者的代偿情况、一期手术或介入治疗后患者的症状、体征和相关生化检查的改善情况，决定是否需要二期治疗。这样既可以避免因治疗不足而导致 PHT 加重，又可减少过度治疗带来的手术风险和对侧支循环的破坏。

概括地讲，分期治疗具有如下优点：①明显减轻了手术的创伤，分解了围手术期的危险性，降低了围手术期死亡率。②从病理生理的角度出发，依据 BCS 患者侧支循环的代偿情况决定手术或介入治疗的必要性、时限性和可行性，更符合患者的实际需要。③不但严格了 BCS 患者治疗干预的指征，而且似乎也避免了与过去相比过度治疗的嫌疑。④改变了以往同期解除 IVCHT 和 PHT 的治疗选择，并将以往仅仅作为 BCS 诊断和鉴别诊断的侧支循环形成直接应用到治疗选择依据的高度，进一步加深了人们对 BCS 病理生理改变的认识，明显改善了患者预后。总之，临床医师对初诊患者的治疗适应证应更加规范，重视高凝状态的纠正及术后规范的抗凝治疗。

对于个别广泛的下腔静脉和/或门静脉系统血栓形成患者，临床治疗和管理仍然是十分棘手的问题。相信随着未来药物涂层支架或内膜化人工血管的开发和临床应用，部分需要放置支架的 BCS 患者会有更好的临床治疗获益。此外，纳米机器人和 MEMS（microelectro mechanical systems）微型血管机器人的研究和临床应用也必将为未来 BCS 患者治疗提供新的选择。因此，更好的 BCS 治疗远期效果值得期待。

四 治疗策略和长期管理的理念更新

以往人们认为 BCS 一经确诊即应及早治疗，基本沿袭了欧洲国家关于 BCS 的治疗原则。

鉴于 BCS 患者病因、病变分型、临床治疗转归及侧支代偿情况不同，笔者针对 BCS 的治疗提出以下两个观点：①将 BCS 视为一种慢性病，对其进行严格的长期随访，实时管控其加重（需干预的节点）、复发及并发肝癌等不良结局的关键节点，及时干预治疗以减轻患者的痛苦，避免因发现过晚造成疾病复杂化、治疗困难化及携带高风险的结局。②采取个体化治疗方案，统一BCS干预治疗的适应证，规范临床治疗的措施和理念，避免治疗不足和过度治疗。

笔者总结多年的临床经验认为，BCS个体化治疗涵盖基础的内科治疗，如严格的抗凝治疗、腹水回输等，既可作为治疗方法，也可以作为术前准备的一部分。再如，临床上部分BCS患者已建立了大量无害的侧支循环，患者也无严重的IVCHT和PHT症状，肝功能也基本正常。对于该类患者，不必行侵入性治疗，但要避免重体力劳动及无节制饮食。对此类患者，建议内科治疗并严格地定期随访观察，如果对自身代偿良好且无明显症状的患者强行进行干预，不仅增加了手术治疗的风险和相应的并发症，而且会破坏侧支循环，导致治疗结果欠佳，给病患及家属带来巨大的痛苦和压力。

（孙玉岭）

参考文献

[1] DING P X, He X, HAN X W, et al. An individualised strategy and long-term outcomes of endovascular treatment of Budd-Chiari syndrome complicated by inferior vena cava thrombosis[J]. Eur J Vasc Endovasc Surg, 2018, 55（4）: 545-553.

[2] FU Y, SUN Y L, MA X X, et al. Necessity and indications of invasive treatment for Budd-Chiari syndrome[J]. Hepatobiliary Pancreat Dis Int, 2011, 10（3）: 254-260.

[3] LI Y Y, DE STEFANO V, LI H Y, et al. Epidemiology of Budd-Chiari syndrome: a systematic review and meta-analysis[J]. Clin Res Hepatol Gastroenterol, 2019, 43（4）: 468-474.

[4] QI X S, GUO X Z, FAN D M. Difference in Budd-Chiari syndrome between the West and China[J]. Hepatology, 2015, 62（2）: 656.

[5] QI X, HAN G, GUO X, et al. Review article: the aetiology of primary Budd-Chiari syndrome-differences between the West and China[J]. Aliment Pharmacol Ther, 2016, 44（11/12）: 1152-1167.

[6] QI X, YANG Z, BAI M, et al. Meta-analysis: the significance of screening for JAK2V617F mutation in Budd-Chiari syndrome and portal venous system thrombosis[J]. Aliment Pharmacol Ther, 2011, 33（10）: 1087-1103.

［7］ SUN Y L，FU Y，ZHOU L，et al. Staged management of Budd-Chiari syndrome caused by co-obstruction of the inferior vena cava and main hepatic veins[J]. Hepatobiliary Pancreat Dis Int，2013，12（3）：278-285.

［8］ SUN Y L，LI W Q，DING P X，et al. Specific alterations in gut microbiota are associated with prognosis of Budd-Chiari syndrome[J]. Oncotarget，2018，9（3）：3303-3320.

［9］ SUN Y L，MA X X，FENG L S，et al. Compensation by collateral circulation determines invasive therapeutic indications for patients with Budd-Chiari syndrome[J]. Gut，2012，61（12）：1779-1780.

［10］ VALLA D C. Primary Budd-Chiari syndrome[J]. J Hepatol，2009，50：195-203.

图书在版编目（CIP）数据

巴德－基亚里综合征诊疗新进展 / 孙玉岭主编 . 一
北京：人民卫生出版社，2024.3
ISBN 978-7-117-34832-4

Ⅰ.①巴… Ⅱ.①孙… Ⅲ.①门脉高血压－肝硬变－
诊疗 Ⅳ.①R575.2

中国国家版本馆 CIP 数据核字（2023）第 097789 号

巴德－基亚里综合征诊疗新进展
Bade-Jiyali Zonghezheng Zhenliao Xinjinzhan

主　　编	孙玉岭
出版发行	人民卫生出版社（中继线 010-59780011）
地　　址	北京市朝阳区潘家园南里 19 号
邮　　编	100021
E－mail	pmph @ pmph.com
购书热线	010-59787592　010-59787584　010-65264830
印　　刷	天津市光明印务有限公司
经　　销	新华书店
开　　本	787×1092　1/16　印张：24
字　　数	524 千字
版　　次	2024 年 3 月第 1 版
印　　次	2024 年 3 月第 1 次印刷
标准书号	ISBN 978-7-117-34832-4
定　　价	198.00 元

打击盗版举报电话	010-59787491	E-mail	WQ @ pmph.com
质量问题联系电话	010-59787234	E-mail	zhiliang @ pmph.com
数字融合服务电话	4001118166	E-mail	zengzhi @ pmph.com

86枢